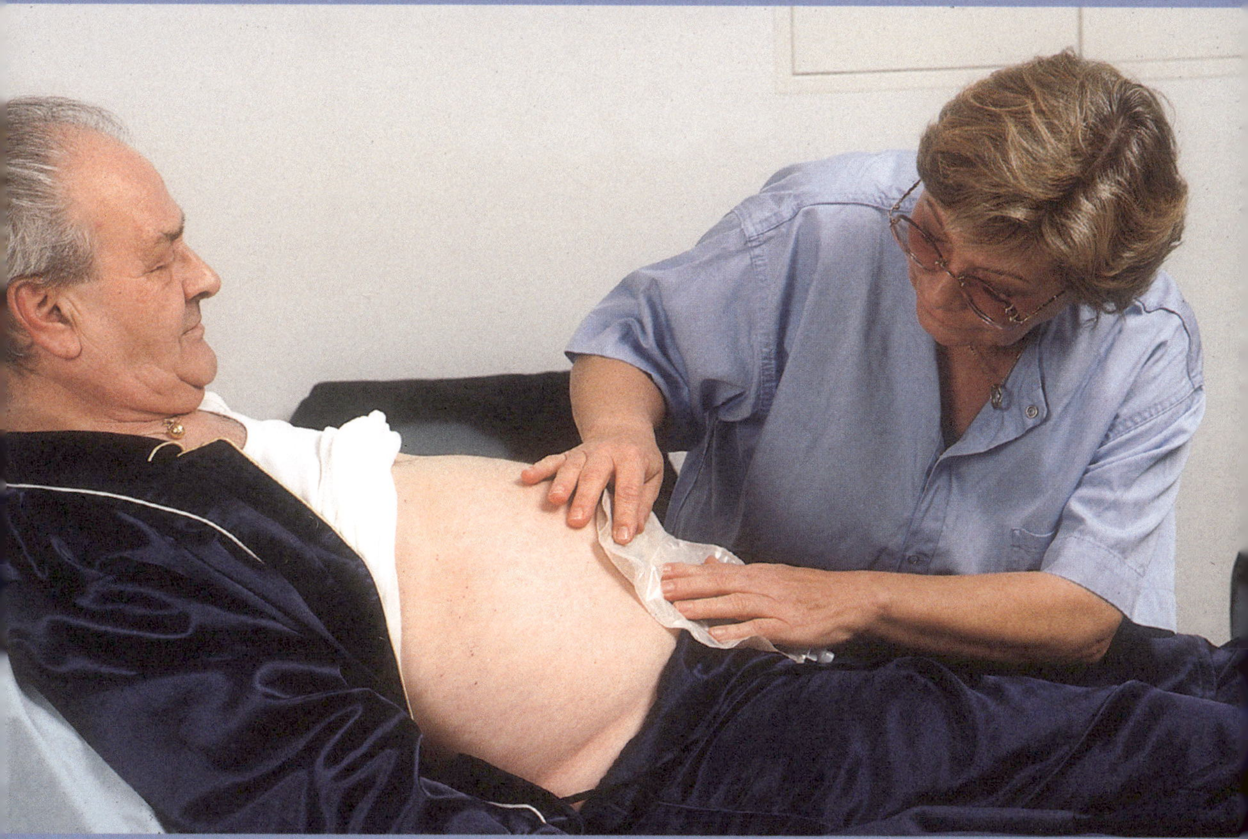

Reihe Pflegepraxis

Stomatherapie

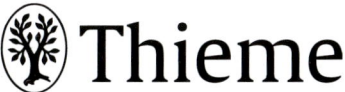

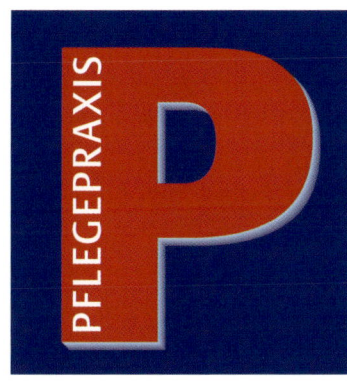
PFLEGEPRAXIS

Stomatherapie

Grundlagen & Praxis

Elisabeth Stoll-Salzer
Gerlinde Wiesinger

unter Mitarbeit von
Annette Lauber und
Paul Sungler

336 Abbildungen
mit CD-ROM

Georg Thieme Verlag
Stuttgart · New York

Fotografen
Thomas Stephan, Munderkingen
bildfolio Bert Bostelmann, Frankfurt a. M.

Kameraführung
Thomas Stephan, Munderkingen

Videoproduktion
TERRA NOVA, Stuttgart

Umschlaggestaltung
Thieme Verlagsgruppe

Sprecher
Mario Hassert

Gestaltung und Layout
Arne Holzwarth, Büro für Gestaltung, Stuttgart

Zeichnungen
Christiane und Dr. Michael von Solodkoff,
Neckargemünd

Bibliografische Information Der Deutschen Bibliothek

Die Deutsche Bibliothek verzeichnet diese Publikation in der Deutschen Nationalbibliographie; detaillierte bibliografische Daten sind im Internet über http://dnb.ddb.de abrufbar.

© 2005 Georg Thieme Verlag KG
Rüdigerstraße 14
D-70469 Stuttgart
Telefon: +49/0711/8931-0
Unsere Homepage: http://www.thieme.de

Printed in Germany

Satz: Druckhaus Götz GmbH, Ludwigsburg,
     gesetzt auf CCS Textline
Druck: Westermann Druck Zwickau GmbH, Zwickau

ISBN 3-13-138971-0   1 2 3 4 5 6

Wichtiger Hinweis: Wie jede Wissenschaft ist die Medizin ständigen Entwicklungen unterworfen. Forschung und klinische Erfahrung erweitern unsere Erkenntnisse, insbesondere was Behandlung und medikamentöse Therapie anbelangt. Soweit in diesem Werk eine Dosierung oder eine Applikation erwähnt wird, darf der Leser zwar darauf vertrauen, dass Autoren, Herausgeber und Verlag große Sorgfalt darauf verwandt haben, dass diese Angabe **dem Wissensstand bei Fertigstellung des Werkes** entspricht.

Für Angaben über Dosierungsanweisungen und Applikationsformen kann vom Verlag jedoch keine Gewähr übernommen werden. **Jeder Benutzer ist angehalten,** durch sorgfältige Prüfung der Beipackzettel der verwendeten Präparate und gegebenenfalls nach Konsultation eines Spezialisten festzustellen, ob die dort gegebene Empfehlung für Dosierungen oder die Beachtung von Kontraindikationen gegenüber der Angabe in diesem Buch abweicht. Eine solche Prüfung ist besonders wichtig bei selten verwendeten Präparaten oder solchen, die neu auf den Markt gebracht worden sind. **Jede Dosierung oder Applikation erfolgt auf eigene Gefahr des Benutzers.** Autoren und Verlag appellieren an jeden Benutzer, ihm etwa auffallende Ungenauigkeiten dem Verlag mitzuteilen.

Geleitwort

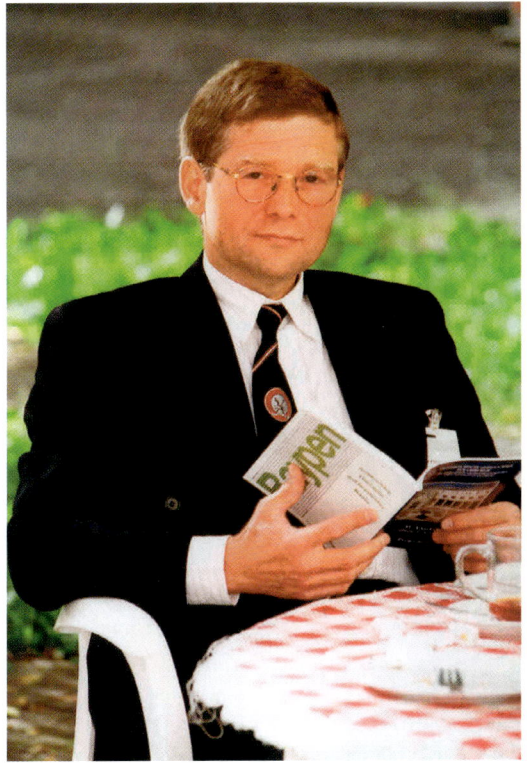

Ein Stoma …
- für den Chirurgen eine technische Routineaufgabe, operative Arbeit für ca. 60 Minuten,
- für den Betroffenen neben der meist schwerwiegenden, zugrunde liegenden Erkrankung und erforderlichen Operation eine weitere Hiobsbotschaft,
- eine gravierende, in alle Lebensbereiche tief eingreifende Veränderung seines Körpers und seiner Körperfunktionen, oft für immer,
- psychische und physische Belastungen, welche für den Patienten ohne professionelle Hilfestellungen oft nicht zu ertragen und zu bewältigen sind.

Um in einem so sensiblen Bereich qualifizierte Hilfe und Beratung anbieten zu können, ist fundiertes Wissen in Krankenpflege, Anatomie, Pathologie, Chirurgie und Psychologie erforderlich.

Das vorliegende Lehrbuch unterstützt mit praxisorientierter, fundierter Information all jene, die zur Hilfestellung rund um das Stoma aufgerufen sind.

Anschauliche, gut gegliederte Darstellung der alltäglichen Probleme rund um den Patienten und das Stoma mit sachgerechten Lösungen werden von erfahrenen, im klinischen Alltag „geprüften" Autorinnen anschaulich dargestellt.

Insgesamt stellt das informative Werk eine praxistaugliche, wertvolle Hilfe für den Stomaträger selbst und die ihn betreuende Pflege dar.

Prim. Univ.-Doz. Dr. P. M. Heinerman

Autoren

Hauptautoren

Elisabeth Stoll-Salzer
Diplom Gesundheits- und Krankenschwester (DGKS)
Fachschwester für Stoma und Kontinenzberatung
Wolkensteiner Str. 2 A/Top 2
6176 Völs
Österreich

Gerlinde Wiesinger
Leitende Diplom Gesundheits- und Krankenschwester (DGKS) für Endoskopie / Chirurgische Ambulanz
Fachschwester für Stoma und Kontinenzberatung
Landeskliniken Salzburg
Müllner Hauptstr. 48
5020 Salzburg
Österreich

Mitautoren

Annette Lauber (Kap. 11)
Krankenschwester
Dipl.-Pflegepädagogin (FH)
Katholische Fachhochschule Mainz
Praxisreferat Fachbereich Pflege und Gesundheit
Saarstr. 3
55122 Mainz

Oberarzt Dr. Paul Sungler (Kap. 1)
Stellvertreter des Vorstandes der Landesklinik für Chirurgie
Landeskliniken Salzburg
Müllner Hauptstr. 48
5020 Salzburg
Österreich

Dieses Buch wurde ermöglicht durch die Unterstützung von:

- ConvaTec Vertriebs GmbH
- Dansac Austria
- Coloplast GesmbH
- Novartis Nutrition GmbH
- 3 M Österreich GmbH, Marketing Medizin
- Hollister
- Allomed Medizintechnik GmbH, in Österreich Vertriebspartner der Firma B. Braun Austria GesmbH

Fachliche Beratung und Mitarbeit (Kap. 2, 10) durch:

Prim. Doz. Dr. Peter-Michael Heinerman
Leiter der interventionellen Endoskopie
Landesklinik für Chirurgie
Müllner Hauptstr. 48
5020 Salzburg
Österreich

Vorwort

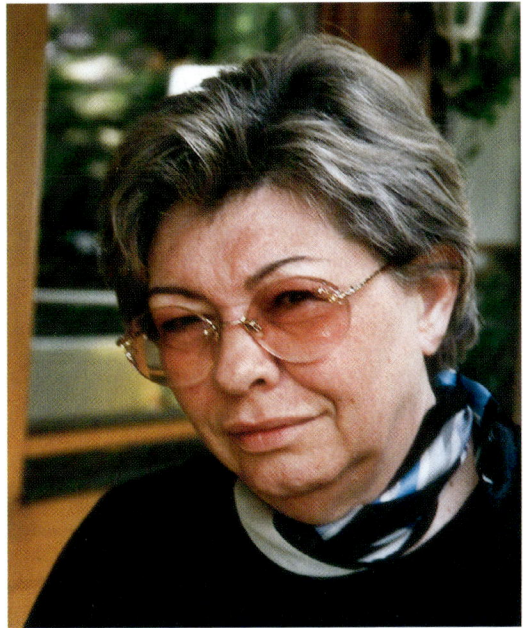

Stoll-Salzer Elisabeth

Liebe Leserin! Liebe Leser!

Meine Erfahrungen stammen aus der Universitätsklinik Innsbruck, Abteilung allgemeine Chirurgie, in der ich von 1965 bis 2003 mit kurzen Unterbrechungen als Stomatherapeutin tätig war.

Eine der ersten Handlungen unseres Lebens, die wir bewusst erlernen sollten, ist die „Sauberkeit", d. h. das selbstständige Absetzen unserer Ausscheidungen zu bestimmten Zeiten und unter bestimmten Umständen („auf dem Topf sitzen"). Ist es gelungen, werden wir laut gelobt, ohne wirklich zu begreifen, dass wir eine ganz wesentliche Fähigkeit für uns und unsere Umgebung erlernt haben.

Nun gibt es Erkrankungen, z. B. das gar nicht seltene Karzinom des Enddarmes, zu deren Behandlung man, um das Leben des Betroffenen zu erhalten – mit dem Tumor die angeborene Einrichtung, die uns allen das „Saubersein" ermöglicht (das Kontinenzorgan) auf operativem Wege entfernen und dadurch zerstören muss. Dass ein solcher Eingriff das nachfolgende Leben des Betroffe-

nen nicht nur in körperlicher, sondern auch in seelisch-geistiger Hinsicht grundsätzlich verändert, ist selbstverständlich. Dass für den Patienten gerade zu Beginn einer solchen Situation eine kundige Betreuung besonders nötig ist, versteht sich von selbst. Der Chirurg, der für die einwandfreie Durchführung der Operation und die eventuell erforderliche Nachbehandlung der Erkrankung zuständig ist, hat zumeist in seinem Studium keine wirkliche Ausbildung zur richtigen Versorgung eines künstlichen Darmausgangs erhalten. Ähnlich geht es dem nachbetreuenden Hausarzt, der in seiner Praxis wohl nur selten mit Stomaträgern zu tun hat.

So hat sich in den letzten Jahrzehnten für interessierte Krankenschwestern / -pfleger nach der allgemeinen Ausbildung eine weiterführende Berufsfortbildung zur / zum StomatherapeutIn entwickelt. Diese Tätigkeit erfordert ein großes Spektrum an speziellem Wissen, an grundsätzlichem Einblick in die Mechanismen zwischenmenschlicher Beziehungen und an zugewandtem Verstehen der Bedürfnisse und Sorgen des mit dem Führen seines neuen Lebens kämpfenden Patienten. Die Stomatherapie ist ein relativ junger Bereich der Krankenpflege, die eine eigene Art der Pflegequalität erfordert.

Stomatherapie kann schön, spannend und sehr interessant sein. Sie erfordert aber auch Verantwortung tragen zu können = Sachkompetenz, da es manche Situationen gibt, zu deren Problematik sich niemand zuständig erklärt. Das Ziel unserer Tätigkeit muss letzten Endes eine möglichst gute Lebensqualität der uns anvertrauten Stomaträger sein.

Mein Dank gilt zunächst allen Stomaträgern, durch die ich erst die vorkommenden Probleme, aber auch Lösungen kennen gelernt habe. Herzlichen Dank schulde ich dem Georg Thieme Verlag mit Frau Christine Grützner und Frau Carmen Happe, die an der Entstehung dieses Buches mit Geduld und Verständnis dabei waren. Last but not least – meiner Mitautorin Gerlinde Wiesinger, die den gemeinsamen Gedanken zu einer neuen „Stomatherapie" von unserer Projektarbeit 1998 bis zum fertigen Buch mit der ihr eigenen erstaunenswerten Energie durchgezogen hat.

Henriette Feil-Peter hat mit der Herausgabe ihres Buches „Stomapflege" Pionierarbeit geleistet, wofür ich ihr zu Dank verpflichtet bin. Ich habe viel von ihr und ihrem Buch gelernt.

Völs,
im Sommer 2004   Elisabeth Stoll-Salzer

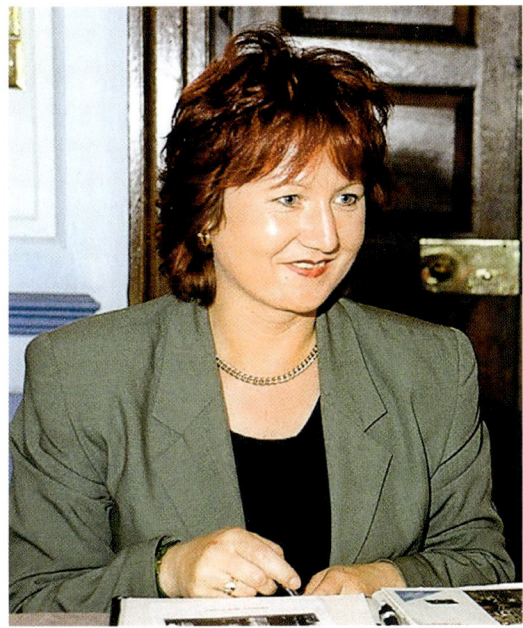

Liebe Leserin! Liebe Leser!

Der Wunsch dieses Buch zu schreiben ist aus zwei Erkenntnissen entstanden:

Zum Einen beim Schreiben unserer Projektarbeit (gemeinsam mit Frau Stoll-Salzer) im Rahmen der Sonderausbildung zur Fachschwester Stoma und Kontinenzberatung, in der wir feststellen mussten, dass es keine zusammenhängende Literatur (Anleitung) zum Thema Stomapflege gibt. Natürlich gab es da und dort Beiträge und Artikel zu den speziellen Versorgungsmöglichkeiten.

Zum Anderen, da ich immer mehr zu der Überzeugung komme, dass mein Beruf eine Berufung ist. Die Tätigkeit im Rahmen der Stomatherapie ist für mich im Laufe der Jahre ein Teil der Kranken- und Gesundheitspflege, zu einem sehr wichtigen Aufgabenbereich geworden.

Die Begleitung und Betreuung vor einer Operation und Anlage eines Stomas ist ein Teil der Pflege für mich, so wie ich es mir, ohne es vorher zu wissen, bei meiner Berufswahl vorgestellt habe. Diese Erkenntnisse und das Bewusstsein, dass ich nach 24 Jahren mehr denn je erfreut und überzeugt bin, den für mich richtigen Beruf gewählt zu haben, deshalb etwas von unsere Erfahrung und Wissen über diesem interessanten Teil der Pflege auch an andere weiterzugeben.

Natürlich hatte ich keine Ahnung und Wissen, wie man eine Stomaambulanz „aufbaut", hätte ich früher über dieses Thema „Stomapflege – Grundlagen" lesen können, hätten wir noch besser arbeiten können.

Im Rahmen von Kongressen, Fortbildungen, regelmäßigen Treffen der Kollegen/innen aus dem In- und Ausland und in der Zusammenarbeit mit Europäischen Arbeitsgruppen, ist mir sehr wohl bewusst geworden, dass ich in meiner Arbeit **außergewöhnlich viel Unterstützung** und Akzeptanz von meinen Vorgesetzten und Kollegen/innen bekommen habe. Mein Interesse wurde von einer besonderen Chirurgin Frau Oberärztin Dr. Margoschata Pattermann geweckt, sie ermöglichte mir eine Weiterbildung „Stomapflege". Die Arbeit mit Stomapatienten und Stomaträgern wurde weiterhin durch Frau Dir. M. Hader (Pflegedirektion), Prof. Dr. O. Boeckl und der ärztlichen Direktion unterstützt.

Das Erreichen einer hohen Pflegequalität in der Stoma – Fistel – Wundversorgung (die höchste von 16 europäischen Ländern) konnte nur durch die Mithilfe von Herrn Messner und Herrn Leitner (Zentraleinkaufes der Landeskliniken) gelingen, denn eine hohe Qualität setzt eine individuelle Versorgung voraus, somit ist es dafür auch notwendig eine Vielfalt an Produkten zur Verfügung zu haben und eben diese Bedürfnisse wurden von unseren Wirtschaftern voll und ganz berücksichtigt.

Vielen Dank möchte ich an meinen Abteilungschef Prim. Prof. Dr. E. Moritz (Leiter der Landesklinik für Chirurgie) und seinem gesamten Chirurgenteam aussprechen, besonderer Dank gilt dem leitenden Oberarzt Dr. P. Sungler, der sich auch bereit erklärte einen Beitrag in unserem Buch zu schreiben. Die positiven Erfahrungen in einem so starken Team, rund um den Patienten, mitarbeiten zu können, würde ich gerne an meine Berufskollegen und Pflegende weitergeben.

Lieber Michael, lieber Prim. Doz. Dr. P. M. Heinerman, Dankeschön für die aktive Hilfe und Mitarbeit zu diesem Buch, sowie die Kontaktherstellung zum Georg Thieme Verlag.

In den Räumen der Endoskopie war es möglich die Foto- und Videoaufnahmen zu machen. Mein Fachwissen zum Thema Gastrostoma und perkutane Sondenableitungen konnte ich in der Zusammenarbeit mit dir vertiefen und erweitern.

Wie schreibt man ein Buch? Gute Frage - Ich weiß, sowohl in der Theorie als auch in der Praxis wie man ein Stoma versorgt, wie man mit einem Patienten und seinen Angehörigen umgeht, wie man mit den Firmen in Kontakt tritt usw., aber ich bin kein Buchautor, jedoch bin ich durch meine Berufserfahrung, durch meine Erlebnisse und Kontakte mit Patienten und Ärzten und anderen Berufsgruppen in der Lage, mein Wissen und meine Erfahrungen an meine Kollegen und Kolleginnen weiterzugeben und wollte dies auch sehr gerne tun.

Meine Bedenken und Fragen wurden sofort von Frau Grützner und Frau Happe vom Georg Thieme Verlag ausgeräumt. Die Zusammenarbeit mit Frau Grützner, Frau Happe und Herrn Stephan war sehr beeindruckend und informativ, besonders überrascht haben mich die verschiedenen Begründungen bei diesem Projekt mitzuarbeiten, für mich war das Kennen lernen und gemeinsame Arbeiten sehr bereichernd.

Die Erarbeitung der Fotoaufnahmen und Lehrfilme waren für Frau Stoll-Salzer und mich eine besondere Berufserfahrung, keiner hat gemerkt dass wir an diesem Tag zum ersten Mal zusammengearbeitet haben.

Liebe Elisabeth, herzlichen Dank für dein Vertrauen und deine Freundschaft.

Auch an mein Team vielen Dank für die Bereitschaft an diesem Projekt mitzuarbeiten.

Die eigentlichen Stars sind die Stomaträger. Diese haben bei den Foto- und Filmaufnahmen mitgewirkt. Ihre Professionalität und ihr Willen für andere Stomaträger und für Pflegende, Wissen und Tipps weiterzugeben, haben mich sehr beeindruckt.

Salzburg,
im Sommer 2004   Gerlinde Wiesinger

Charta der Rechte von Stomaträgern

Aus Anlass des Welt-Stoma-Tages 1993 hat der Koordinationsausschuss der internationalen Stomavereinigung IOA folgende Charta der Rechte von Stomaträgern verabschiedet:

Es ist das erklärte Ziel der internationalen Stomavereinigung, dass alle Stomaträger das Recht auf eine befriedigende Lebensqualität nach ihrer Operation haben und dass diese Charta in allen Ländern der Welt verwirklicht wird.

Es ist das Recht von Stomaträgern …

… vor der Operation beraten zu werden, damit sie sich der Vorteile der Operation voll bewusst sind und die wesentlichen Fakten über das Leben mit dem Stoma kennen.

… ein gut angelegtes Stoma zu erhalten, das richtig platziert ist, unter voller und angemessener Berücksichtigung des Wohlergehens des Patienten.

… erfahrene und professionelle medizinische und pflegerische Unterstützung vor und nach der Operation zu erfahren, sowohl im Krankenhaus als auch in ihrer Gemeinde.

… vollständig und unparteiisch informiert zu werden über alle einschlägigen Stomaartikel, die in ihrem Plan verfügbar sind.

… die Gelegenheit zu haben, ohne Vorurteile oder Zwang aus der verfügbaren Vielfalt von Stomaartikeln auszuwählen.

… informiert zu werden über ihre nationalen Stomavereinigung und deren Dienste und Unterstützung.

… Unterstützung und Information zu erhalten zum Nutzen der Familie und der persönlichen Bekannten und Freunde, um deren Verständnis zu fördern für die Bedingung und Anpassungen, die notwendig sind, um einen befriedigenden Lebensstandard mit dem Stoma zu erhalten.

Inhaltsverzeichnis

III Gesundheitsberatung 125

I Grundlagen

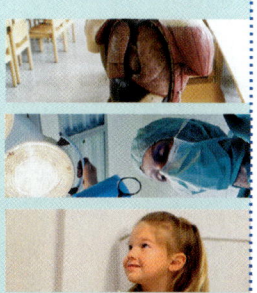

1 Medizinische Grundlagen

Paul Sungler

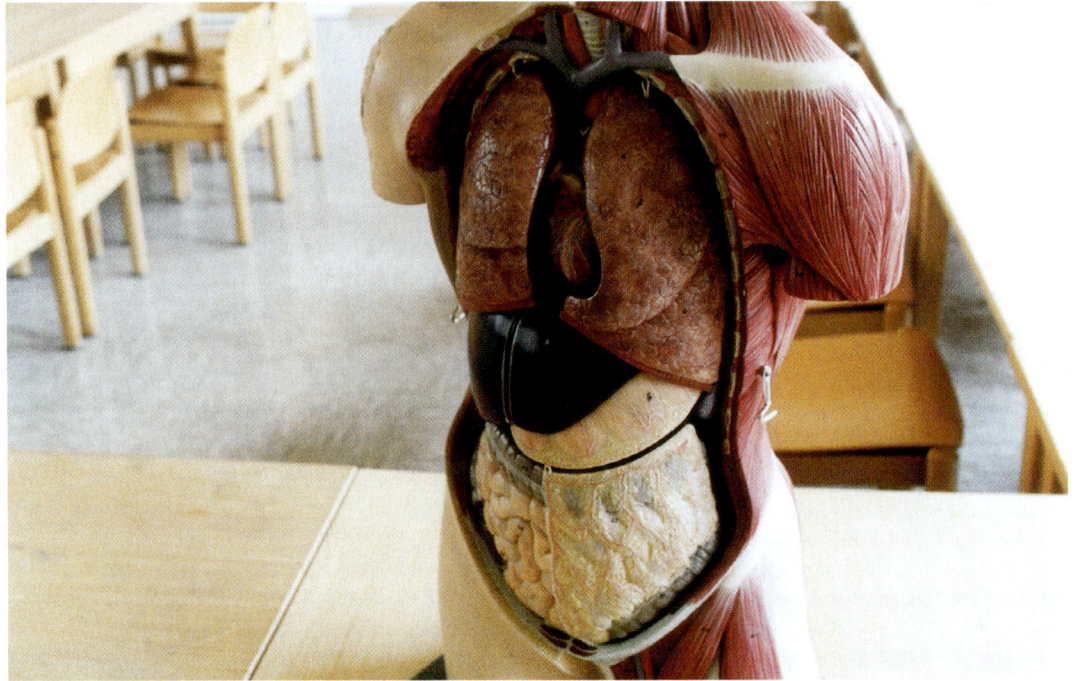

》 Kann mein Darm nach der Rückverlegung meines Stomas wieder normal funktionieren? Werde ich jemals wieder ohne Beutel am Bauch normal zur Toilette gehen können? Wenige von vielen Fragen, die ich dem Chirurgen vor und nach meiner anstehenden Operation stellen werde. Ich will wissen und verstehen, was mit meinem Körper und der Krankheit geschieht. Die Gespräche mit dem Chirurgen können, wenn sie gut sind, sehr wohl zur besseren und schnelleren Genesung beitragen. Alle wissen wir, dass Fragen nie auf einmal kommen, Erklärungen selten bei einem einzigen Gespräch verstanden werden." Anatomie und Physiologie werden in der Grundausbildung zur Diplomkrankenschwester/-pfleger ausführlich gelehrt und in diesem Beruf vorausgesetzt. Für die Ausbildung zur Stomatherapeutin/Stomatherapeut und auch für interessierte Lesende dieses Fachgebietes sind die medizinischen Grundlagen eine wichtige Wiederholung, die ein intensives Lernen erfordern, um den Zusammenhang der verschiedenen Operationstechniken mit den Problemen der Stomatherapie zu verstehen. Um Stomaträger versorgen, betreuen und ein Lebensabschnittsbegleiter zu sein, sollte man selbst die Verbindung zwischen dem, was intraoperativ mit dem Körper passiert, den postoperativ auftretenden seelischen Problemen und dem Verständnis des Geschehens durch den Geist herstellen und dem Betroffenen auch wirklich verständlich machen können. Das Vertrauen, das für eine gute Zusammenarbeit mit dem Patienten notwendig ist, erreicht man nur durch Fachkenntnis, praktische Kompetenz und Erfahrung – die einen ein Leben lang beschäftigt. Glaubt nie, ihr wüsstet schon alles! Die Gespräche des kundigen Chirurgen mit dem Patienten sind die Grundlage, auf der die betreuende Fachschwester aufbauen kann und soll. 《

D *Definition* **M** *Merke* **P** *Praxistipp* **W** *Wissen*   *CD-ROM*

1.1 Verdauungsorgane

Der Magen-Darm-Trakt ist die Pforte, durch die Nährstoffe, Mineralstoffe, Vitamine und Flüssigkeiten in den Organismus aufgenommen werden. Bereits ab der 28.–30. Schwangerschaftswoche ist der Verdauungstrakt so weit entwickelt, dass ein Neugeborenes – wenn auch mit modifizierter Ernährung – überleben könnte.

Zentrale Aufgaben

Das Verdauungssystem hat folgende zentrale Aufgaben:
- die Flüssigkeits– und Nahrungsaufnahme,
- der kontrollierte Transport der Flüssigkeit durch die Magen– und Darmwand,
- der Erhalt des Flüssigkeitshaushaltes sowie eines Kreislaufes von Gallestoffen und Mineralsalzen,
- die Aufschlüsselung und Verdauung der Nährstoffe mittels einer Vielzahl von Verdauungsenzymen,
- die Aufnahme von Salzen, Spurenelementen und Vitaminen und
- die Ausscheidung und den Abtransport von Verdauungsresten und Stoffwechselprodukten.

M *Die Wirkung der Enzyme wird durch die Salzsäure des Magens, welche auch Keime abtötet, und durch die in der Leber produzierten Sekrete, wie Gallenflüssigkeit und Bauchspeichel, verstärkt.*

Dazu kommen noch ungeheuer wichtige immunologische Funktionen, wie der Erhalt der Barriere nach außen und die Regulation der abschnittweisen Besiedelung des Darmlumens mit diversen Keimen. Störungen der Besiedelung oder der Flüssigkeitsbalance führen zu:
- Durchfall,
- Nahrungsmittelunverträglichkeiten und Allergien,
- akuten und/oder chronischen Entzündungen der Darmwände (z.B. Colitis ulcerosa und Morbus Crohn).

Organe des Verdauungstraktes

Die Organe des Verdauungstraktes und deren spezielle Funktion werden im Folgenden detailliert dargestellt. Zu den Verdauungsorganen gehören **(Abb. 1.1)**:
- Mundhöhle,
- Speiseröhre,
- Magen,
- Dünndarm,
- Dickdarm,
- Rektum, Analkanal und Beckenboden,
- Bauchspeicheldrüse,
- Leber und
- Gallenblase.

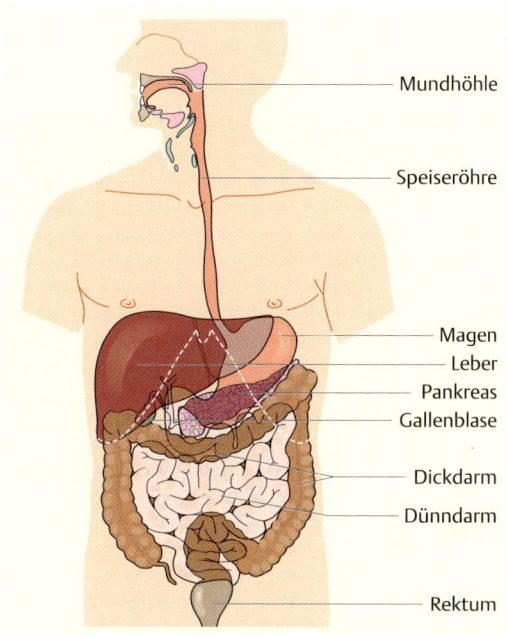

Abb. 1.1 ▪ **Verdauungsapparat.** Alle Anteile, von der Mundhöhle bis zum Rektum, gehören zum Magen-Darm-Trakt, einschließlich Bauchspeicheldrüse, Leber und Gallenblase (nach Schwegler, 2002).

1.1.1 Mundhöhle (Cavum oris)

D *Die Mundhöhle ist der von Schleimhaut ausgekleidete Anfangsteil des Verdauungsrohres und umfasst die Wangenschleimhaut, Ober- und Unterkieferregion, die vorderen zwei Drittel der Zunge, den Mundboden sowie den harten Gaumen.*

Die nur bei Säugetieren und dem Menschen vorkommenden Lippen sind für das Saugen, Kauen, Sprechen, Pfeifen, Blasen und Fühlen von großer Bedeutung.

Lokalisation

Begrenzt von den Lippen und den Wangen einerseits sowie den Zähnen und Alveolarfortsätzen (in denen die Zähne befestigt sind) andererseits, befindet sich der taschenförmige Vorhof (Vestibulum oris). Innerhalb der Zahnreihen des Ober– und Unterkiefers liegt die eigentliche Mundhöhle (Cavum oris proprium). Die Zunge liegt am Mundboden, darunter befinden sich die Ausführungsgänge der sublingualen und submandibulären Schleim– und Speicheldrüsen. Seitlich an der Wangenschleimhaut, gegenüber der zweiten Molaren des Oberkiefers, findet sich jeweils der Ausführungsgang der Ohrspeicheldrüse (Glandula parotis). Am Übergang von hartem zu weichem Gaumen befindet sich lateral jeweils die vordere Tonsillenregion (Gaumenmandel).

Pharynx. Vom Zungengrund weiter nach hinten kommt man in den Schlund (Pharynx), welcher sich teilt in:

- den Oropharynx nach unten und
- den Nasopharynx nach hinten und oben.

Der Oropharynx ist hinter der vorderen Tonsillenregion, dort befinden sich auch das hintere Drittel der Zunge und die vordere Fläche des Kehldeckels, der Epiglottis sowie die umgebende Pharynxwand. Von oben spannen sich der weiche Gaumen und das Gaumensegel mit dem Gaumenzäpfchen (Uvula).

Larynx. Den Übergang in die Luftröhre bildet ab der Unterfläche des Kehldeckels bis zum Unterrand des Ringknorpels der dritte Teil des Schlundes, der Larynx. Somit umfasst dieser die Gegend unmittelbar über und unter den Stimmbändern. Dort bildet der Kehldeckel auch die Abtrennung von Luftröhre zur weiter hinten liegenden Speiseröhre.

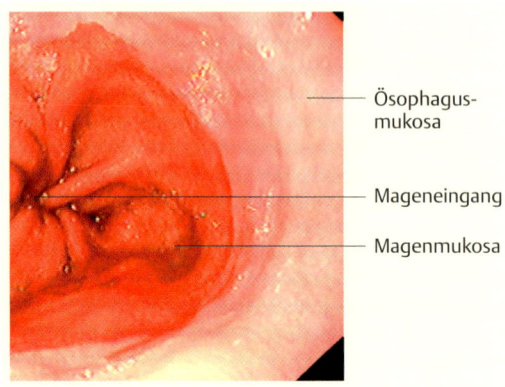

Ösophagus-mukosa

Mageneingang

Magenmukosa

Abb. 1.2 ▪ **Ösophagus.** Endoskopische Ansicht einer gesunden Speiseröhre mit Blick auf den ösophagogastrischen Übergang (nach Classen, 2004).

Aufgabe und Funktion

Durch das Kauen werden größere Nahrungsbestandteile zerkleinert und mit dem Sekret der Speicheldrüsen vermischt. Bereits der Speichel enthält Verdauungsenzyme sowie ein Gleitmittel (Mucin). Durch den pH-Wert von 7 ist der Speichel mit Kalzium gesättigt und verhindert eine Abgabe von Zahnkalzium an den Speichel. Weiterhin spielt die antibakterielle Wirkung von Speichel für den Zahnerhalt eine große Rolle. Speichel dient auch als Transportmedium für Geschmackstoffe, die zu den Geschmackspapillen der Zunge und den dort befindlichen Rezeptoren führen.

1.1.2 Speiseröhre (Ösophagus)

D *Die Speiseröhre verbindet als 23–26 cm langes Rohr den Schlund (Pharynx) mit dem Magen. Gemessen von der Zahnreihe beträgt die Länge zwischen 37–41 cm (**Abb. 1.2**).*

Lokalisation

Der Ösophagus beginnt am unteren Rand des Ringknorpels etwa in Höhe des 6. Halswirbels mit dem Ösophagusmund, verläuft vor der Wirbelsäule und hinter der Schilddrüse – eher links gelegen – in flachem Bogen abwärts. Er hat im Bereich der Aufgabelung der Luftröhre, überkreuzt vom linken Hauptbronchus und der Hauptschlagader (Aorta) eine mittlere Enge, verläuft dann rechts der Aorta bis zur unteren Enge, wo er vor der Aorta durch die Zwerchfellschenkel tritt.

Von der mittleren Enge abwärts hat der Ösophagus sehr engen Kontakt mit linkem Herzbeutel und linkem Vorhof, so dass mitunter Vergrößerungen des linken Vorhofes bei Mitralstenose und Linksdekompensation die Speiseröhre einengen und Schluckbeschwerden verursachen, andererseits Tumoren der Speiseröhre in den Herzbeutel einwachsen können.

M *Die Nähe zum Herzen wird für eine sehr aussagekräftige Untersuchung des Herzen, der transösophagealen Sonografie (TEE) genutzt, wo eine spezielle Ultraschallsonde in die Speiseröhre eingeführt und die Schallableitung nicht durch störende Rippenknorpel, Knochen und Lungenluft gestört wird.*

Unterhalb des Zwerchfells mündet der Ösophagus nach 0–3 cm in den Mageneingang (Kardia).

Aufgabe und Funktion

Eine Vielzahl von Muskeln des Schlundes und des Ösophagus ermöglichen ein Anheben, Verkürzen oder Einschnüren des Schlundes. Durch koordinierte wellenartig-ringförmige (peristaltische) Kontraktionen der Speiseröhrenmuskulatur wird der Speisebrei zur Kardia transportiert, welche reflektorisch den Eintritt in den Magen freigibt.

Die Kardia verschließt den Magen in physiologischer Weise zum Ösophagus, um ein Zurückfließen von saurem und galligen Speisebrei zu verhindern. Die Funktionalität der Kardia kann eingeschränkt oder aufgehoben werden durch:

- Alkohol,
- Fettleibigkeit,
- Leberzirrhose und Aszites,
- anlagebedingte Weite der Zwerchfellöffnung,
- Druckerhöhung im Bauchraum durch eine Schwangerschaft.

Folge dieser eingeschränkten Kardiafunktion wären dann Entzündungen der unteren Speiseröhre, die durch den hochtretenden Mageninhalt zustande kommen. Klinisch verspüren die Patienten Sodbrennen und retrosternale Schmerzen. Durch eine langanhaltende Störung dieser Verschlussfunktion oder durch laufend wiederkehrende Entzündungsepisoden (Alkoholmissbrauch) kommt es durch die Säure zu einer tiefergreifenden Entzündung des Plattenepithels, zur Refluxösophagitis. Diese kann über Jahre, wahrscheinlich auch durch den Rückfluss von Gallenflüssigkeit, zum Barrettösophagus führen, welcher eine Präkanzerose darstellt.

1.1.3 Magen (Ventriculus, Gaster)

D *Der Magen ist die größte Ausweitung des Verdauungskanals. Er wird unterteilt in Mageneingang (Kardia), Magengrund (Fundus), Magenkörper (Corpus ventriculi), Magenausgang (Antrum) und Magenpförtner (Pylorus)* **(Abb. 1.3).**

Lokalisation

Die Speiseröhre mündet am Magenmund (Ostium cardiacum) in den Bereich der Kardia. Links davon, oberhalb des Magenmundes und nach oben gewölbt liegt unter der linken Zwerchfellkuppel ein Blindsack (Fundus), der im Stehen mit Luft gefüllt ist und sich auf dem Röntgenbild als charakteristische Magenblase abbildet. Unterhalb des Ostium cardiacum ist der Magenkörper (Corpus ventriculi). An seinem Übergang zur Pförtnergegend (Pars pylorica) findet sich eine unterschiedlich stark ausgeprägte Einschnürung, die Incisura angularis – im Jargon der Kliniker als Anguluskante bezeichnet. Der Magenpförtner (Pylorus) wölbt sich mit seinem kräftigen Muskel als ringförmiger Wulst nach innen vor.

Kurvaturen. Weiterhin wird unterschieden zwischen Vorder– und Rückfläche sowie einer kleineren und rechts liegenden und einer größeren und links liegenden Krümmung (Kurvatur). An der großen Kurvatur liegt die Milz, welche durch Gefäße eng mit der Magenwand verbunden ist.

Fassungsvermögen. Größe und Form sind sehr unterschiedlich und abhängig vom Füllungszustand. Gelegentlich kommt es zu einem Absinken der großen Kurvatur bis ins kleine Becken (besonders bei Frauen [sog. Ptosis ventriculi]).

Das Fassungsvolumen des Magens beim Erwachsenen beträgt ca. 2500 ml, beim Neugeborenen hingegen nur 25 – 30 ml, wodurch sich die häufigen, aber kleineren Mahlzeiten erklären lassen.

Muskel- und Schleimhautschichten

Die Magenwand besteht aus den Schleimhautschichten:
- Serosa, einem Bauchfellüberzug an der Magenwand,
- Muscularis, einer zum Teil sehr kräftigen Muskelschicht,
- Submukosa und
- Mukosa, einer grau-rötlich gefärbten Schleimhaut

Die Schleimhautfalten stellen sich entlang der kleinen Kurvatur längs und bilden so die Magenstraße. Der Aufbau der Schleimhaut zeigt im Korpusteil viele flache Felder und Grübchen zwischen und auf den Falten.

Drüsen

Die langen Drüsen des Magens bestehen aus:
- Haupt-,
- Beleg- und
- Nebenzellen.

Hauptzellen. In den Hauptzellen wird Pepsin gebildet und gelagert. Pepsin ist ein Verdauungshormon, welches durch Säure bei einem pH-Wert unter 2,5 aktiviert wird.

Belegzellen. Die Belegzellen sind für die Produktion der Salzsäure verantwortlich.

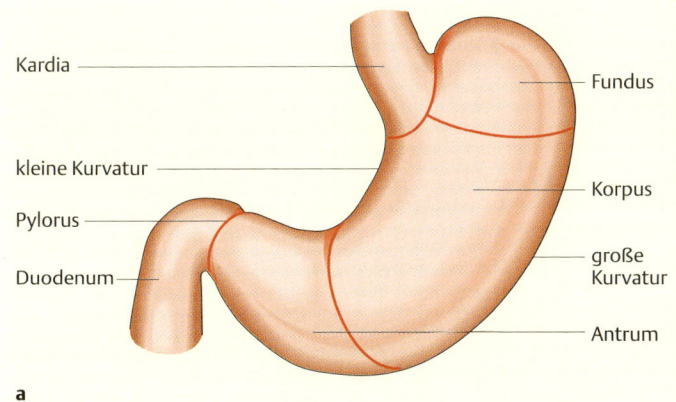

Kardia

kleine Kurvatur

Pylorus

Duodenum

Fundus

Korpus

große Kurvatur

Antrum

a

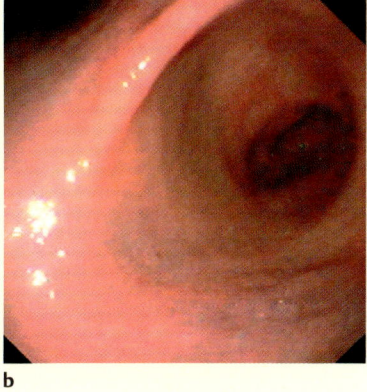

b

Abb. 1.3 ■ **Magen. a** Anatomie des Magens, **b** Normalbild der Mukosa im Magen (Antrum und Pylorus) (nach Classen, 2004).

Nebenzellen. Der Schleim aus den Nebenzellen und der pylorischen Region schützen die Magenschleimhaut vor der Selbstverdauung. Ist die Schleimschicht defekt, was in 80% aller Magengeschwüre und 95% aller Zwölffingerdarmgeschwüre durch die lokale Infektion mit dem Bakterium Helicobacter pylori verursacht wird, führt dies zu oberflächlichen (erosiven) oder tiefen (ulzerösen) Entzündungen und zur Zellzerstörung.

P *Manche Medikamente (NSAR) stören die Schleimproduktion in den Nebenzellen, wodurch leichter und häufiger Magengeschwüre auftreten können.*

Aufgabe und Funktion

Die Hauptaufgabe des Magens ist es, die aufgenommene Speise für die weitere Verdauung und Aufnahme im weiteren Dünndarmverlauf vorzubereiten. Dazu verbleibt die Nahrung zumindest 4 Stunden im Magen und wird dort zuerst in den Außenschichten durch den Magensaft angedaut, in den inneren Schichten wirken die Mundhöhlenfermente weiter. Die Speichelamylase kann Stärke bis zu einem ph-Wert von > 5 enzymatisch aufschlüsseln. Die peptische Verdauung zerkleinert vor allem Fleischstückchen und initiiert durch das Aufbrechen der Zellwände die Dispersion von Fetten, Proteinen und Kohlenhydraten. Die der Nahrung anliegenden Magenwände erschlaffen, um die Aufnahme größerer Nahrungsmengen zu ermöglichen. Dabei lagern größere Bestandteile im Bereich der großen Kurvatur, während Flüssigkeit sofort entlang der Magenstraße zum Pylorus gelangt. Durch Muskelwellen und Kontraktionen wird die Nahrung zerkleinert, ohne dass davon etwas von außen zu spüren ist. Der Nahrungsbrei wird letztlich völlig durchmischt und erst bei einer Partikelgröße von etwa 2 mm erlaubt der Pylorus eine Passage in das Duodenum **(Abb. 1.4)**.

Vor dem Durchtritt des Speisebrei–Magensaftgemisches (Chymus) muss die Osmolarität der Nahrung mittels Durchmischung und Verdünnung deutlich herabgesetzt werden, sonst könnte durch den unkontrollierten Flüssigkeitseinstrom in den Dünndarm ein „Dumping-Syndrom" auftreten.

D *Das „Dumping-Syndrom" ist charakterisiert durch einen raschen Flüssigkeitseinstrom in den Dünndarm. Die Entleerung ist verbunden mit schmerzhaften Krämpfen und Durchfällen sowie den Begleiterscheinungen des Volumenmangels wie Schwindel, Tachykardie und Kopfschmerzen.*

Autoregulationsmechanismus

Im Ruhezustand wird nur wenig Säure produziert. Bereits der Anblick und / oder Geruch von Speisen, umso mehr noch das Kauen und Schlucken von Nahrung führt zu einem sprunghaften Anstieg der Säureproduktion.

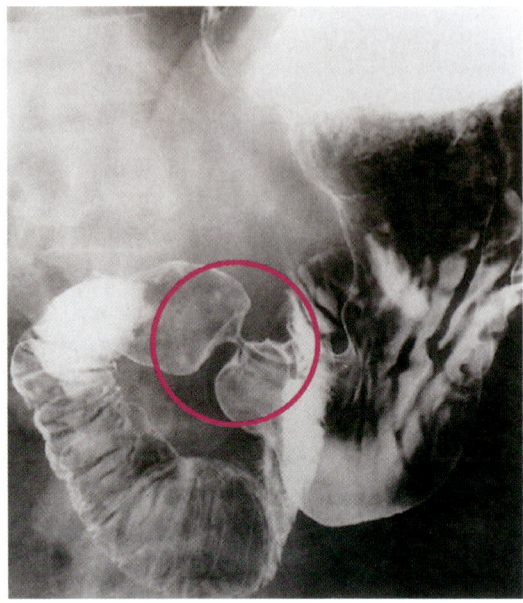

Abb. 1.4 ▪ Darstellung von Magen und proximalem Duodenum im Röntgenbild. Deutlich zu erkennen sind die Einmündung des Ösophagus, die J-Form des Magens und seine längsverlaufenden Falten im Lumen, der enge pylorische Kanal (roter Ring) und das sich anschließende C-förmige Duodenum (Klinke, 2003).

Säurebildung. Für die Übermittlung dieser visuellen und osmotischen Reflexe ist der Nervus vagus verantwortlich. Dieser reizt mittels Freisetzung von Acetylcholin die nur in der Antrumschleimhaut gelegenen G-Zellen zur Produktion von Gastrin an, was wiederum zur Freisetzung von Säure und Pepsinogen aus der Fundusschleimhaut führt. Auch Histamine spielen dabei eine Rolle.

Dehnungsreize der Antrumwand führen ebenfalls zu einer Gastrinfreisetzung. Eine Gastrinfreisetzung läuft nur bei einem hohen Ruhe-pH-Wert ab. Umgekehrt führt ein sehr niederer pH-Wert an der Antrumschleimhaut zu einer Hemmung der Gastrinproduktion. Dieser negative Feedbackmechanismus reguliert hauptsächlich die Säureproduktion bei der Verdauung. Der Zwölffingerdarm und der nachfolgende Dünndarm spielen aber auch eine Rolle bei der Kontrolle der Säurebildung. Ansäuerung des Duodenums führt zur Freisetzung von Sekretin, welches sowohl die Gastrinproduktion wie auch die Säureproduktion direkt hemmt. Durch Fette im Duodenum freigesetztes Cholecystokinin verlangsamt deutlich die Magenentleerung. Umgekehrt kann Gastrin, welches in geringer Menge auch in der Duodenalschleimhaut und im Dünndarm gebildet wird, in Folge der weiteren Passage von Nahrungsbrei nach unten wiederum die Magensäuerung ansteuern. Dies geschieht allerdings nur in einem Ausmaß von ca. 5%, bezogen auf die Gesamtsteuerung.

Intrinsic factor. Im Magensaft findet sich auch der „intrinsic factor", welcher in den Belegzellen gebildet wird und für die Aufnahme von Vitamin B_{12} im Ileum essentiell ist. Fehlt dieser „intrinsic factor", was gleichzeitig mit dem Fehlen der Salzsäure verbunden wäre, so käme es zusätzlich zu einer schlechten Aufnahme von Eisen, was eine Störung der Blutbildung (Perniziosa) zur Folge hätte.

Abwehr. Die Magensäure ist für die Aufrechterhaltung der Sterilität vom oberen Verdauungstraktes bis zum Dickdarm verantwortlich. Passieren Keime oder Giftstoffe die Magenschleimhaut, werden sie durch eine Unzahl von Mastzellen, Makrophagen und Lymphozyten in der Magenwand bekämpft.

Thermoregulation. Durch die hervorragende Durchblutung der Schleimhaut und der Magenwand ist der Magen ein hervorragender Wärmetauscher, der Mageninhalt wird schnell auf die für die enzymatische Verdauung notwendige Temperatur gebracht. Er schützt auch gegenüberliegende Organe vor dem Auskühlen oder senkt deren Kerntemperatur.

1.1.4 Dünndarm (Intestinum tenue)

D *Die alten Anatomen rechneten das Duodenum bis zur Kreuzung mit den Gefäßen des Dünn– und Dickdarms, den Vasa mesenterica superiora. Dies entsprach etwa der Länge von 12 Fingerbreiten, daher der Name Duodenum. Der weitere Dünndarm wird als Jejunum (Leerdarm [2/5]) und Ileum (Krummdarm [3/5]) bezeichnet (Abb. 1.5).*

Am Lebenden wird die Länge des Dünndarms mit etwa 4–5 m angegeben, wobei in der Literatur die Angaben zwischen 2 und 11 Metern schwanken.

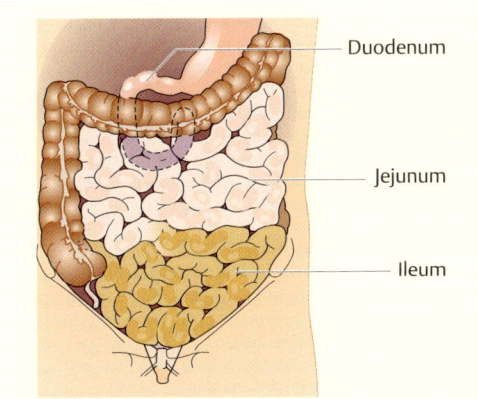

Abb. 1.5 ■ **Dünndarm.** Er mündet an der Ileozökalklappe in den Dickdarm (nach Kellnhauser, 2004).

Lokalisation

Das Jejunum befindet sich hauptsächlich im linken Oberbauch und grenzt an Pankreas, Milz, linke Niere und Nebenniere sowie an den Dickdarm an. Erkrankungen dieser Organe beeinträchtigen das Jejunum und führen zu einer örtlichen Darmlähmung (Paralyse), wie dies im Röntgenbild vor allem bei der Pankreatitits sichtbar wird. Das Jejunum ist dickwandiger und hat einen größeren Durchmesser und sein Mesenterium, der Aufhängeapparat mit den Gefäßarkaden, ist eher transparent und fettarm.

Das Ileum liegt vorwiegend im rechten Unterbauch, ist deutlich mobiler und weist ein sehr fettreiches Mesenterium auf. Der Aufhängeapparat, die Mesenterialwurzel mit seinen zuführenden und abführenden Gefäßen und Lymphbahnen, beginnt oberhalb und links neben dem 2. Lendenwirbel und endet rechts unten über dem Kreuzdarmbeingelenk. Abgesehen von Teilen des Duodenums ist der gesamte Dünndarm mit Bauchfell (Mesenterium) überzogen.

Blutversorgung

Die Gefäßversorgung findet bis auf die ersten Zentimeter des Duodenums ausschließlich über die Arteria mesenterica superior statt. Dieses Gefäß versorgt auch den Blinddarm (Zökum) sowie den aufsteigenden und queren Schenkel des Dickdarms (Colon ascendens und colon transversum) bis zur linken Flexur. Die venöse Entsorgung ist in Analogie zur arteriellen Blutversorgung. Die Vena mesenterica und die Milzvene treffen sich hinter der Bauchspeicheldrüse und formen so die Pfortader, wobei der hohe Sauerstoffanteil des Blutes der Vena mesenterica superior zu einem entscheidenden Teil der Oxygenierung der Leber dient.

Muskel- und Schleimhautschichten

Um die Aufnahmefläche zu vergrößern, sind im Jejunum und stark abnehmend im Ileum hoch aufgeworfene Falten, die Kerckring'schen Falten, wobei diese im Duodenum und unteren Ileum völlig fehlen. Der histologische Wandaufbau ist identisch zum Magen, zuinnerst die Mucosa, dann die Submucosa, gefolgt von der Muskelschicht und dem Überzug, der Serosa. Vor allem im Ileum befinden sich vermehrt längsgestellte Lymphknotenansammlungen in Form der Peyer'schen Plaques.

Aufgabe und Funktion

Die Verdauung findet in den Schlingen des Dünndarms statt, wobei dieser als größtes endokrines Organ zu sehen ist. Der Dünndarm hat riesige Möglichkeiten der Immunabwehr und ist, abgesehen von den ersten 3 cm des Duodenums, kaum krankheitsanfällig. Darüber hinaus bestehen große Organreserven, das heißt, dass zum

Leben deutlich weniger Dünndarm benötigt wird, als vorhanden ist.

Eiweiß und Kohlenhydrate werden durch das einschichtige Zylinderepithel in das Blutkapillarnetz aufgenommen und über die Vena mesenterica und die Pfortader direkt der Leber zugeführt. Mehrere Liter Wasser und mit diesem jede Menge Nahrung passieren die Darmschleimhaut vom Darmlumen in den Blutkreislauf. Die Nahrungsausbeute ist bei allen Individuen sehr gut, zumeist verbleibt nur unverdaubare Zellulose im Lumen zurück.

Fettverdauung

Die Fettverdauung und Resorption findet im Dünndarm statt, wo Triglyzeride durch den Bauchspeichel – speziell Lipase unter Einbindung von Gallenflüssigkeit – aufgeschlüsselt werden und Micellen bildet. Auch fettlösliche Vitamine hängen sich an diese Komplexe und wandern so passiv durch die Mukosa, um sich anschließend wieder zu trennen. Die wiedervereinten Triglyceride formen mit Cholesterin und Proteinen so genannte Chylomikronen, welche in die Lymphe ausgeschieden und im Ductus thoracicus bis in den linken Venenwinkel transportiert werden, um in die obere Hohlvene zu fließen. Die Gallensalze werden wieder resorbiert und gelangen neuerlich in den enterohepatischen Kreislauf.

Die Lymphgefäße des Dünndarms spielen eine entscheidende Rolle in der Fettverdauung, da Fett (Chylus) entlang der regionalen Lymphbahnen in der Zisterne (Cisterna chyli) gesammelt und dann entlang des Ductus thoracicus in die obere linke Hohlvene eingespeist wird.

Eiweißverdauung

Die Eiweißverdauung beginnt bereits im Magen durch die Denaturierung der Eiweißstoffe, durch die Salzsäure und die Proteolyse und durch das aktivierte Pepsin. Aber erst die Enzyme der Bauchspeicheldrüse im Duodenum zerlegen das Protein in seine Bausteine, die einzelnen Aminosäuren, bevor der Weitertransport in die Pfortader erfolgt.

Kohlenhydratresorption

Kohlenhydrate, wie Stärke, Zucker und Laktose machen etwa die Hälfte der Kalorienmenge unseres täglichen Bedarfes aus. Alpha-Amylase aus der Bauchspeicheldrüse zerlegt sehr rasch die langkettige Stärke in kürzere Ketten wie Maltose und Maltotriose. Die Kohlenhydratresorption geht aufgrund der hohen Menge an Alpha-Amylase sehr rasch, ein Großteil wird bereits im Jejunum resorbiert.

Flüssigkeitsaustausch

Der Ein- und Ausstrom von Flüssigkeiten ist enorm. Getrunkene Flüssigkeiten, Speichel, Magensaft, Bauchspeichel, Gallen- und Dünndarmflüssigkeit addieren sich zu einer Summe von 8 – 10 Litern pro Tag. Je mehr hyperosmolare Nahrung zu sich genommen wird, desto mehr Wasser muss der obere Dünndarm zum Ausgleich sezernieren, um das osmotische Gleichgewicht zu halten. Natrium, Kalium, Bikarbonat und Kalzium werden zum Teil aktiv, zum Teil passiv aufgenommen.

Endokrine Funktion und Steuerung

An der Verdauungsarbeit im Dünndarm sind insbesondere folgende Hormone beteiligt:

- Sekretin und
- Cholezystokinin.

Viele weitere, zum Teil in ihrer Wirkung noch unvollständig erforschte Hormone steuern sowohl die gastrointestinale Motilität wie auch den weiteren Verdauungsablauf (Motilin, Peptid YY, Bombesin, Somatostatin, Vasoactive intestinal peptide VIP, Gastric inhibitory polypeptide GIP, Enteroglukagon).

Sekretin. Es wird in der Dünndarmwand gebildet und von dieser bei Kontakt mit saurem Mageninhalt, aber auch bei Kontakt mit Fett und Galle, freigesetzt. Die Bauchspeicheldrüse setzt daraufhin Wasser und Bikarbonat frei, wodurch die Magensäure neutralisiert wird. Außerdem steuert Sekretin den Gallefluss, bremst die Magensäureproduktion direkt und durch Hemmung der Gastrinfreisetzung und bremst die gastrointestinale Motilität.

Cholezystokinin. Es wird auf Kontakt mit speziellen Aminosäuren und Fettsäuren freigesetzt, wodurch sich die Gallenblase zusammenzieht und gleichzeitig der Schließmuskel am Ausführungsgang (Papille) geöffnet wird. Außerdem setzt Cholezystokinin Enzyme frei.

1.1.5 Dickdarm (Intestinum crassum)

D *Der Dickdarm reicht von der Ileozökalklappe bis zum After (Abb. 1.6). Er weist eine Länge von 120 cm auf und ist unterteilt in Blinddarm (Zökum), aufsteigenden (Colon ascendens), querverlaufenden (Colon transversum), absteigenden (Colon descendens) und S-förmigen (Colon sigmoideum) Schenkel.*

Lokalisation

Das Kolon beginnt am Ende des Ileums, an der Bauhin'schen Klappe. Am Wurmfortsatz (Appendix vermiformis) laufen die drei schmalen, muskulären Längsbänder (Taenien) zusammen. Die Taenien lassen sich bis zum Ende des Kolons auf Höhe des Promontoriums des Kreuzbeines verfolgen. Die Haustren (lat.: Haustrum = Schöpfgefäß) beulen sich zwischen den Taenien vor und werden innen durch halbmondförmige Falten (plicae semilunares) getrennt. Dadurch ergibt sich das typische Erscheinungsbild des Kolons im Röntgen oder bei der Sonografie. Am Kolon hängen noch mehr oder

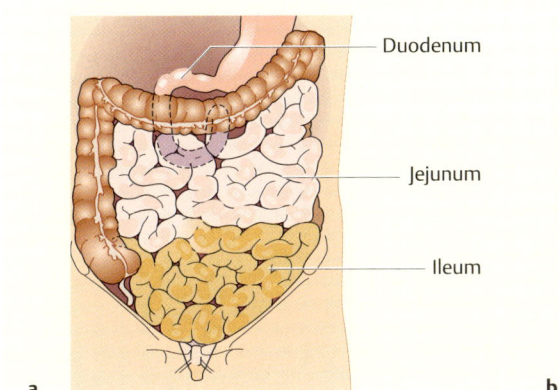

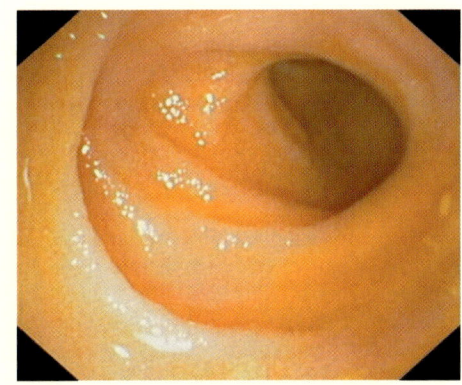

Abb. 1.6 ▪ **Dickdarm. a** Der Dickdarm umgibt wie eine Girlande den in Falten gelegten Dünndarm. **b** Normalbild eines terminalen Ileums mit Mukosazotten-bedingter samtiger Oberfläche (nach Kellnhauser, 2004; Classen, 2004).

weniger große Fettanhänge, welche bei adipösen Menschen nussgroß werden können.

Blutversorgung

Die Blutversorgung erfolgt bis zur linken Flexur durch die Arteria mesenterica superior, ab dort durch die Arteria mesenterica inferior. Nur der unterste Anteil des Rektums wird von der Arteria pudenda interna, einem Ast der Arteria iliaca interna, versorgt. Die venöse Blutversorgung verläuft analog und entspricht im Wesentlichen der arteriellen Gefäßarchitektur.

Flüssigkeitsversorgung

Das Kolon nimmt Wasser, Natriumchlorid, Ammoniak, Harnstoff und kurzkettige Fettsäuren auf, Kalium und Bikarbonat können ausgeschieden werden. Das Kolon regelt entscheidend den Flüssigkeitshaushalt des Körpers. Von den 1500 – 2000 ml an Flüssigkeit, welche vom Gastrointestinaltrakt in den Dickdarm kommen, verbleiben nur 100 – 200 ml im Stuhl. Somit werden über 90 % des Wassers im Kolon resorbiert. Das Rektum hat keine wesentliche Resorptions- oder Exkretionsfunktion. Die Resorptionsreserven des Kolons sind enorm, so können mindestens 2500 ml bis maximal 5700 ml aufgenommen werden.

Darmgasentwicklung. Normalerweise werden im Kolon 100 – 200 ml Gas durch Fermentation und Bakterien gebildet, familiär kann zusätzlich zum Kohlendioxyd Methan produziert werden. Je nach Ernährungszusammensetzung und Menge können bis zu 1200 ml an Flatus gebildet werden.

1.1.6 Rektum und Analkanal

D *Das Rektum schließt sich an das Sigma an. Die Ampulle, der ca. 15 – 30 cm lange obere Teil des Rektums, geht in den eigentlichen Analkanal über.*

Der Mastdarm ist nicht wie der Name „Rektum" vermuten ließe ein gestrecktes Rohr, sondern zeigt konstant zwei Krümmungen:

- die Flexura sacralis und
- die Flexura perinealis.

Krümmungen. Diese obere Krümmung (Flexura sacralis) legt sich der gekrümmten Innenfläche des Kreuzbeines an. Die untere Flexura perinealis weist bogig nach vorne.

Querfalten. Innen liegen meist drei Querfalten, von denen die konstanteste (Plica transversalis recti oder Kohlrauschsch Falte) rechts etwa 6,5 cm oberhalb des Afters liegt **(Abb. 1.7)**.

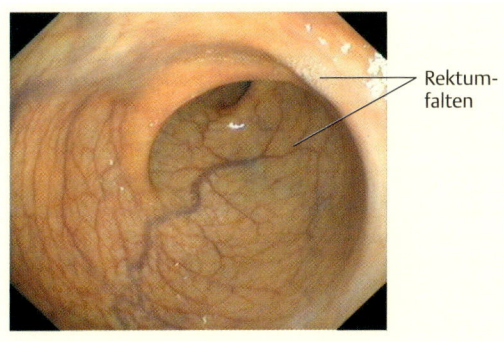

Rektumfalten

Abb. 1.7 ▪ **Rektum.** Endoskopische Ansicht des gedehnten Rektums nach Luftinsufflation mit zwei von drei Querfalten (Classen, 2004).

Lokalisation

Oberhalb der Querfalten erweitert sich der Mastdarm zur Ampulla recti, welche sich analwärts verjüngt und in den Analkanal (Pars analis recti) mündet. Der Analkanal ist in drei Zonen unterteilt:

1. Zona columnalis mit 6–8 Längsfalten (Columnae anales), dazwischen liegen Einbuchtungen (Sinus anales),
2. Zona hämorrhoidalis, wo unter der Übergangszone von Schleimhaut zu Plattenepithel weite Venenplexus liegen,
3. Zona cutanea, wo bereits geschichtetes und verhornendes, stark pigmentiertes Plattenepithel mit Haaren und Talgdrüsen sowie Schweißdrüsen vorkommt.

Muskulatur

Zumindest unterhalb dieser Falte liegt das Rektum nicht mehr im Bauchraum, ist also nicht mehr mit Bauchfell überzogen, sondern von Fettgewebe und Muskeln umgeben und fixiert. Der Beckenausgang wird durch Muskelplatten verschlossen, die nur enge Durchtrittstellen für den Mastdarm und die Harn- und Geschlechtswege offen lassen. Namentlich sind das der Musculus levator ani und der Musculus coccygeus, welche beide größtenteils hinter dem Rektum und zum Steißbein hin liegen. Nach vorne spannt sich das Diaphragma urogenitale mit dem kräftigen Musculus transversus perinei profundus und dem schwachen Musculus transversus perinei superficialis (vor allem beim Mann), die durch Harnröhre bzw. Scheide führen.

Der unwillkürliche innere (M. sphinkter ani internus) und willkürlich kontrollierbare äußere Schließmuskel (M. sphinkter ani externus) verschließen den Mastdarm nach außen.

Aufgabe und Funktion

Die Funktionen des Rektums sind die Defäkation (Stuhlentleerung) und deren Kontrolle.

> **D** *Die Defäkation ist ein Zusammenspiel von Reflexen. Durch die Dehnungsrezeptoren entspannt sich der innere Schließmuskel, was zur Folge hat, dass der Analkanal sich füllt.*

Dadurch werden Signale an das Bewusstsein geschalten, welche je nach Drang und Einnahme einer üblicherweise sitzenden oder hockenden Position durch Erhöhung des intraabdominellen Druckes und Zusammenziehung des Rektums andererseits eine Stuhlentleerung ermöglichen. Nach der Entleerung spannen sich die relaxierten Muskeln wieder, um die Kontinenz zu ermöglichen.

1.1.7 Bauchspeicheldrüse (Pankreas)

> **D** *Die Bauchspeicheldrüse ist ein retroperitoneales Organ. Die etwa 80–90 g schwere Drüse hat eine langgestreckte Form und ist ca. 15–20 cm lang.*

Lokalisation, Aufgabe und Funktion

Das Pankreas liegt quer im Oberbauch hinter dem Magen und besteht aus:

- dem Pankreaskopf, welcher in der duodenalen C-förmigen Schlinge liegt,
- dem Pankreaskörper und
- dem Pankreasschwanz, welcher zur Milz im linken Oberbauch reicht **(Abb. 1.8)**.

Exokrine Funktion. Der Pankreashauptgang (Ductus Wirsungianus) beginnt im Pankreasschwanz und drainiert nahezu das ganze Pankreas. Ein kleiner, eher inkonstanter Gang (Ductus Santorini) drainiert kleinere Areale des Pankreaskopfes und mündet in einer kleinen Papille (Papilla minor) oberhalb der Papilla Vateri. An dieser Papille oder wenige Millimeter davor vereinigen sich der Ductus Wirsungianus und der Gallengang. Die Bauchspeicheldrüse produziert etwa 1500–2500 ml einer geruchs- und farblosen Flüssigkeit mit einem pH-Wert von 8,0–8,3.

Endokrine Funktion. Im Pankreasschwanzteil befindet sich das endokrine Inselorgan (Langerhanssche Inseln), welches vorwiegend für die Steuerung und Produktion der Hormone Glucagon, Insulin und Somatostatin verantwortlich ist.

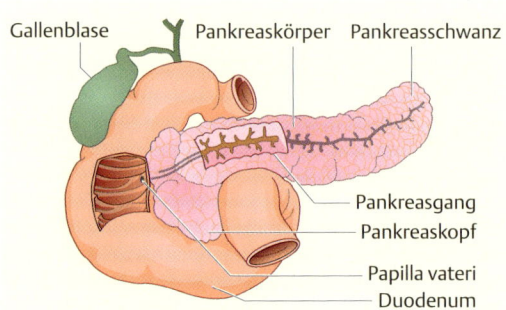

Gallenblase   Pankreaskörper   Pankreasschwanz

Pankreasgang
Pankreaskopf
Papilla vateri
Duodenum

Abb. 1.8 ▪ Pankreas. Die Bauchspeicheldrüse ist ein retroperitoneales Organ und zieht quer über zwei Drittel des Oberbauches (nach Kellnhauser, 2004).

1.1.8 ⦙ Leber (Hepar)

D *Die braunrote Leber wiegt etwa 1500 g, sie ist das schwerste Organ des Körpers und spiegelt dadurch die Komplexität der Funktionen wider. Die Leber füllt den gesamten rechten Oberbauch nahezu vollständig aus.*

Lokalisation

Von außen wird zwischen einem großen rechten und einem kleineren linken Lappen unterschieden, welche durch das Ligamentum falciforme und das Ligamentum teres geteilt werden. Die funktionelle Trennlinie in rechten und linken Leberteil ist eine gedachte Linie zwischen Vena cava inferior und Gallenblase.
Blutversorgung. Durch die drei Lebervenen und die Pfortadergefäße teilt sich die Leber insgesamt in 8 Segmente, I ist der Lobus caudatus, II – IV liegen links, V – VIII rechts. Durch die Leber fließen pro Minute ca. 1500 ml Blut und 250 – 1000 ml Gallenflüssigkeit werden produziert.

Aufgabe und Funktion

In den Leberläppchen der Leber arbeiten vier physiologisch-funktionelle Einheiten zusammen. Diese sind Folgende:
- das Kreislaufsystem,
- das Gallengangsystem,
- das retikuloendotheliale System und
- die Leberzellen selbst.

Kreislaufsystem. Das Kreislaufsystem mit Zufluss über Pfortader und Leberarterie ernährt die Leberzellen und transportiert die im Darm aufgenommenen Nahrungsbestandteile. Lymphbahnen und Nerven begleiten die Blutgefäße, um Durchblutung und Druck in den Sinus zu steuern.
Gallengangsystem. Durch das Gallengangsystem werden die von den Leberzellen ausgeschiedenen gallenpflichtigen Substanzen abtransportiert. Aus der Leber tritt das gesammelte System letztendlich als Hauptgallengang (Ductus hepatocholedochus) aus.
Retikuloendotheliales System. Das reticuloendotheliale System macht 60 % der Zellmasse der Leber aus. Dazu gehören auch die phagozytierenden Kupfer'schen Sternzellen und Endothelzellen.
Leberzellen. Die Produkte der Leberzellen dienen dem gesamten Körper, z. B. durch:
- anabole und katabole Funktionen,
- Herstellung von Gerinnungsfaktoren (Prothrombin) und
- Speicherung von Energie.

1.1.9 ⦙ Gallenblase (Vesica fellae)

D *Die Gallenblase hat eine birnenähnliche Gestalt. Sie fasst ca. 50 ml Gallenflüssigkeit und ist ca. 7 – 10 cm lang.*

Lokalisation

Die Gallenblase liegt entlang der anatomischen Trennlinie zwischen linkem und rechtem Leberlappen **(Abb. 1.9)**. Das 50 ml fassende Organ teilt sich in den meist den Leberrand überragenden Fundus, der auch am muskelstärksten ist. Daran schließt der Korpus mit seinen zahlreichen elastischen Wandanteilen für maximale Speicherkapazität, aus dem sich verengenden Infundibulum führt dann der Ductus cysticus in den Hauptgallengang. Unmittelbar vor dem Ductus cysticus liegen innen die sogenannten Heister'schen Klappen, die aber keine mechanisch wirksamen Regulatoren darstellen.

Aufgabe und Funktion

Die Produktion von Galle in der Leber wird durch vagale Stimulation, Sekretion und Stoffwechselprodukte angeregt. Die Gallenflüssigkeit setzt sich aus Gallesalzen, Cholesterol, Fetten, Proteinen, Lecithin und Gallenfarbstoffen zusammen. In der Gallenblase erfolgt die Lagerung der eingedickten Gallenflüssigkeit. Während Lebergalle hellgrün und flüssig ist, hat die Blasengalle eine schleimig-zähe Konsistenz und ist beinahe schwarz. Die Lebergalle wird in etwa auf ein Zehntel der ursprünglichen Menge eingedickt. Der Druck im Gallengang wird durch die Produktion in der Leber und dem Schließmuskelsystem an der Papilla Vateri, dem Sphinkter Oddi ge-

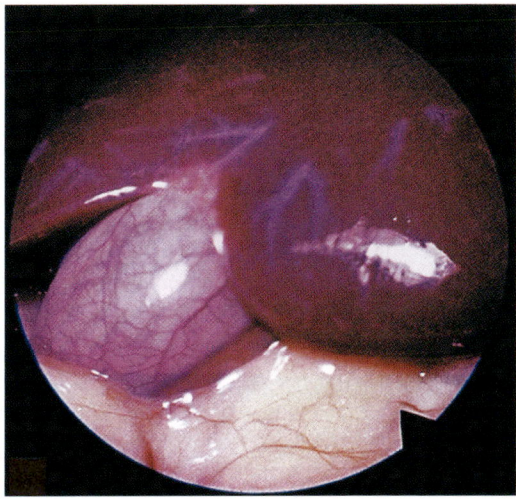

Abb. 1.9 ■ **Gallenblase.** Laparoskopische Sicht der gesunden Leber mit Gallenblase (Kellnhauser, 2004).

regelt. Die Füllung der Gallenblase erfolgt bei geschlossenem Sphinkter Oddi. Etwa eine halbe Stunde nach einer Mahlzeit öffnet sich der Sphinkter an der Papille und

die Gallenblase zieht sich unter der Wirkung von Cholezystokinin zusammen.

1.2 Harnorgane

Die Harnorgane haben wesentliche Aufgaben, die zur Aufrechterhaltung der Gesundheit des menschlichen Organismus beitragen, z.B.:
- regeln den Wasserhaushalt und den Salzgehalt des Blutes,
- scheiden stickstoffhaltige Schlackesubstanzen aus dem Eiweißabbau aus,
- regulieren den Blutdruck und
- erhalten das Säure-Basen-Gleichgewicht.

Aus etwa 180 Litern Urharn, welcher für die Filtration der harnfähigen Stoffe notwendig ist, werden etwa 1500 ml Harn produziert.

Organe des Harnsystems

Zu den Organen des Harnsystems gehören Folgende (**Abb. 1.10**):
- Nieren,
- Harnleiter,
- Harnblase und
- Harnröhre.

1.2.1 Nieren (Ren)

D *Die bohnenförmigen Nieren sind paarig angelegt. Sie wiegen jeweils ca. 160 g, eine Niere ist ungefähr 12 cm lang, 6 cm breit und 3 cm dick.*

Lokalisation

Die paarigen Nieren liegen im Retroperitoneum. Sie sind in eine kräftige Fettkapsel eingebettet und werden geschützt durch:
- die untersten Rippen,
- den kräftigen Musculus quadratus lumborum und
- den Musculus psoas.

Kurze kräftige Arterien aus der Aorta führen pro Minute 750 – 1200 ml Blut in die Nieren, Venen leiten das Blut in die Hohlvene (Vena cava) zurück. Im Nierenbecken sammelt sich der Harn an den Papillen im Nierenbecken, um von dort über die Harnleiter abtransportiert zu werden. Eine Behinderung oder Ausschaltung der Nierenfunktion führt zu einer Vergiftung des Körpers mit harnpflichtigen Stoffen (Urämie), welche unbehandelt rasch zum Tode führen könnte.

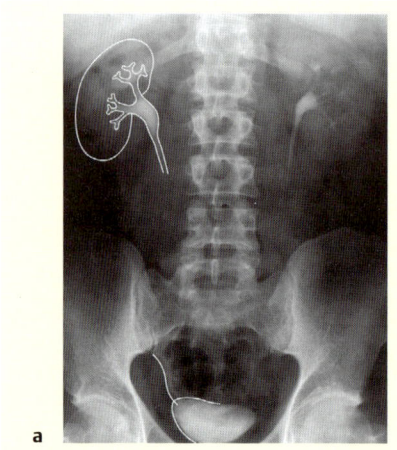
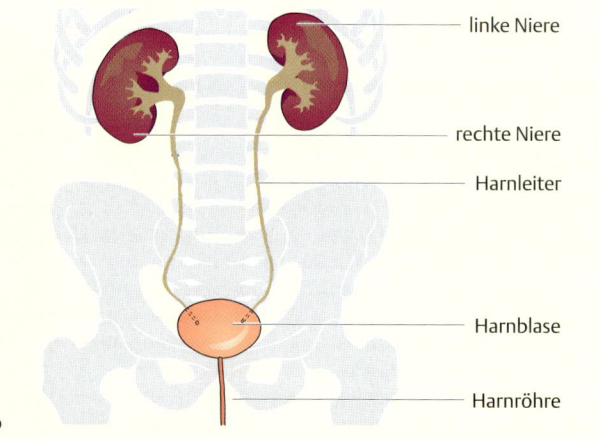

linke Niere

rechte Niere

Harnleiter

Harnblase

Harnröhre

a
b

Abb. 1.10 ▪ **Harnorgane.** Der in den Nieren produzierte Harn wird über die Harnleiter in die Harnblase transportiert und anschließend durch die Harnröhre ausgeschieden (nach Oestreicher, 2003; Schwegler, 2002).

1.2.2 : Harnleiter (Ureter)

D *Die Ureter sind 30 – 35 cm lange, retroperitoneale Röhren. Sie sind im menschlichen Körper paarig angelegt.*

Lokalisation, Aufgabe und Funktion

Die Harnleiter überkreuzen die großen Beckengefäße (Vasa iliaca externa) am Eingang in das kleine Becken. Links zieht noch das Colon sigmoideum darüber. Die Ureter münden zu beiden Seiten im Ostium ureteris hinter einer Falte in die Harnblase. In den Harnwegen findet keine weitere Veränderung des Harns statt. Mittels rhythmischer, peristaltischer Bewegungen wird der Harn alle 3 – 6 Minuten schubweise aus dem Nierenbecken in die Blase transportiert.

1.2.3 : Harnblase (Vesica urinaria)

D *Die Harnblase ist ein ballonartiger Sammelbehälter. Im Bedarfsfall kann sie bis zu 800 ml Urin aufnehmen.*

Lokalisation, Aufgabe und Funktion

Die Harnblase liegt vorne im kleinen Becken. Das muskulöse Hohlorgan sammelt durchschnittlich 350 ml Harn, welcher dann über die Harnröhre ausgeschieden wird. Die Harnblase setzt sich zusammen aus:
- Blasengrund (Fundus vesicae),
- Blasenkörper (Corpus vesicae) und
- Blasenscheitel (Apex vesicae).

Das Bauchfell überzieht den dorsalen Teil des Apex und Korpus, überkleidet beim Mann noch die Samenbläschen und schlägt sich dann auf das Rektum oder die Ge-

bärmutter über. Ein innerer Ringmuskel (Sphincter vesicae internus oder Detrusor genannt) schließt in einer U-Schleife den Blasenausgang, der durch die Uvula gesichert wird.

Durch den Schließmechanismus des Sphincter vesicae externus kann der Harn bewusst zurückgehalten werden. Durch Zurückziehen der Uvula, Entspannen des inneren und äußeren Schließmuskels und Zusammenziehen der Blase wird die Entleerung eingeleitet.

1.1.4 : Harnröhre (Urethra)

D *Die Länge der Harnröhre ist geschlechtsbedingt unterschiedlich. Beim Mann ist sie ungefähr 20 cm lang. Die Urethra der Frau ist wesentlich kürzer, sie ist ca. 6 cm lang.*

Lokalisation, Aufgabe und Funktion

Männliche Urethra. Beim Mann wird der Beginn der Harnröhre ringförmig von der etwa kastaniengroßen Prostata umfasst. Auf dem Samenhügel in der Prostata münden die schlitzförmigen Öffnungen der Samenleiter bzw. des Ausspritzungsganges. Ab dort führt die Harnsamenröhre in der vom Harnröhrenschwellkörper umgebenen Pars spongiosa im Penis zum Ostium urethrae externum an der Eichel.

Weibliche Urethra. Bei der Frau ist die Harnröhre sehr kurz und hat einen ähnlichen Verlauf wie die Scheide, mit deren Vorderwand sie fest verbunden ist. Das Ostium urethrae externum mündet in den Scheidenvorhof.

Die unterschiedliche Länge der Harnröhren beim Mann bzw. bei der Frau hat zur Folge, dass Frauen aufgrund der kurzen Harnröhre eher Harnwegsinfektionen bekommen als Männer.

2 Stomaarten und ihre Anlage

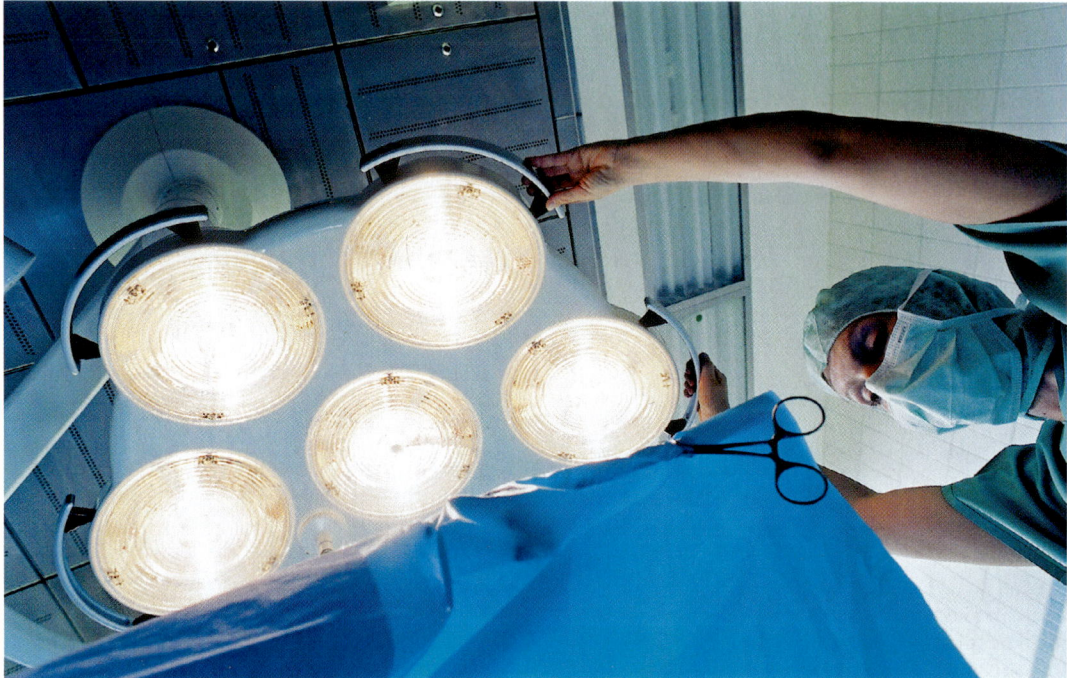

》 Endlich sind die 6 Wochen um! Ich „war hoffentlich" ein Stomaträger. Morgen muss ich wieder in das Krankenhaus zur vorgesehenen Rückoperation meiner Querkolostomie. Das Stoma habe ich zum Schutz bekommen. Mir wurde vor der Dickdarmoperation erklärt, dass ein Teil des Dickdarms mit der „krebsigen" Geschwulst entfernt werden muss. Damit das alles gut abheilen kann, bekam ich vorübergehend ein Stoma. Vor der Entlassung kam die Stomatherapeutin, die mich schonend auf die Zeit als Stomaträger vorbereitet hat, mit verschiedenen Beutelversorgungen zu mir. Wir haben gemeinsam den für mich passenden Beutel ausgewählt. Ich konnte gut mit der Versorgung umgehen und habe das richtige Anlegen des Beutels noch im Krankenhaus in Ruhe gelernt. So hatte ich keine Angst vor dem Nachhausegehen. Die weitere Versorgung für 6 Wochen bekam ich im Sanitätshaus, wobei ich mir ausgerechnet habe, dass ich 3 Beutel pro Tag brauchen werde. Ich bin mit der Menge der Versorgung gut ausgekommen. Einige Ausstreifbeutel, die ich im Krankenhaus für „Notfälle" bekommen habe, nehme ich wieder in das Krankenhaus mit zurück. Die offenen Beutel sind mir nicht sehr sympathisch – aber ich werde sie brauchen, wenn ich wieder eine Spüllösung trinken muss. Der Darm muss ja zur Rückoperation wieder ganz sauber sein, damit die Operation ohne Komplikationen verlaufen kann. 《

2.1 ┊ Einleitung

Nicht immer sind die Reaktionen so positiv wie im obigen Beispiel und nur wenige Betroffene sind so gut aufgeklärt. Viele Patienten können sich unter einem Stoma oder einem künstlichen Darmausgang zuerst wenig vorstellen.

Im Vordergrund stehen Fragen, wie z. B.:

- „Wie kann ich nach der Operation meinen Stuhl absetzen?"
- „Kann ich den Stuhl irgendwie auffangen?"
- „Was geschieht mit meinem Körper, wie sehe ich danach aus?"

Diese Fragen zeigen, wie wichtig ein präoperatives Gespräch mit dem Patienten ist.

M *Ein aufklärendes, präoperatives Gespräch bei bevorstehender Planoperation ist zwingend erforderlich und muss vor der Operation geführt werden!*

2.1.1 ┊ Aufklärungsgespräch

Der Chirurg wird dem Patienten anhand von Abbildungen den Gastrointestinaltrakt, mit besonderem Augenmerk auf die Darmfunktion, erklären. Er sollte falls erforderlich mit dem Patienten und den Bezugspersonen über die Notwendigkeit einer Stomaanlage sprechen, vor allem aber auch über die heutigen Versorgungsmöglichkeiten eines dauernden künstlichen Darmausganges. Der Patient sollte aus einem solchen Aufklärungsgespräch die Überzeugung gewinnen können, dass auch unter den gegenwärtigen sozialen medizinischen Verhältnissen nach einer Anlernphase ein durchaus lebenswertes Leben zu führen ist.

Aufklärungsgespräche zwischen Chirurg und Patienten tragen zum besseren Verständnis der bevorstehenden Situation bei, vor allem aber zum Aufbau einer notwendigen Vertrauensbasis zwischen Operateur und Patient. Ein solches Gespräch ist auch für den Operateur belastend! Auch die Chirurgen sprechen nicht gerne über eine Amputation des Enddarms, die immer eine definitive Veränderung des Patienten darstellt. Der Chirurg, der das aufklärende Gespräch führen muss, hat oft (vermeintlich) sehr wenig Zeit um ausreichend mit dem künftigen Stomaträger zu sprechen.

Viele Ärzte, die selbst noch in der Ausbildung sind, haben noch wenig Erfahrung. Sie wissen noch nicht, mit welchen Problemen ein Stomaträger in seinem alltäglichen Leben belastet ist. Leider wird diesem Aspekt im Ausbildungsprogramm der Ärzte viel zu wenig Augen-

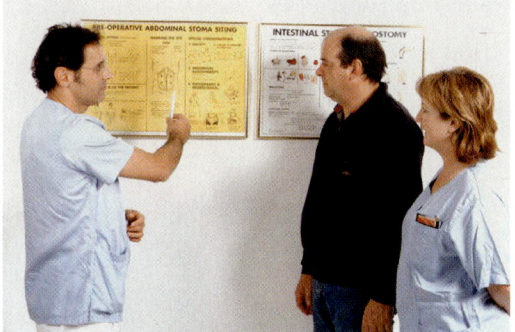

Abb. 2.1 ▪ **Aufklärungsgespräch.** Neben dem Chirurgen ist auch die Stomatherapeutin bei der Aufklärung des Patienten hinsichtlich seiner Stomaanlage anwesend.

merk geschenkt! Das Aufklärungsgespräch ist ein ganz wichtiger Teil der bevorstehenden Operation. Das Gespräch sollte in Ruhe geführt werden. Das Telefon und der Pieps gehören abgeschaltet – der Patient ist die Hauptperson!

Sollte der Patient eine Bezugsperson dabei haben wollen, ist das positiv zu sehen. Eine Stomatherapeutin soll bei dem Gespräch dabei sein **(Abb. 2.1)**. Ein Zitat eines englischen Chirurgen aus den 90er-Jahren lautet: *„Kein Chirurg sollte eine Stomaanlage planen, wenn er keine Stomatherapeutin in der Nähe hat."*

2.1.2 ┊ Begriffsbestimmungen

D *Als Stoma oder Stomie (griech.: Mund, Öffnung) werden operativ angelegte offene Verbindungen zwischen einem inneren Hohlorgan und der äußeren Haut bezeichnet. Sie dienen dazu, Stuhl oder Harn abzuleiten oder auch, um Nahrung zuzuführen (Gastrostomie, Jejunostomie).*

Je nach medizinischer Indikation unterscheidet man:

- Darmstomata (Kolostoma, Ileostoma,),
- Urostomata,
- Gastrostomata (Ernährungsstomata),
- Jejunostomata.

Der Anus praeter naturalis (praeter, lat.: an etwas vorbei), oft als „Anus praeter" abgekürzt, ist ein Sammelbegriff für alle künstlichen Darmausgänge. Der Begriff gibt allerdings keinen Aufschluss über die Lokalisation des ausgeleiteten Darmabschnitts, weshalb die Begriffe *Kolostoma* und *Ileostoma* vorzuziehen sind **(Abb. 2.2)**.

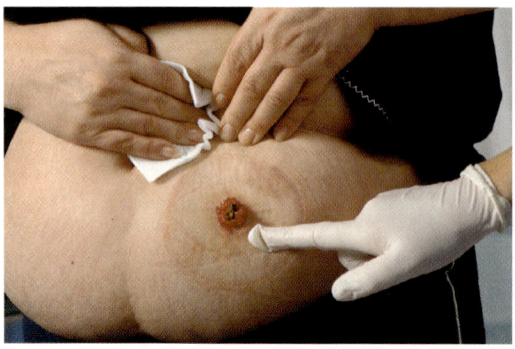

a

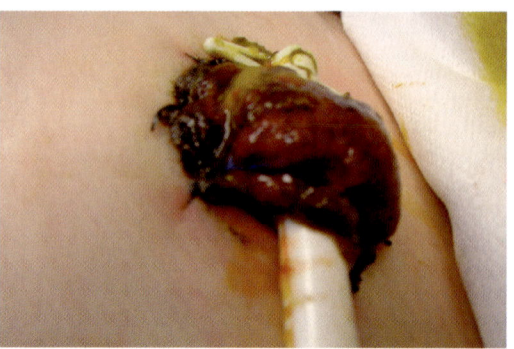

b

Abb. 2.2 ▪ Darmstomata. a Kolostoma, **b** Ileostoma mit Reiter.

2.2   Darmstomata

Die Gründe für eine Darmstomaanlage sind vielfältig. Die häufigsten sind:

- Deviation (Umleitung),
- Protektion (Schutz),
- Entfernung nachgeschalteter Darmabschnitte.

Deviationsstomata. Bei chronisch entzündlichen Darmerkrankungen (z. B. Morbus Crohn, Colitis ulcerosa) kann es ratsam sein, bestimmte Darmabschnitte von der Stuhlpassage auszuschließen. Der Darmausgang wird dann vor die betroffene Darmpassage gelegt. Dies kann sowohl im Dünndarmbereich (Ileostoma) als auch im Dickdarmbereich (Kolostoma) geschehen.

Protektive Stomata. Diese Stomata werden angelegt, um eine operativ angelegte Darmnaht (Anastomose) zu schützen oder um evtl. Fisteln oder Abszesse von der Darmpassage auszuschalten. Besonders bei ausgedehnten Fisteln im Afterbereich (perianale Fisteln) werden protektive Ileostomata angelegt. Diese sind dann meist doppelläufig.

Entfernung nachgeschalteter Darmabschnitte. Wurden ganze Darmabschnitte, z. B. der gesamte Dickdarm, entfernt, wird ein endständiges Ileostoma angelegt. Je nachdem, ob der Schließmuskel erhalten blieb oder nicht, ist eine Rückverlagerung des Stomas möglich.

 Um die Inhalte zu vertiefen, können Sie sich das Video „Stomaarten" ansehen.

2.2.1   Kolostomata

Die Kolostomata können je nach Indikation und Operationstechnik entweder endständig oder doppelläufig angelegt werden **(Abb. 2.3)**.

Endständiges Stoma. Hierbei wird der erkrankte Teil des Darms entfernt und der Darm einlumig ausgeleitet. In der Bauchhaut findet sich somit nur eine Öffnung.

Doppelläufiges Stoma. Eine eröffnete Darmschlinge wird über dem Hautniveau fixiert, sodass zwei Öffnungen entstehen. Um ein Zurückgleiten des Darms zu verhindern, werden sog. Reiter untergeschoben. Der stuhlfördernde Abschnitt wird als zuführende Schlinge (zum Stoma hin), der stillgelegte Abschnitt als abführende Schlinge (vom Stoma weg) bezeichnet. Diese Stomaanlagen können wieder rückoperiert werden.

Je nach Lokalisation des Stomas unterscheidet man:

- Sigmakolostomie,
- Transversostomie,
- Zökostomie.

Sigmakolostomie

D *Kann das Kontinenzorgan nicht erhalten werden, oder ist es nicht funktionstüchtig, muss das Sigma endständig ausgeleitet werden. Das Rektum wird dabei meist entfernt.*

Wichtigste Grunderkrankung ist das tiefsitzende Rektumkarzinom, das mitsamt dem Sphinkterapparat entfernt werden muss.

Kolostomie nach Hartmann. Bei dieser Operation wird das Sigma ausgeleitet, der Schließmuskel kann jedoch erhalten werden. Das Kolostoma wird als gereiftes Stoma, d. h. leicht über das Hautniveau angelegt. Es ist meistens ein temporäres Stoma, das operativ zurückverlagert werden kann (in der Regel im linken Unterbauch zwischen Bauchnabel und Darmbeinstachel). Die Stuhlkonsistenz ist nach einer gewissen Zeit wie vor der Operation.

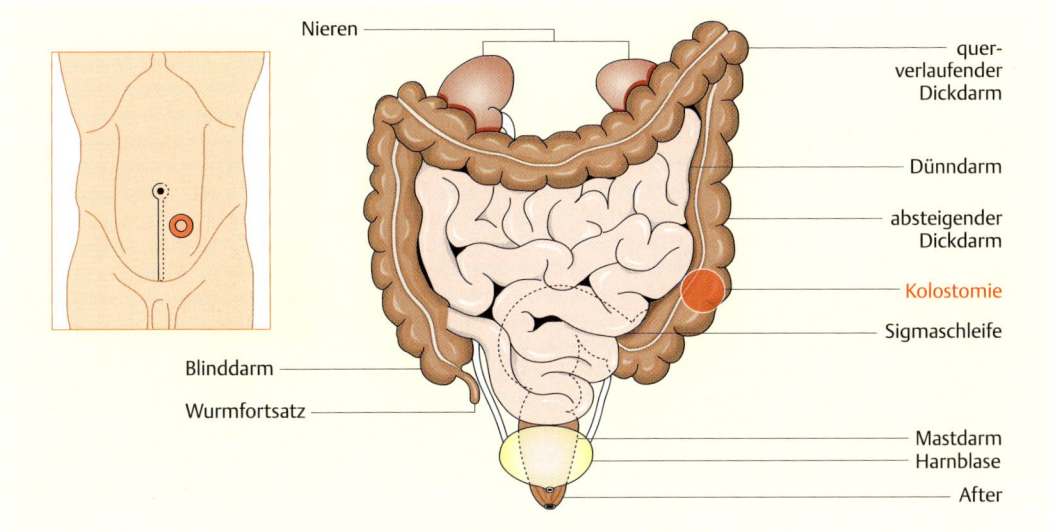

Abb. 2.3 ■ **Kolostoma.** Anlage eines Kolostomas im linken Unterbauch.

Zökostomie

D Bei einer Zökostomie handelt es sich um eine Eröffnung des Blinddarms. Das Zökostoma soll den Dickdarm weitgehend von der Stuhlpassage freihalten. Es ist eine Art Überdruckventil **(Abb. 2.4)**. Der Vorteil des Zökostomas liegt darin, dass die Rückverlegung ein kleiner Eingriff ist. Allerdings wird diese Anlageform zugunsten der Ileostomie immer seltener.

Indikation

Indikationen für eine Zökostomie sind: Verletzungen und Patienten in sehr schlechtem Allgemeinzustand mit hochsitzendem Dickdarmileus. Die Zökostomie wird heute nur in Ausnahmefällen durchgeführt.

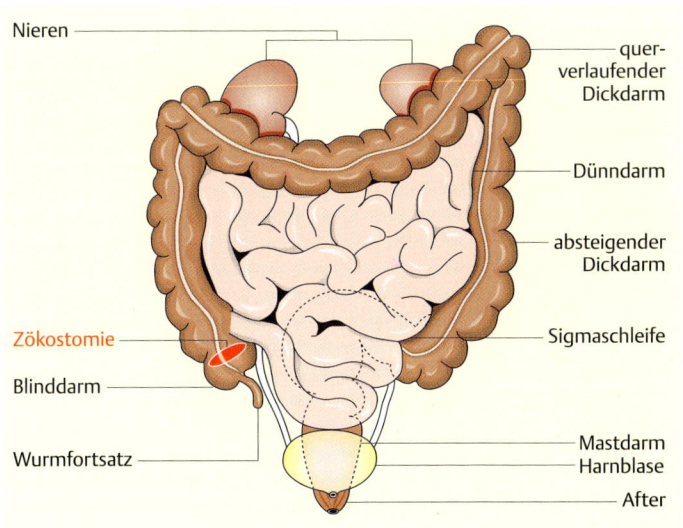

Abb. 2.4 ■ **Zökostomie.** Eröffnung des Blinddarmes zur Freihaltung der Stuhlpassage.

Transversostomie

D *Soll der absteigende Dickdarm temporär (vorübergehend) oder palliativ (lindernd) von der Stuhlpassage befreit werden, wird die doppelläufige Transversostomie angelegt (Abb. 2.5).*

Indikation
Indikationen für eine Transversostomie sind:
- Karzinom,
- Divertikulose/- itis,
- Strahlenschäden,
- tiefsitzender Ileus,
- Verletzungen,
- Anastomosenschutz.

Bei Kindern: Atresien, Morbus Hirschsprung, Volvulus, Megakolon, Analatresie.

Operationsverlauf
Der Querdarm wird schlingenförmig auf den Bauch vorgelagert. Bis zur Verklebung der Darmschlinge (ca. 10 – 15 Tage) mit der Bauchdecke wird ein Reiter unter die Schlinge gelegt **(Abb. 2.6)**.

Die vordere Wand der Darmschlinge wird eröffnet. Die Eindickung des Stuhls ist in der Regel gegenüber dem Zustand vor der Operation kaum oder nicht verändert. Die Stuhlkonsistenz kann dünnflüssig bis dickflüssig sein.

Rückoperation
Handelt es sich um ein protektives Stoma, so kann dieses meist nach 6 – 12 Wochen rückverlegt werden. Nach den Voruntersuchungen (S. 20) wird der Patient optimal vorbereitet, dazu muss vorweg der zuständige Chirurg befragt werden. Außerdem sollte der Operationsbericht gelesen werden – Achtung bei Fisteln!

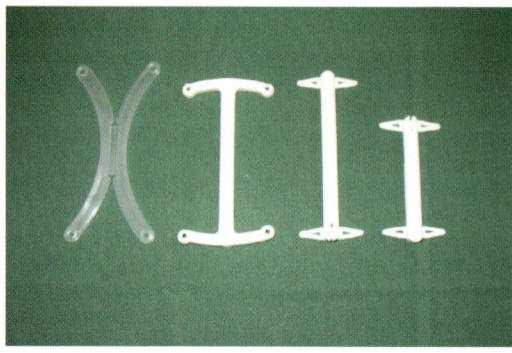

Abb. 2.6 ▪ **Reiter.** Verschiedene Reiter in verschiedenen Größen (95 und 65 cm) von verschiedenen Herstellern (Produkte Fa. Hollister, Coloplast, Convatec).

Zur Vorbereitung des Dickdarms bei Patienten mit einer Querkolostomie wird empfohlen:
- den zuführenden Schenkel durch Trinken der Spüllösung zu säubern,
- den abführenden Schenkel mittels Irrigation zu säubern.

Zuführender Schenkel. Stomabeutel entfernen, Spülbeutel vom Irrigationset umlegen. Der Patient trinkt die Spüllösung, der Stuhl entleert sich durch den zuführenden Schenkel in den Spülbeutel, der dann in die Toilette entsorgt werden kann (s. Irrigation, S. 81). Ist die Ausscheidung „kamillenteeartig", ist der zuführende Schenkel sauber.

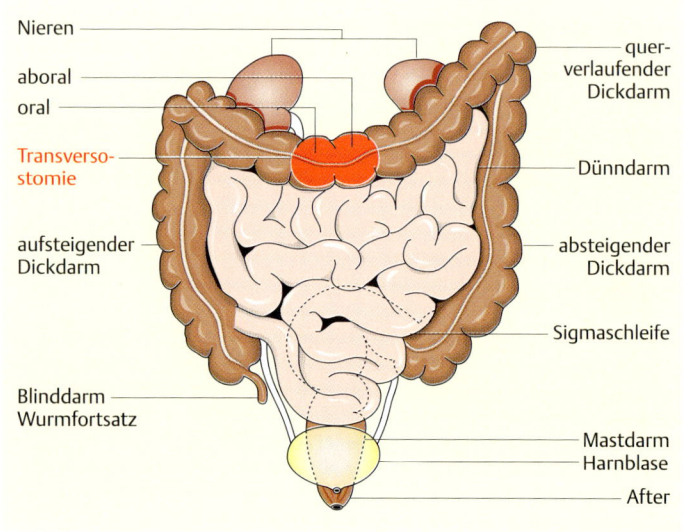

Abb. 2.5 ▪ **Transversostomie.** Anlage einer Transversostomie, um den aboralen Dickdarm von der Stuhlpassage zu befreien.

Nieren
aboral
oral
Transverso-stomie
aufsteigender Dickdarm
Blinddarm Wurmfortsatz
quer-verlaufender Dickdarm
Dünndarm
absteigender Dickdarm
Sigmaschleife
Mastdarm
Harnblase
After

Abführender Schenkel. Der Stomaträger sitzt direkt auf der Toilette, der Spülbeutel wird direkt in die Toilette abgeleitet. Die Spülung erfolgt mit handwarmen Wasser in den abführenden Schenkel. Das Wasser entleert sich durch den Schließmuskel direkt in die Toilette. Kommt anal sauberes Wasser, ist die Spülung beendet.

Irrigoskopie (Röntgenkontrasteinlauf)
Zur Klärung der Rückoperabilität wird entweder eine Kolonoskopie und / oder ein Röntgenkontrasteinlauf durchgeführt, um die tatsächliche Heilung nach der Erstoperation nachzuweisen und um Undichtigkeiten im Anastomosenbereich, Fisteln, Engstellen oder Entzündungen auszuschließen. Da ja gelegentlich Stomata im Rahmen einer Notoperation angelegt werden, ist eine Abklärung des gesamten Dickdarmes vor einer Rückoperation empfehlenswert.

Zur ambulanten Vorbereitung einer Irrigoskopie bei Patienten mit einer Querkolostomie wird folgendes empfohlen:
Soll nur der abführende Schenkel für die Röntgenuntersuchung sauber sein?
- zuständigen Chirurgen fragen oder Rücksprache halten, OP-Bericht lesen,
- Kreislaufsituation des Patienten beachten,
- 2 Klysmen anal, 1 Liter handwarmes Wasser in den abführenden Schenkel einlaufen lassen, dabei den Patienten auf das WC setzen.
Muss der ganze Dickdarm geröntgt werden?
- zuständigen Chirurgen fragen oder Rücksprache halten, OP-Bericht lesen,
- Kreislaufsituation des Patienten beachten,

- Trinken laut Angabe, der Stuhl entleert sich in den Stomabeutel oder direkt über den Spülbeutel in das WC,
- abführenden Schenkel mit 1 Liter handwarmen Wassers durchspülen, das Wasser entleert sich anal,
- zusätzlich kann man noch 2 Klysmen anal einspritzen.

2.2.2 Ileostomata

D *Als Ileostoma bezeichnet man die Ausleitung des Dünndarms (Ileum) im rechten Unterbauch (Abb. 2.7). In den häufigsten Fällen wird das Ileostoma doppelläufig als Schutzstoma angelegt. Bei einem endständigen Ileostoma musste häufig das Kolon mit dem gesamten Schließmuskelapparat vollständig entfernt werden.*

Indikationen für ein Ileostoma sind:
- Schutz– oder protektives Stoma,
- familiäre Adenomatosis (Polyposis),
- Morbus Crohn (selten),
- Colitis ulcerosa.
Muss der komplette Dickdarm wegen einer familiären Polyposis (Adenomatosis) oder einer Colitis ulcerosa entfernt werden (Proktokolektomie) und ist eine kontinenzerhaltende Operation mit einem ileoanalen Pouch (S. 26) nicht möglich, wird ein endständiges Ileostoma angelegt. Das Ileostoma befindet sich meist im rechten Unterbauch zwischen Bauchnabel und Darmbeinstachel.

Bei der Anlage des Stomas überragt der Dünndarmausgang die Bauchdecke um mindest 2 cm, so dass die Darmschleimhaut umgestülpt und an die angrenzende Haut angenäht werden kann („prominente Lage des Stomas").

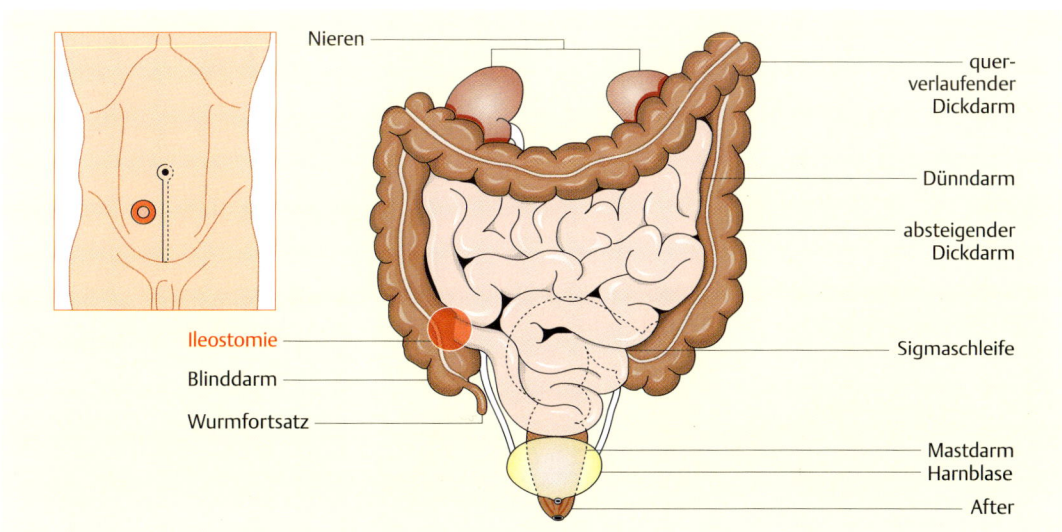

Nieren
quer-
verlaufender
Dickdarm
Dünndarm
absteigender
Dickdarm
Ileostomie
Sigmaschleife
Blinddarm
Wurmfortsatz
Mastdarm
Harnblase
After

Abb. 2.7 ■ **Ileostoma.** Anlage eines Ileostomas im rechten Unterbauch.

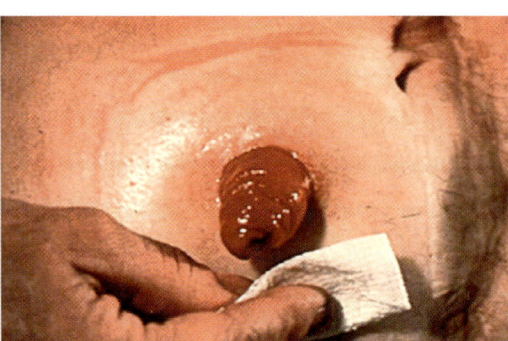

Abb. 2.8 ▪ **Ileostomie.** Prominent angelegte Ileostomie, um den direkten Kontakt mit Stuhl zu vermeiden.

Durch die entfallende Funktion des Dickdarms ist der Stuhl von dünnflüssiger bis breiiger Konsistenz und reich mit Verdauungssäften durchsetzt. Diese Verdauungsenzyme sind der Haut gegenüber sehr aggressiv und führen bei längerem Hautkontakt zu erheblichen Hautschäden durch Mazeration. Die prominente (nippelförmige) Stomaanlage ist zwingend **(Abb. 2.8)**. Damit wird der unmittelbare Kontakt des Stuhls mit der Haut vermieden.

Doppelläufiges Ileostoma (Loop-Ileostoma). Das sog. Loop-Ileostoma ist ein temporäres Dünndarmstoma. Über die vor die Bauchhaut gezogene Dünndarmschlinge (Loop) wird der Stuhl für eine begrenzte Zeit abgeleitet, bis eine tiefe koloanale Anastomose oder ein ileoanaler Pouch abgeheilt ist. Das Stoma kann 2–3 Monate später nach Prüfung der Kontinenz operativ rückverlegt werden.

 Um die Inhalte zu vertiefen, können Sie sich das Video „Rückverlegung eines Ileostomas" ansehen.

2.2.3 ┊ Ileoanaler Pouch

D *Der ileoanale Pouch (Synonym: restaurative Proktokolektomie) wird als Alternative zum Ileostoma angelegt. Die Anlage des ileoanalen Pouchs ist eine kontinenzerhaltende Opera-*tion, bei der das Kolon (Kolektomie) und die Schleimhaut des Rektums (Proktomukosektomie, **Abb. 2.9**) entfernt werden. Aus Dünndarmschlingen wird ein Reservoir geformt und am Rektumstumpf fixiert.

Die Erhaltung des Kontinenzorgans nach Proktokolektomie gehört zu den interessanten Fortschritten der Kolorektalchirurgie in den letzten Jahrzehnten. Die Idee und der Vorschlag einer Proktokolektomie mit Proktomukosektomie und ileoanaler Anastomose kam von *Rudolf Nissen* (1932). Sie wurde etwas später von den Amerikanern *Ravitch* und *Sabiston* und in Deutschland von *Reifferscheid* aufgegriffen und durchgeführt.

Durch die hohe Stuhlfrequenz und Kontinenzprobleme wurde diese OP-Technik selten nachgemacht, erst durch das Vorschalten eines Ileumreservoirs durch *Parks*, *Nicholls* und *Fonkalsrud* wurde dieses Operationsverfahren ein Erfolg.

Indikation
Indikationen für die Anlage eines ileoanalen Pouchs sind:
▪ familiäre Adenomatosis coli,
▪ Colitis ulcerosa.
Eher seltene Indikationen sind okkulte Kolonblutungen und Morbus Hirschsprung.

Familiäre Adenomatosis coli. Bei dieser Diagnosestellung sollte die Proktokolektomie schon vor dem 20. Lebensjahr durchgeführt werden **(Abb. 2.10)**. Von einer Kompromisslösung (Kolektomie mit Ileorektostomie), also dem Verbleiben des Rektums, ist abzuraten, da trotz engmaschiger Kontrollen ein rechtzeitiges Entdecken eines Karzinoms praktisch unmöglich ist.

Colitis ulcerosa. Sie ist primär eine internistisch behandelbare Erkrankung **(Abb. 2.11)**. Die OP-Indikation wird erst bei Versagen der konservativen Therapie oder beim Auftreten von Komplikationen gestellt.

Kontraindikationen
Ein ileoanaler Pouch darf nicht angelegt werden bei:
▪ Morbus Crohn,
▪ akutem Stadium einer Kolitis,
▪ Patienten mit gravierenden psychischen Problemen,

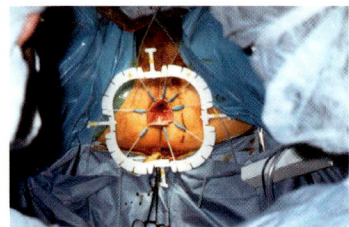 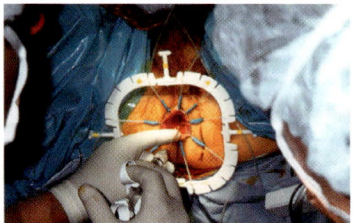 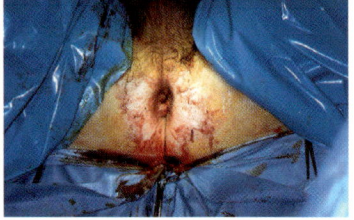

Abb. 2.9 ▪ **Proktomusektomie.** Chirurgische Details einer transanalen Mukosaresektion und Anastomosierung des Pouches mit dem Kontinenzorgan.

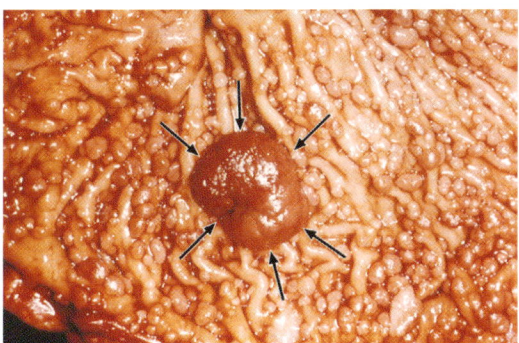

Abb. 2.10 ▪ **Familiäre adenomatöse Polyposis.** Die unzähligen kleinen Polypen, von denen einer zu einem großen Karzinom entartet ist (Pfeile), wurden im Dickdarm gefunden (Paetz, 2004).

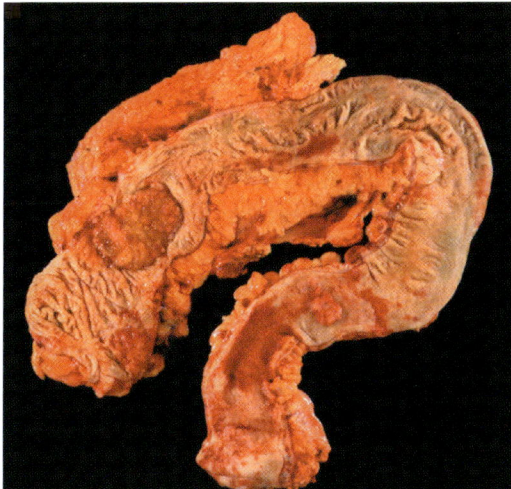

Abb. 2.11 ▪ **Colitis ulcerosa.** Das operativ entfernte Darmstück zeigt multiple Ulzerationen (Paetz, 2004).

- Kindern und Patienten mit einer Sphinkterschwäche,
- Fibrosen, Stenosen und Fisteln am Analkanal,
- Adipositas (als sekundäres Problem bei einem fettreichen Mesenterium ist die Bildung einer Ileumtasche mit der ileonalen Anastomose unmöglich)

Voroperationen sind eine relative Kontraindikation, da durch Verwachsungen ebenfalls die Bildung und Verlagerung des Pouches unmöglich sein kann.

Vor- und Nachteile

Welche Kriterien entscheiden, ob die Anlage eines temporären Stomas und eines Ileumreservoirs oder eine permanente Stomaanlage sinnvoll ist?

Vorteile. Für einen ilioanalen Pouch sprechen:
- kein verbleibendes Stoma ab dem 3. Monat nach der Operation,
- kein verbleibendes Restkolon.

Nachteile. Gegen einen ilioanalen Pouch sprechen:
- Analstenosen,
- hohe Stuhlfrequenzen,
- Impotenz (relativ),
- Infertilität (relativ).

Voraussetzungen

Voraussetzungen für die Anlage eines ilioanalen Pouchs sind:
- intakter Schließmuskel,
- kooperativer Patient, der psychisch und geistig in der Lage ist, ein Pouchtraining durchzuführen,
- Einverständnis des Patienten trotz Risiken der Impotenz und Zeugungsunfähigkeit.

Operationsvorbereitung

Psychische Betreuung

Einer der wichtigsten Punkte vor der Operation ist die Aufklärung und psychische Betreuung des Patienten, um die Funktionsfähigkeit des Operationsergebnisses zu erzielen.

Die beste Situation für eine gute Gesprächsbasis ist ein ruhiger freundlicher Raum. Arzt, Patient und Stomatherapeut sollten um einen Tisch sitzen. Der Arzt sollte sich einfühlend zeigen und möglichst keine fachmedizinischen Ausdrücke verwenden, ebenso sollte er auf die Fragen des Patienten sofort eingehen. Ein sehr wichtiger Punkt ist die Potenz und Infertilität als Komplikation zu besprechen.

Der Stomatherapeut sollte unbedingt beim Aufklärungsgespräch dabei sein, um Fragen sofort zu beantworten. Der Stomatherapeut wird nach dem operativen Eingriff die wichtigste Bezugsperson für den Patienten sein.

Nach exakter Diagnosestellung anhand der Histologie muss eine genaue und eingehende Aufklärung über den Eingriff, die Notwendigkeit einer temporären Ileostomie, ebenfalls über Komplikationen und die vorübergehend verschlechterte Lebensqualität erfolgen.

Präoperative Untersuchungen

Zu den präoperativen Untersuchungen gehören:
- Laborparameter,
- internistische Untersuchungen,
- spezielle Untersuchungen:
  - Endoskopie,
  - Sonografie,
  - Sphinktermanometrie.

Präoperative Darmvorbereitung

M *Um ein postoperatives Risiko zu verhindern, ist eine gute Vorbereitung bzw. Reinigung des Darms wichtig.*

Am Tag vor der Operation wird mit der Gabe von 4 Litern PEG–Lavage (alternativ auch Klean Prep oder anderen Präparaten je nach den Pflegestandards der jeweiligen Abteilung) begonnen, wobei darauf zu achten ist, dass die Lavage innerhalb von 4 Stunden zu trinken ist **(Abb. 2.12)**. Falls die Patienten dazu nicht in der Lage sind, ist die Zufuhr von 1000 ml/Std. über eine Magensonde durchzuführen. Nach der Lavage werden nach Bedarf noch 2 EL X-Prep verabreicht. Der Patient darf je nach Durst Fruchtsäfte, Tee und Mineralwasser trinken, untersagt sind Milch und Milchprodukte.

Entsprechend des Antibiotikaregimes der jeweiligen Abteilung wird entweder bereits am Vorabend oder eine Stunde vor dem Hautschnitt (single shot) ein entsprechendes Antibiotikum verabreicht. Bei langer Operationsdauer kann die Gabe des Antibiotikums wiederholt werden. Üblicherweise findet eine Antibiotikaprophylaxe nur für maximal einen Tag statt.

Vorteile des früheren Beginns der Lavage sind:
- die Patienten werden nicht in ihrer Nachtruhe gestört,
- eine zum Teil recht beträchtliche Dehydrierung und Elektrolytentgleisung kann je nach Durst von den Patienten selbst oder durch Infusion und Zusätze ausgeglichen werden,
- das gelegentlich auftretende Darmwandödem (lavagebedingt) hat sich bis zur Operation schon wieder zurückgebildet.

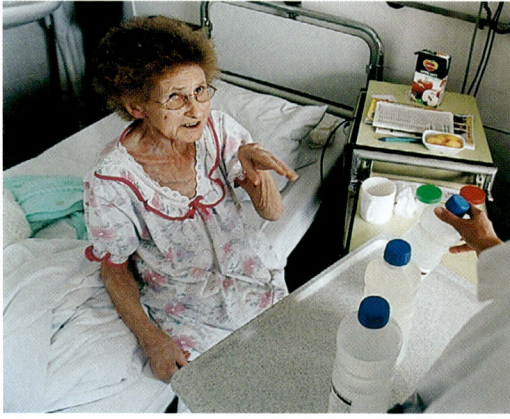

Abb. 2.12 ▪ Operationsvorbereitung. Der Patient sollte präoperativ 4 l PEG-Lavage innerhalb von 4 Std. zu sich nehmen, um seinen Darm komplett zu reinigen (Paetz, 2004).

Operationsverlauf

Der Patient wird in einer modifizierten Steinschnittlage, mit Einlage eines flachen Polsters unter das Becken, gelagert. Dabei ist auf die gute Sichtbarkeit des Harnbeutels zu achten. Der präoperativ gelegte Harnkatheter und die Neutralelektrode müssen gut fixiert werden.

Als adäquater Zugang wird eine große Mittelbauchlaparotomie durchgeführt, d.h. von der Mitte des Oberbauchs bis zur Emphyse.

Kolektomie

Nach dem Eröffnen des Peritoneums erfolgt die Exploration der gesamten Bauchhöhle **(Abb. 2.13)**. Nach der Mobilisation des rechten und linken Hemikolons werden die beiden Flexuren herausgelöst. Im Vergleich zu Tumorresektionen werden hier die Kolongefäße direkt am Darm abgesetzt. Dies dient am Schluss des Eingriffs der spannungsfreien Serosierung des Retroperitoneums, und im Bereich des Rektums ist eine Schonung des vegetativen Nervengeflechtes möglich. Dies ist für die Sexual- und Blasenfunktion sehr wichtig.

Die Absetzung des Kolons wird mit dem GIA-Klammerapparat unmittelbar an der Bauhin-Klappe durchgeführt, das mobile Kolon wird in ein Bauchtuch eingeschlagen. Nach unten aus dem kleinen Becken wird das Rektum unmittelbar am Darm entlang bis etwa 5–6 cm oberhalb des Beckenbodens skelettiert und offen mit der Diathermie oder mittels Klammernahtgerät durchtrennt (wenn möglich erfolgt eine Schnellschnittuntersuchung des Resektionspräparates).

Proktomukosektomie

Für die Auslösung der Rektumschleimhaut ist eine gute Beleuchtung (evtl. Stirnlampe) und eine Steinschnittlage notwendig. Als Analspreizer hat sich ein aus der Urologie übernommener Spreizer bewährt. Die kleinen Häkchen dieses Instruments werden nach vorsichtiger digitaler Dehnung des Anus in der Linea dentata angesetzt, wobei der Analkanal und das untere Rektum gut einsehbar werden. In der Höhe der Linea dentata kann mit NaCl mit Suprareninlösung die Schleimhaut unterspritzt werden, somit liegt das Depot in der Submukosa.

Danach wird die Schleimhaut zirkulär bis zur Submukosa durchtrennt. Dabei wird ein ganz schmaler Saum von der Mukosa oberhalb der Linea dentata erhalten, d.h. Anoderm wird geopfert, um späteren Kontinenzproblemen vorzubeugen. Die weitere Präparation wird mit der Schere und Präpariertupfer gemacht, bis zum inneren zirkulären Sphinkter. Wichtig ist eine sorgfältige Blutstillung, da dies nach dem Pouchdurchzug nicht mehr möglich ist.

Die Proktomukosektomie endet mit der Durchtrennung der Rektummuskelmanschette nur 3–4 cm oberhalb der Linea dentata **(Abb. 2.14)**.

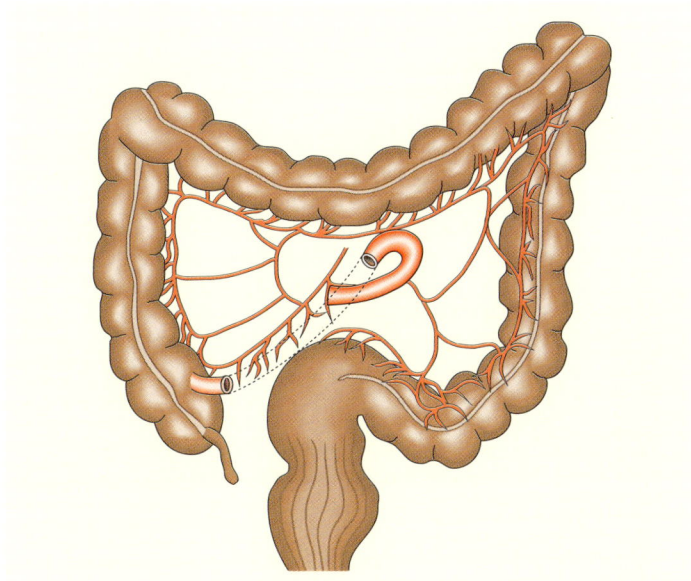

Abb. 2.13 ■ **Kolektomie.** Die tiefe anteriore Resektion ist eine Operationstechnik am Kolon und am Rektum.

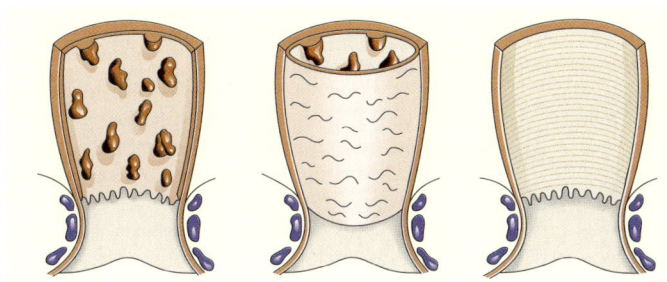

Abb. 2.14 ■ Proktomukosektomie.

Reservoirbildung

Die verschiedenen Ileumtaschenmodelle haben alle ein gleich gutes funktionelles Ergebnis **(Abb. 2.15)**. Unter den zahlreichen Gestaltungsmöglichkeiten des Reservoirs (J-Pouch, S-Pouch, W-Pouch), die sich funktionell unwesentlich unterscheiden, hat sich als Standardvorgehen der J-Pouch durchgesetzt.

Für den J-Pouch ist eine ausgiebige Mobilisierung des Ileums mit proximaler Durchtrennung der Arteria ileocolica und Skelettierung der Arteria mesenterica superior von rechts lateral bis zum Duodenum hin notwendig. Lässt sich das terminale Ileum nicht locker und ohne jede Spannung bis zur Linea dentata bringen, wird die Skelettierung fortgesetzt. Bei der Skelettierung werden die Mesenterialgefäße diaphanoskopisch dargestellt und mit weichen Gefäßklemmen probeweise abgeklemmt. Nur wenn feinste Pulsationen bis an das Darmende sichtbar bleiben, und somit die restlichen Randarkaden für die Durchblutung der Tasche offenbar ausrei-

chen, wird das entsprechende Gefäß durchtrennt. Durch Einkerbungen des Mesenteriums ohne Gefäßdurchtrennung lassen sich einige Millimeter gewinnen.

Für den J-Pouch wird das terminale Ileum j-förmig aneinander gelegt, die Pouchlänge sollte ca. 12 – 16 cm haben. Am tiefsten Punkt des J wird ein Gummizug durchgezogen und der Pouch gestreckt **(Abb. 2.16)**. Die Seit-zu-Seit-Anastomosen, die die Dünndarmschlingen vereinigen, können von Hand, außen seromuskulär, innen allschichtig oder mit dem GIA-Apparat gemacht werden. Das fertige Reservoir wird auf Dichtigkeit und Fassungsvermögen geprüft. Das Reservoir fasst bei der Operation ca. 200 ml Flüssigkeit, später meist die doppelte Menge.

Ileoanale Anastomose. Zur Erleichterung kann das kraniale Ende der Rektummuskelmanschette mit 4 Ellis-Klemmen gefasst werden. Danach kann der J-Pouch mit dem eingelegten Gummizug in den Rektumstumpf hinuntergezogen werden (leichter Gegenzug an der Rektummuskelmanschette).

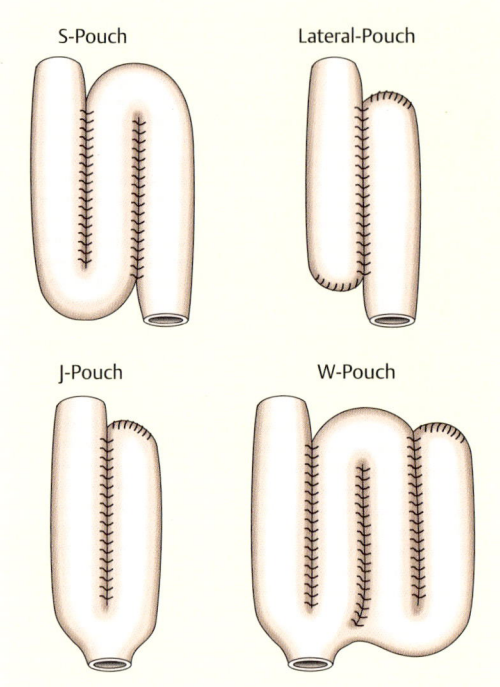

Abb. 2.15 ▪ **Pouch.** Verschiedene Ileumtaschenmodelle existieren in der Praxis, die alle ein ähnlich gutes funktionelles Ergebnis herbeiführen.

Eine minimale Spannung kann akzeptiert werden, da später nach dem Herausnehmen des Analspreizers die Linea dentata höher tritt. Mit dem Elektrocouter wird die distale Schleife des Reservoirs inzidiert. Die Anasto-

mose wird mit atraumatischen, resorbierbaren Nähten gemacht. Diese wichtigen Nähte fassen das Ileum allschichtig und greifen danach den M. sphincter ani internus und das Anoderm im Bereich der Linea dentata. Durch das Abdomen werden noch links und rechts des Reservoirs Drainagen (12–14 Ch.) eingelegt. Diese verbleiben ca. 4 bis 5 Tage. Der Oberrand der Rektummanschette wird mit 4 Nähten an der Ileumtasche fixiert, danach werden die 4 Ellis-Klemmen entfernt. Nach der Austastung des Sphinkterringes und der Überprüfung eines freien Zugangs zum Reservoir, wird die perianale Operation beendet.

M *Keine Drainage in das Reservoir!*

Protektives Ileostoma (Loopileostomie). Simultan zur ileoanalen Anastomose wird eine protektive Schlingenileostomie angelegt (S. 22). Die Ileumschlinge wird durch die Bauchdeckenlücke über einen Reiter hochgezogen und mit Einzelknopfnähten atraumatisch in die Haut eingenäht **(Abb. 2.17)**. Die zuführende Schlingenöffnung wird dabei prominent gehalten.

Die ideale Position für die Bauchdeckenlücke in der die Ileostomie eingenäht wird, wird vor der Operation von der Stomatherapeutin eingezeichnet.

Nach der Anlage des Ileostomas erfolgt der schrittweise Wundverschluss der Bauchdecke. Das Ileostoma wird im Operationssaal mit einem Stomabeutel versorgt, wobei besonders auf den Reiter zu achten ist. Bei zu großer Spannung kann die Darmhinterwand durchreißen. Ein feuchter Verband wird angelegt.

Abb. 2.16 ▪ **J-Pouch.** Chirurgische Details zur Konstruktion eines J-Pouch.

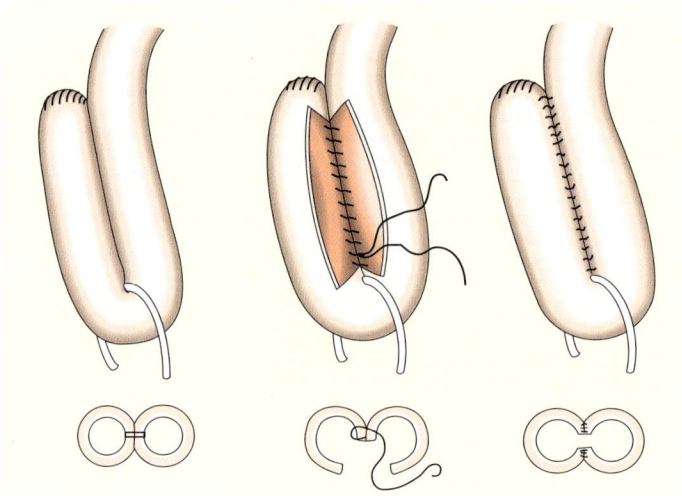

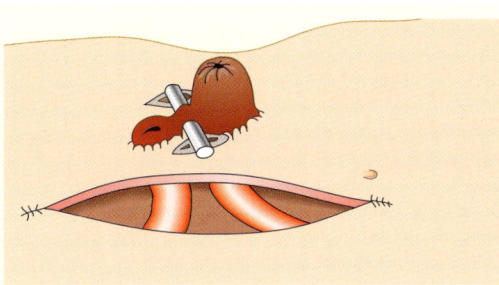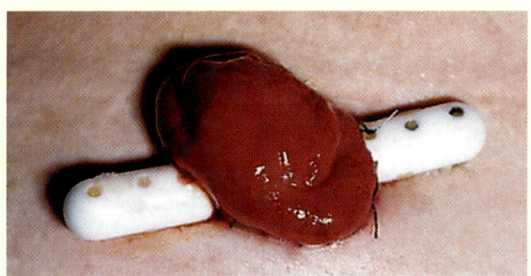

Abb. 2.17 ■ **Loopileostomie.** Eine Ileumschlinge wird durch die Bauchdecke über einen Reiter hochgezogen und so fixiert, dass sie nicht in den Bauchraum zurückrutschen kann.

Postoperative Pflege

Überwachung des Patienten

Der Patient ist besonders in Hinsicht auf folgende Komplikationen zu beobachten:

- Nachblutung,
- pelvine Sepsis,
- Dehiszenz der Ileoanalanastomose,
- Ileus,
- Fisteln an der Analanastomose,
- Anastomosenstenose.

Pouchspülung – Pouchtraining

Der Pouch wird ab dem 7.–10. postoperativen Tag mit 50 ml sterilem NaCl über den aboralen Ileumschenkel (zum After hinführend) gespült, innerhalb einer Woche kann kontinuierlich auf 250 ml gesteigert werden. Beginn und Steigerung sind auch vom Allgemeinzustand des Patienten abhängig.

Von einer „positiven Kontinenz" wird gesprochen, wenn der Patient die NaCl-Menge 10–15 Minuten halten kann.

M *Perianale Haut muss sehr gut gereinigt und exakt getrocknet werden, jede kleinste Falte muss beachtet werden. Zum Hautschutz können verschiedene Salben, z. B. Mirfulan, Lasepton, Desitin verwendet werden.*

Kontinenzprüfung

Zur Überprüfung der Sphinkterfunktion z. B. vor Wiederherstellung der Darmkontinuität wird ein Retentionstest mit einem stuhlähnlichen Äquivalent (Grießbrei mit Methylenblau gefärbt) durchgeführt. Die Konsistenz des Grießbreis soll möglichst dickbreiig sein, so dass er gerade noch in die Blasenspritze aufgezogen werden kann.

Im ersten Durchgang werden nach einer rektal-digitalen Palpation 50 ml Grießbrei mit einem Darmrohr appliziert. Der Patient wird aufgeklärt den eventuellen Stuhldrang zurückzuhalten und mit einer Schutzeinlage 5 Minuten spazieren geschickt. Dabei soll er auch Treppensteigen. Wenn er den Stuhldrang nicht unterdrücken kann, muss er vorzeitig die Toilette aufsuchen.

Wenn nach diesen 5 Minuten bei der Inspektion kein unwillkürlicher Abgang von Grießbrei festgestellt wird und der Patient den Drang gut unterdrücken kann, wird im 2. Durchgang nochmals versucht, 50 ml zu applizieren (soviel der Patient toleriert). Dann versucht der Patient trotz Stuhldrang unter Anspannung des Sphinkters vorsichtig aufzustehen und stoppt die Minuten, die er den Drang unterdrücken kann (entspricht der Zeit, die der Patient später hat, eine Toilette aufzusuchen).

Diese einfache Prüfung ist auch für den Patienten sehr aussagekräftig und vermittelt ihm eine Vorstellung über die Situation nach der Operation. Ist die Sphinkterleistung noch nicht entsprechend, so kann die Rückoperation verschoben werden und durch ein gezieltes Training des Schließmuskels erreicht werden.

Der Retentionstest erlaubt eine gute Beurteilung, ob die Kontinenzsituation des Patienten eine möglichst hohe Lebensqualität und dadurch eine soziale Rehabilitation erwarten lässt.

2.3 ⋮ Urostomata

Nach bestimmten Operationen und bei bestimmten Erkrankungen, muss der Harn künstlich nach außen abgeleitet werden **(Abb. 2.18)**. Man unterscheidet prinzipiell zwei Verfahren zur Harnableitung:

- inkontinente Harnableitungen,
- kontinente Harnableitungen.

 Um die Inhalte zu vertiefen, können Sie sich das Video „Stomaarten" ansehen.

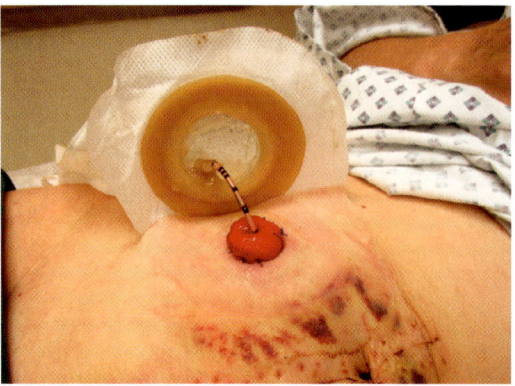

Abb. 2.18 ▪ **Urostoma.** Ileum-Conduit am 10. postoperativen Tag mit einem Splint.

2.3.1 ⋮ Inkontinente Harnableitungen

Zu den künstlichen Harnableitungen, die einen Verlust der Harnkontrolle zur Folge haben gehören:

- Zystostomie,
- Nephrostomie,
- Ileum-Conduit (bzw. Kolon-Conduit),
- Ureterokutaneostomie (Harnleiterhautfistel).

Zystostomie

> **D** *Als Zystostomie bezeichnet man die suprapubische Harnableitung mittels Katheter.*

Dies ist die gebräuchlichste Form des Urostomas und wird angewendet, wenn die Harnableitung nur für einige Tage erforderlich ist. Dies ist z. B. der Fall, wenn bei ei-

nem akuten Harnverhalt aus technischen Gründen nicht katheterisiert werden kann (z.B. wegen Harnröhrenstriktur). Nach Entfernen des suprapubischen Katheters schließt sich die Punktionsstelle in der Blase spontan.

Nephrostomie

> **D** *Als Nephrostomie bezeichnet man eine äußere Nierenfistel, bei der ein transkutan eingelegter Katheter den Urin vom Nierenbecken nach außen in einen Auffangbeutel transportiert.*

Eine Nephrostomie kann entweder vorübergehend zur Harnsteinbehandlung oder dauerhaft bei inoperablen Tumoren angelegt werden.

Ileum-Conduit (Bricker-Blase)

> **D** *Beim Ileum-Conduit werden die Harnleiter nach Entfernung der Harnblase in ein ausgeschaltetes Stück vom Dünndarm eingepflanzt, das man dann als Conduit (franz.: Röhre, Rinne) bezeichnet (**Abb. 2.19**). Man spricht nach dem Erstbeschreiber auch von Bricker-Blase (Bricker, 1950).*

Eine Reservoirfunktion hat das Darmsegment nicht: der Urin fließt permanent in einen Stomabeutel („feuchtes Stoma"). Wird das Segment aus dem Dickdarm entnommen, spricht man vom Kolonconduit.

Indikation

Indikationen für ein Ileum-Conduit können sein:

- Blasenkarzinom,
- Strahlenschäden,
- Schrumpfblase,
- neurogene Blase,
- Genitalkarzinome,
- Verletzungen.

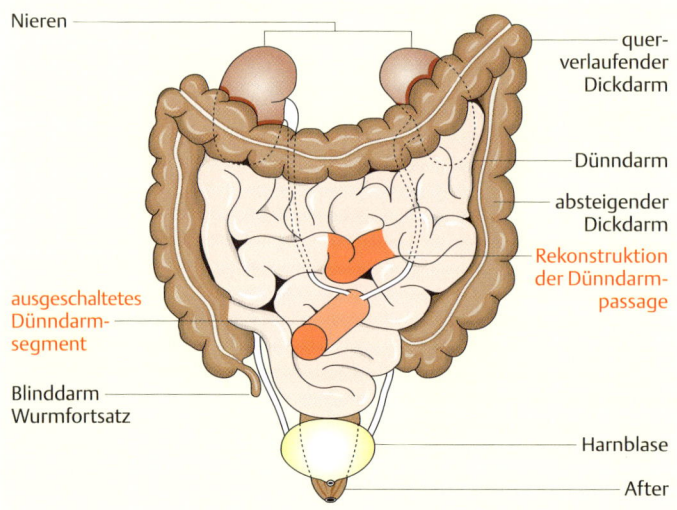

Abb. 2.19 ▪ **Ileum-Conduit.** Die Harnleiter werden in ein ausgeschaltetes Segment des Dünndarmes eingesetzt.

Nieren

quer-
verlaufender
Dickdarm

Dünndarm

absteigender
Dickdarm

Rekonstruktion
der Dünndarm-
passage

ausgeschaltetes
Dünndarm-
segment

Blinddarm
Wurmfortsatz

Harnblase

After

Operationsverlauf

Ein ca. 15–20 cm langes Dünndarmsegment wird aus dem Darm abgetrennt. Ein Ende des Darmsegments (Conduit) wird zugenäht, das andere als prominentes Stoma ausgeleitet. Beide Ureter werden in das Darmsegment eingenäht. Zum Schutz der Darmnähte, aber auch zur getrennten Bilanzierung der beiden Nieren, werden intraoperativ Harnleiterschienen (sog. Splints) eingelegt, die über das Conduit nach außen führen.

Vorteil dieser Operationsmethode ist, dass der Urin beider Nieren über ein Stoma abgeleitet wird und das Urostoma relativ leicht zu pflegen ist (S. 76).

Ureterokutaneostomie (Harnleiterhautfistel)

D *Bei Harnleiterhautfisteln wird ein Harnleiter direkt durch die Bauchdecke nach außen geleitet (Abb. 2.20).*

Bestimmte Erkrankungen erfordern eine beidseitige Harnleiterhautfistel. Es kann auch ein Harnleiter mit dem anderen verbunden werden, so dass nur eine Ausleitung erforderlich ist (Transureterokutaneostomie, **Abb. 2.21**). Die Ureterokutaneostomie wird bei inoperablem Tumor im kleinen Becken angewendet.

2.3.2 ⋮ Kontinente Harnableitungen

Seit den 50er Jahren wurde mit verschiedenen Operationsverfahren versucht, die Sammelfunktion der Harnblase durch kontinente Darmableitungen zu ersetzen. Bis zum Ende der 70er Jahre waren jedoch nur Harnbla-

senersatzoperationen möglich, bei denen der Urin in einem Beutel außerhalb des Körpers gesammelt wurde. Wegen der hohen Komplikationsrate (insbesondere Nierenbeckenentzündungen, Mineralstoffstörungen, unfreiwillige Harnverluste) musste bis in die 80er Jahre zumeist auf die inkontinente Form des Urostomas zurückgegriffen werden.

1969 gelang es dem Schweden Nils Kock erstmals einen in der Bauchhöhle liegenden Pouch (engl.: Tasche) zuverlässig abzudichten und ein Zurückfließen des Urins zu verhindern. Seine Erfindung blieb jedoch 10 Jahre lang fast unbemerkt. Erst in den 80er Jahren übernahmen amerikanische Urologen die Operationstechnik und machten sie bekannt. Inzwischen haben sich mehrere Operationsverfahren etabliert, von denen hier zwei vorgestellt werden:
■ Mainz-Pouch I,
■ Neoblase.
Abschließend wird noch die Uretersigmoidostomie vorgestellt, die insbesondere bei Frauen und Kindern angewendet wird, bei denen ein Blasenersatz häufig nicht möglich ist.

Mainz-Pouch I

Inzwischen gibt es eine nahezu unüberschaubare Anzahl von Pouch-Varianten, die meist nach ihrem Erfinder oder der Klinik benannt sind, wo die Operation zum ersten Mal durchgeführt wurde: z.B. Kock-Pouch, Mainz-Pouch, Münster-Pouch, Padua-Pouch, Indiana-Pouch u.a.

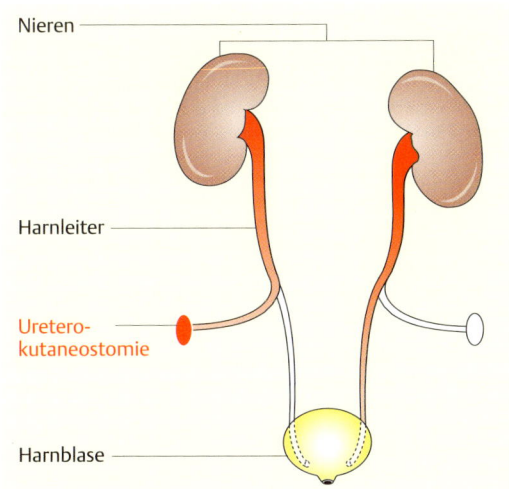

Abb. 2.20 ▪ **Ureterokutaneostomie.** Der Harnleiter wird ein- oder zweiseitig aus der Bauchdecke nach außen geleitet.

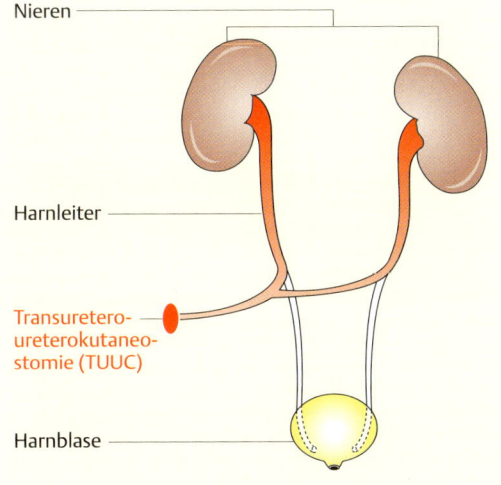

Abb. 2.21 ▪ **TUUC.** Manchmal wird ein Harnleiter mit dem anderen verbunden und dann gemeinsam aus der Bauchdecke herausgeleitet.

Alle Pouch-Operationen folgen demselben Prinzip:
- Bei Männern werden bei dieser Operation Harnblase, Prostata und Samenblasen entfernt; bei Frauen Harnblase, Gebärmutter mit Eierstöcken und Harnröhre.
- Ein Reservoir aus Dünn- oder Dickdarm (oder einer Kombination aus beiden) speichert den Urin in der Bauchhöhle.
- Die Harnleiter mit dem Urin aus den Nieren werden am zuführenden Abschnitt implantiert.
- Ein ausführender Teil stellt die Verbindung zur Außenwelt dar.

Die Pouches haben den Vorteil, dass sie den oberen Harntrakt schützen und eine echte Kontinenz ohne Einschränkung der sozialen und körperlichen Aktivitäten bieten. Nachteilig sind die lebenslang notwendigen Kontrollen.

Indikation

Indikation für eine Blasenersatzoperation sind hauptsächlich Zystektomien wegen Blasenkarzinomen **(Abb. 2.22)**. Seltenere Indikationen sind z. B. chronische Blasenentzündungen oder neurogene Blasenentleerungsstörungen.

Operationsverlauf

Im Folgenden wird der Operationsverlauf des Mainz-Pouch I vorgestellt: Zur Bildung der neuen Blase wird ein ca. 80 cm langes Stück Darm (meist aus dem Ileum) abgetrennt, wobei die Gefäßversorgung erhalten bleibt. Der Rest des Darms wird wieder miteinander verbunden.

Das Teilstück des Darms wird längs aufgetrennt und zu einer Kugel vernäht. Die natürliche Kontraktionsfähigkeit geht dabei verloren. Die Harnleiter werden in das Teilstück eingenäht, so dass eine neue Blase entsteht. Ein Anschlussstück der neuen Blase wird in der Regel durch den Bauchnabel ausgeleitet. Die Anschlussstelle von Darmblase zur Bauchhaut wird so eingenäht, dass sie

wie ein Ventil funktioniert: Steigt der Druck in der Ersatzblase an, wird das Anschlussstück komprimiert und dichtet nach außen hin ab. Ein Katheter kann aber dennoch von außen eingeführt werden.

Komplikationen

Trotz der meist sehr guten Erfahrungen kann es aufgrund folgender Probleme postoperativ zu Komplikationen kommen:
- Schleimbildung,
- Undichtigkeiten,
- Verengungen,
- Störungen des Säurehaushalts,
- Rückresorption.

Schleimbildung. Der Darm, aus dem die neue Blase genäht wurde, produziert weiterhin Schleim. Bleibt zuviel Schleim in der Blase zurück und wird die Blase durch den Katheter nicht vollständig geleert, so begünstigt der verbleibende Restharn die Entstehung von Entzündungen und Blasensteinen.

Undichtigkeiten (Leckagen). Anfänglich auftretende Undichtigkeiten lassen in den meisten Fällen innerhalb der ersten 6 Monate nach. Die Lecks treten eher bei geringem Füllungsstand der Blase auf, da dann der Druck auf die Verbindung zur Bauchdecke gering ist und so nur schlecht abdichtet. In Extremfällen muss operativ korrigiert werden.

Verengungen. Durch Vernarbungen können sowohl an den Übergangsstellen Harnleiter/Pouch, als auch an der Verbindungsstelle Pouch/Bauchdecke Verengungen auftreten. Diese können durch eine Schlitzung durch den Pouch beseitigt werden.

Rückresorption. Die Blasenwand aus Darmgewebe ist in der Lage, Säuren, die eigentlich zur Ausscheidung bestimmt waren, wieder aufzunehmen. Deshalb ist eine halbjährliche Laborkontrolle erforderlich. Nach drei Jahren muss Vit. B_{12} kontrolliert und evtl. substituiert werden. Ebenso wie die Säuren kann der Pouch auch bereits ausgeschiedene Medikamente rückresorbieren.

Neoblase

Die so genannte Neoblase ist ein kontinenter Anschluss der neuen Blase an die Harnröhre. Voraussetzung zur Anlage einer Neoblase ist, dass die Harnröhre vom Blasenkarzinom nicht betroffen ist. Ansonsten muss diese mit entfernt und ein Pouch (z. B. Mainz-Pouch) angelegt werden. Diese Operation wird vorwiegend bei männlichen Patienten durchgeführt.

Der Vorteil der Neoblase gegenüber der Mainz-Pouch-Anlage liegt darin, dass die Patienten nicht auf Hilfsmittel (Katheter) angewiesen sind und in ihrer Lebensqualität verhältnismäßig wenig eingeschränkt sind.

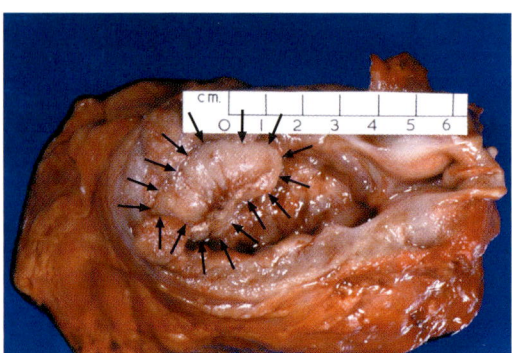

Abb. 2.22 ▪ **Harnblasentumor.** Operativ entfernte Harnblase mit infiltrierendem Karzinom (Paetz, 2004).

Operationsverlauf

Nachdem Prostata mit Samenblasen und Harnblase entfernt worden sind, wird ein ca. 60 cm langer Darmabschnitt isoliert. Der Abschnitt wird längs aufgeschnitten und so in Schlingen gelegt und vernäht, dass eine Kugel entsteht. Diese neu entstandene Blase fasst eine normale Urinmenge. Die Harnleiter werden im oberen Abschnitt der Neoblase implantiert, die Harnröhre wird unten angeschlossen. Dies ist bei Frauen sehr schwierig, da die Harnröhre leicht abknickt und so die Gefahr von Miktionsstörungen und Infektionen erhöht ist.

Um die Nähte zu schonen und um die Blase zu spülen, werden Katheter eingelegt. Diese werden nach 2 – 3 Wochen gezogen und der Patient kann normal Wasser lassen. Dies geschieht allerdings nicht durch die Kontraktion der Blase, sondern durch Muskelspannung der Bauchdecke (Bauchpresse).

M *Der äußere Schließmuskel, der nach Entfernung der Harnblase den Urin allein zurückhält, muss in der Regel ein Vierteljahr (bis zu einem Jahr) trainiert werden, um eine Kontinenz zu erzielen.*

Komplikationen

Aufgrund folgender Probleme kann es postoperativ zu Komplikationen kommen:
- Schleimbildung,
- Verengungen,
- Diarrhö.

Schleimbildung. Die Darmwände, aus denen die Neoblase zusammengenäht wurde, produzieren weiterhin Schleim. Bei starker Produktion kann dieser den Ausfluss blockieren.

Verengungen. Diese treten besonders an den Übergangsstellen von Neoblase / Harnröhre und Harnleiter /

Neoblase auf und müssen transurethral aufgeschlitzt werden.

Uretersigmoidostomie nach Coffey

D *Als Uretersigmoidostomie bezeichnet man die Einpflanzung der Harnleiter in das Colon sigmoideum nach Zystektomie (benannt nach ihrem Erstbeschreiber Coffey).*

Die Coffey-Operation stellt eine alternative Form der kontinenten Harnableitung dar.

Operationsverlauf

Nach Entfernung der Harnblase werden die Harnleiter direkt in die Hinterfläche des Dickdarms (Sigma) antirefluxiv eingepflanzt. So wird ein Zurücklaufen von Stuhl und Urin mit nachfolgender Pyelonephritis vermieden. Der Urin fließt dann mit dem Stuhl über den Enddarm ab. Bei erhaltenem Analsphinkter ist eine Kontinenz möglich. In Einzelfällen kann die Häufigkeit der Entleerungen allerdings sehr hoch sein.

Mainz-Pouch II. Mit der Anlage eines sog. Mainz-Pouch II kann die Entleerungsfrequenz herabgesetzt werden. Dabei wird eine Sigmaschleife eröffnet, isoliert und zum Niederdruckreservoir geschlossen, in dem sich der Urin sammeln kann.

Voraussetzungen

Bei allen Operationen mit Ableitung des Urins in den nicht isolierten Enddarm müssen folgende Voraussetzungen erfüllt sein:
- Vor der Operation muss der Patient in der Lage sein, Probeeinläufe über Stunden halten zu können.
- Die Nierenfunktion darf nicht eingeschränkt sein.

2.4 ⋮ Ernährungsstomata

Zu den Ernährungsstomatas gehören Folgende:
- perkutane endoskopische Gastrostomie (PEG) und
- perkutane endoskopische Jejunostomie (PEJ).

2.4.1 ⋮ Perkutane endoskopische Gastrostomie (PEG)

D *Als Gastrostomie bezeichnet man eine künstlich angelegte Magenfistel nach außen. Bei der PEG wird ein Ernährungskatheter perkutan im Magen appliziert (Abb. 2.23).*

Mit der Anlage einer PEG ist es endoskopisch möglich, ohne chirurgischen Eingriff einen Ernährungskatheter im Magen oder Dünndarm zu platzieren. Es handelt sich dabei um eine einfache und komplikationsarme transkutane Applikation (durch die Haut hindurch). Mittels Gastroskopie wird über die Bauchdecke des Patienten eine direkte Verbindung zum Magen hergestellt (S. 113). Über den fixierten Schlauch können Lösungen zur Ernährung (Sondenkost) direkt in den Magen eingeleitet werden. Eine intestinale Sonde kann bis ins Duodenum und darüber hinaus (Perkutan Endoskopische Jejunostomie PEJ) vorgeschoben werden (z. B. bei Bewusstseinsstörungen mit erhöhter Aspirationsgefahr).

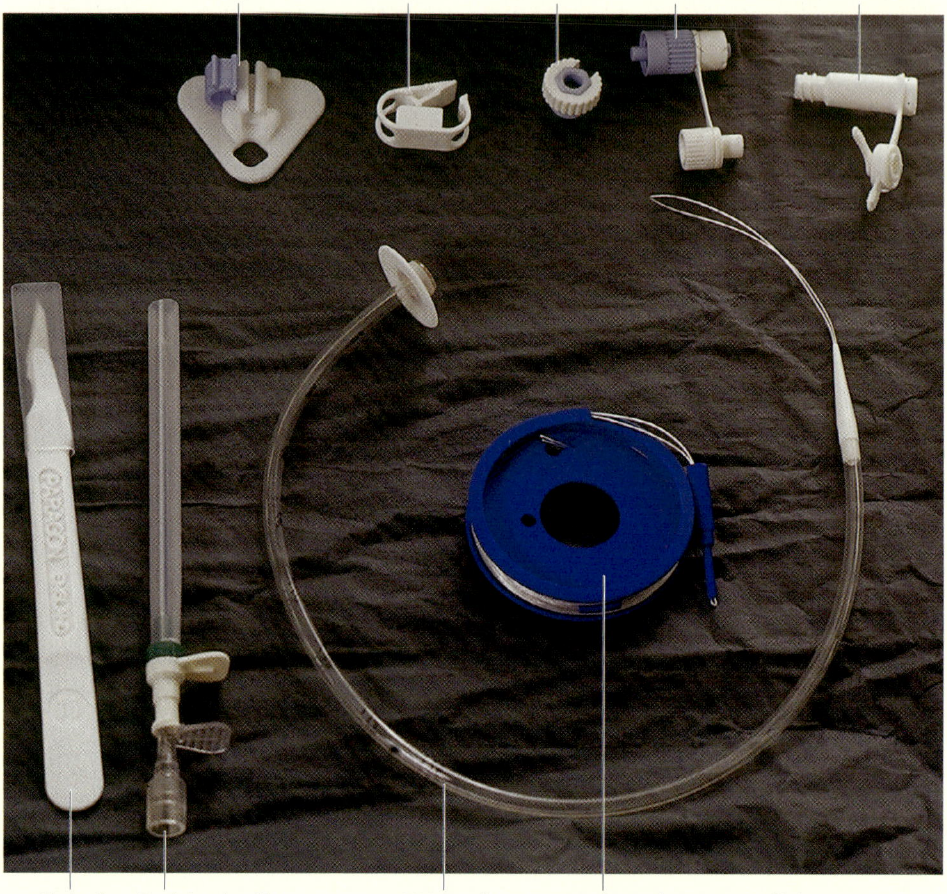

Abb. 2.23 · **PEG-Set.** Auf dem Markt gibt es verschiedene Sets, in denen alle Materialien für die PEG-Anlage zu finden sind (Kellnhauser, 2004).

Die PEG kann ambulant durchgeführt werden, wenn eine qualifizierte Beobachtung gewährleistet ist (S. 113). Diese kann ab zwei Wochen nach der Anlage rückgängig gemacht werden.

Um die Inhalte zu vertiefen, können Sie sich das Video „Legen einer Ernährungssonde (PEG)" ansehen.

Indikationen

Die Anwendungsgebiete der PEG liegen in der intragastralen Langzeiternährung von Patienten, bei denen aus verschiedenen Ursachen eine orale Nahrungszufuhr nicht oder noch nicht möglich ist. Zu diesen Ursachen gehören:

- Tumoren und Missbildungen im HNO-Bereich und im oberen Gastrointestinaltrakt,
- Schluckstörungen und Aspirationsgefahr infolge Apoplexie, Apallischem Syndrom, Schädel-Hirn-Trauma oder Morbus Parkinson,
- Langzeitbewusstlosigkeit,
- Strahlen- und Chemotherapie,
- Verätzungen und Verbrennungen,
- Zusatzernährung (z. B. bei Mukoviszidose, Aids),
- prä- und postoperative Ernährung (nur, wenn über Wochen notwendig).

Kontraindikationen

Absolute Kontraindikationen zur Anlage einer PEG sind:

- fehlende Diaphanoskopie (Durchscheinen des Lichtes aus dem Mageninneren durch die Bauchdecke),
- Blutgerinnungsstörungen,
- Peritonitis, akute Pankreatitis, Ileus, reichlicher Aszites,
- fehlende Einwilligung durch Patient oder Sachwalter,
- alleinige Pflegeerleichterung bei geriatrischen Heimpatienten.

Relative Kontraindikationen sind:

- Immunsuppression,
- geringer Aszites, Ulcus ventriculi,
- Gastrektomie, Ulkusblutung,
- schwere Psychosen.

Komplikationen

Hauptkomplikationen bei der Anlage einer PEG sind lokale Wundinfektionen, Eindringen von Luft in den Peritonealraum und Peritonitis.

2.4.2 Perkutane endoskopische Jejunostomie (PEJ)

D *Bei der PEJ wird unter endoskopischer Kontrolle die Ernährungssonde über eine liegende PEG-Sonde im Jejunum platziert.*

Wenn eine PEG nicht angelegt werden kann, aber eine Ernährung des Patienten angestrebt wird, kann eine PEJ platziert werden. Diese unterscheidet sich von der PEG dadurch, dass sie in den vorderen Teil des Dünndarms (Jejunum) eingelegt wird. Diese Methode erfordert sehr viel Erfahrung und sollte an einem medizinischen Zentrum durchgeführt werden.

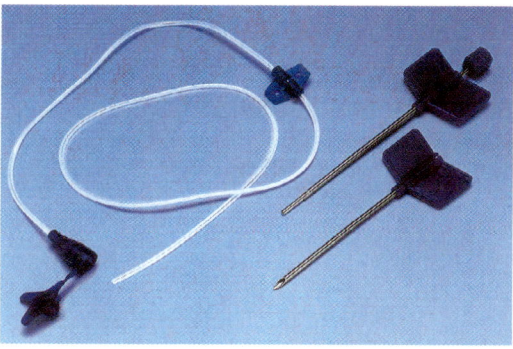

Abb. 2.24 ▪ **FNKJ.** Häufig wird mittels Feinnadelkatheter-Jejunostomie als Palliativmaßnahme eine Darmfistel gelegt (Produkte Fa. Novartis).

Die meisten PEJ-Sonden werden heute intraoperativ als Feinnadelkatheterjejunostomie (FNKJ) angelegt, um nach großen Eingriffen am Magen und Pankreas bereits frühzeitig (fast track) mit einer enteralen Ernährung beginnen zu können **(Abb. 2.24)**.

Indikation

Die Anlage einer PEJ ist indiziert zur längerdauernden künstlichen Ernährung bei erhöhter Aspirationsgefahr, wenn keine offene Bauchoperation geplant ist (dann Anlage einer FNKJ). Ein Indikationsbeispiel sind Patienten mit länger andauernder Schluckunfähigkeit bei gleichzeitiger Bewusstseinstrübung oder verminderten Schutzreflexen.

Feinnadelkatheter-Jejunostomie (FNKJ). Als Palliativmaßnahme, z. B. beim inoperablen Ösophaguskarzinom, kann im Rahmen einer ohnehin notwendigen Laparotomie (Eröffnung der Bauchhöhle) eine Darmfistel gelegt werden. Heute wird aufgrund der wenigen Komplikationen die Feinnadelkatheter-Jejunostomie, aber auch einfach eine PEG-Sonde angewendet, die sich aber noch nicht in allen Kliniken durchgesetzt hat.

3 Stuhlinkontinenz

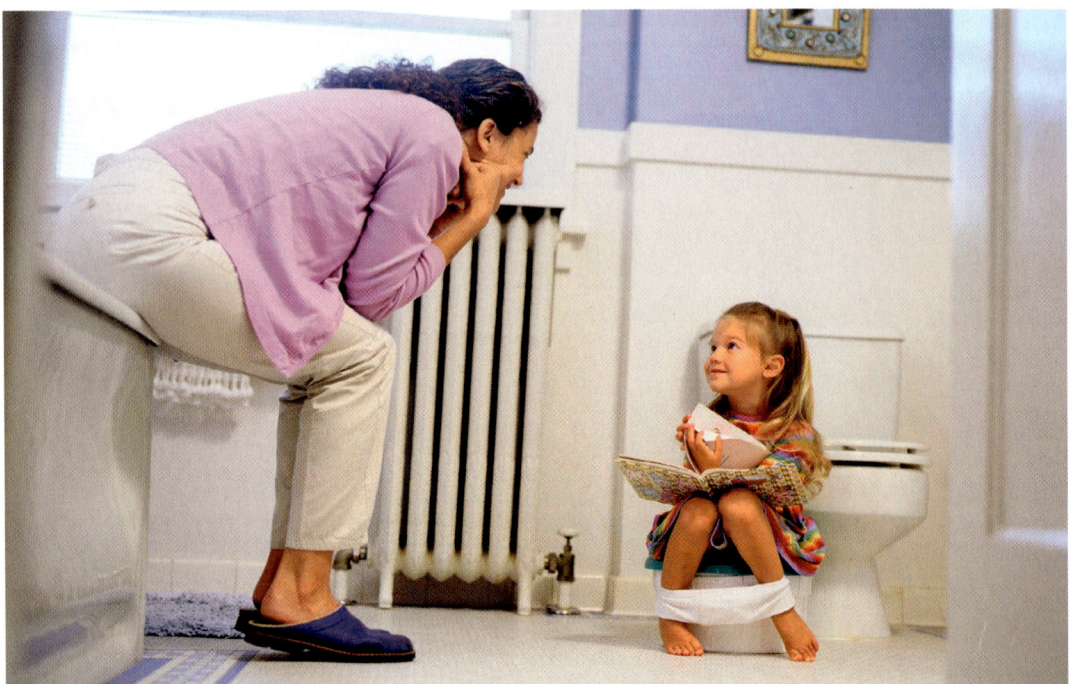

》 Vor ca. 4 Jahren, als ich gerade 36 Jahre alt war, bemerkte ich beim Wechseln meiner Unterwäsche häufiger eine Stuhlspur. Ich nahm es nicht weiter tragisch, denn bei dem Stress, den ich hatte, konnte das schon mal passieren. Die Augen wurden mir erst einige Wochen später geöffnet, als ich mit meinem Mann und unserem Kegelverein einen Ausflug machte. Ich spürte, dass ich Stuhl verlor, während ich vor der Toilette anstehen musste. Das war mir fürchterlich peinlich: Was sollte ich tun? Wäsche zum Wechseln hatte ich natürlich nicht dabei und Toilettenpapier zwischen die Gesäßbacken klemmen, nein, dachte ich mir, das riecht zu sehr. Schließlich reinigte ich meine Unterhose, zog sie nass wieder an und tröpfelte etwas Kölnisch Wasser auf. Ich wollte nicht, dass irgendjemand etwas merkte. Der Ausflug war für mich dann natürlich eine Qual. Ich war froh, als wir abends wieder zuhause ankamen. Die ganzen nächsten Tage blieben meine Gedanken immer wieder an dem missglückten Ausflug und der schmutzigen Hose hängen: Kann es denn wirklich sein, dass ich als junge Frau schon Kontinenzprobleme habe? Das hört man doch sonst nur von alten Leuten. Ich schämte mich so sehr, dass ich noch nicht einmal mit meinem Mann über dieses Problem sprach, ich versteckte sogar meine schmutzigen Kleider, damit er ja nichts merkte. Wenn mein Mann zärtlich werden wollte, spielte ich ihm immer Kopf- oder Bauchschmerzen vor, ich hatte solche Angst beim Geschlechtsverkehr Stuhl zu verlieren. Mein Leben drehte sich nur noch um die Stuhlinkontinenz. Musste ich aus dem Haus, hatte ich immer Wäsche zum Wechseln dabei oder überlegte mir ganz genau, wo sich auf meinem Weg eine Toilette befand, die ich sicher erreichen konnte. Am liebsten war ich jetzt allein. Durch meine Rei-

 Definition  *Merke* P *Praxistipp* W *Wissen* *CD-ROM*

seunlust wurde auch unser Freundeskreis immer kleiner, mein Mann und unsere Kinder zogen sich zurück. Ich fühlte mich schlecht und ausgeschlossen von der Umwelt. Durch Zufall kam ich nach ca. $^1/_2$ Jahr mit einer Bekannten ins Gespräch, die mir von ihrer Stuhlinkontinenz berichtete. Sie sagte, dass sie sich vor einem Jahr in ärztliche Behandlung begeben hätte und seitdem wieder unbeschwert Ausflüge mit ihrer Familie unternehmen könne. Doch das Beste sei, dass sie sich nicht mehr verstecken müsse, denn das wäre das Schlimmste gewesen. Sie sprach mir aus der Seele, und da sie so offen darüber redete, begann auch ich von meiner Stuhlinkontinenz zu berichten. Sie gab mir die Adresse ihres Arztes, den ich schon am nächsten Tag aufsuchte. Jetzt, nach 3 Monaten ärztlicher Behandlung fühle ich mich schon viel besser und bin froh, dass ich mich doch noch offenbarte und so Hilfe bekommen konnte. ❮❮

3.1   Stuhlinkontinenz als Erkrankung

D *Bei einer Stuhlinkontinenz besteht die Unfähigkeit den Stuhlabgang zu kontrollieren. Der Darminhalt kann nicht willkürlich zurückgehalten werden.*

Die Stuhlinkontinenz ist nach Patienteninformationen sehr viel einschneidender als die Harninkontinenz. Und doch suchen sehr viel weniger Menschen mit Stuhl-

inkontinenz aus Scham erst in einem späten Stadium einen Arzt auf, um sich therapieren zu lassen. Der erste Schritt in Richtung Therapie kann es sein, einen individuellen Anamnesebogen zu erstellen, der aufzeigt in welchem Ausmaß der Betroffene an der Stuhlinkontinenz leidet. Ein Beispiel eines Anamnesebogens stellt **Abb. 3.1** dar.

Der individuelle Anamnesebogen könnte folgende Fragen beinhalten:

1.   Wann hat die Stuhlinkontinenz begonnen (z.B. vor mehreren Monaten oder Jahren)?

2.   Wann wurde die Stuhlinkontinenz erstmalig bemerkt (z.B. nach der Geburt eines Kindes, beim Anstehen vor einer Toilette, nach einer 2. Operation mit Strahlentherapie oder Medikamenteneinnahme)?

3.   Wie waren die Stuhlgewohnheiten vor dem ersten Ereignis - wie sind sie jetzt (z.B. Stuhlgang immer vor dem Frühstück)?

4.   Wie war die Stuhlbeschaffenheit damals - wie ist sie jetzt (z.B. breiig, dünnflüssig)?

5.   Wie oft hatte ich schon das Gefühl - jetzt muss ich, es ist sehr eilig -, aber schon vor dem Erreichen der Toilette ist es passiert?

6.   Wie ist es mit dem Urin? Verspüre ich einen Harndruck und wenn ich zur Toilette gehe, kommt neben Urin auch Stuhl?

7.   Beim Husten, Niesen, Heben und beim Sport - geht da ebenfalls Stuhl oder Urin ab?

8.   Wie häufig am Tag bzw. in der Woche habe ich Stuhl in der Wäsche?

9.   Habe ich Blut oder Schleim im Stuhl beobachtet?

10. Kommt Schleimhaut aus dem After, wenn ich presse? Muss ich diese mit dem Finger in den After zurückschieben?

11. Wie ist meine Ernährung - was esse und trinke ich hauptsächlich?

12. Wie ist es mit ziehenden und stechenden Schmerzen - bestehen diese immer oder hauptsächlich bei der Defäkation?

13. Wie weit ist der Weg bis zur nächsten Toilette (zuhause oder in gewohnter Umgebung)?

Abb. 3.1 ▪ **Stuhlanamnesebogen.** Jeder Betroffene kann sich einen individuellen Anamnesebogen entwerfen. Das Hinterfragen der Stuhlinkontinenz ist der erste Schritt in Richtung Therapie.

3.1.1 ⋮ Entleerungsmechanismus

Sensible Rezeptoren, die sich in der Wand des Enddarmes befinden, werden aktiviert, wenn die Darmwand sich aufgrund eintretender Stuhlmasse dehnt. Über die afferenten Fasern des vegetativen Nervensystems wird eine Meldung an das Gehirn übermittelt. Durch die spinalen Reflexe im Rückenmark wird der Darm in Bewegung gesetzt (Peristaltik). Die efferenten Fasern steuern vom Gehirn aus als Reflexantwort die glatte Muskulatur des Darmes. Das führt dazu, dass der Darm sich kontrahiert und der innere Analschließmuskel erschlafft. Bei noch geschlossenem äußerem Schließmuskel tritt der Stuhl nach unten. Soll der Stuhl trotz Stuhldrang noch im Darm verbleiben und nicht sofort ausgeschieden werden (z. B. befindet sich keine Toilette in unmittelbarer Umgebung), verhindern die beiden Nerven N. pudendus und N. levator ani die unwillkürliche Darmentleerung. Bei länger bestehendem Stuhldrang fallen die Impulse der Dehnungsrezeptoren weg.

Soll die Stuhlentleerung erfolgen, erschlafft der äußere Schließmuskel durch eine bewusste Aufhebung der zentralen Hemmung. Dadurch entsteht ein offener Kanal für die Stuhlpassage. Bauchpresse und die Aufwärtsbewegung der Beckenbodenmuskulatur führen zur willkürlichen Stuhlentleerung.

3.1.2 ⋮ Einteilung der Stuhlinkontinenz

Die Stuhlinkontinenz kann in Grad 1 bis 3 eingeteilt werden. **Tab. 3.1** verdeutlicht die Anzeichen.

Ursachen
Eine Stuhlinkontinenz kann durch verschiedene Ursachen ausgelöst werden. Solche sind z. B.:

Tab. 3.1 ⋮ Einteilung der Stuhlinkontinenz

Einteilung	Schweregrad	Anzeichen
Grad 1	leichte Inkontinenz	■ unkontrollierter Abgang von Winden
Grad 2	mittlere Inkontinenz	■ unwillkürlicher Verlust von flüssigem Darminhalt ■ häufiges Verschmutzen der Wäsche
Grad 3	schwere Inkontinenz	■ regelmäßiger Verlust von flüssigem und festem Stuhl

- Entzündungen des Sphinkterapparates mit Fistelbildung (spontan ausgelöst oder bei Morbus Crohn),
- neurogene Störungen (z. B. Myelo-Meningocele, Verletzungen des Rückenmarks, Tumoren, Apoplexie, als Folge von Diabetes mellitus),
- chirurgische Maßnahmen (z. B. tiefe Rektumresektion, Durchzugsoperationen, Hämorrhoidaloperationen),
- Verletzungen des Sphinkterapparates oder seiner Innervation (z. B. abrupte Sphinkterdehnung, Pfählungsverletzungen),
- Geburtstraumen (z. B. Dammriss).

Weitere Auslöser für eine Stuhlinkontinenz können Folgende sein:

- psychoorganische Probleme,
- Rektum- oder Mukosaprolaps,
- chronische Durchfälle,
- Abführmittelmissbrauch,
- Altersdemenz oder
- Bestrahlungsschäden.

3.2 ⋮ Diagnostische Maßnahmen

Zur Abklärung der Stuhlinkontinenz gehört neben der genauen Erfassung der Anamnese auch die exakte klinische Untersuchung.

M *Der Patient muss vor der Untersuchung vom Arzt über die Notwendigkeit und den geplanten Untersuchungsablauf aufgeklärt werden.*

3.2.1 ⋮ Pflegerische Vorbereitung

Damit die Untersuchung auch adäquat und zielführend durchgeführt werden kann, muss der Patient darauf vorbereitet werden.

Untersuchungsraum

Die Untersuchung wird in einem separaten Raum durchgeführt, indem sich außer dem Patienten nur noch der behandelnde Arzt und der assistierende Pflegende befinden. Der Patient befindet sich in einer für ihn äußerst unangenehmen Situation, darauf muss einfühlsam eingegangen werden. Vorteilhaft für den Ablauf und das Wohlbefinden wären ein integriertes Waschbecken und eine Toilette (auch behindertengerecht) im Zimmer. Von der Pflegeperson werden schon vorab Einmalwaschlappen und Vorlagen in verschiedenen Größen vorbereitet.

Lagerung

Der Patient wird entweder in Linksseitenlage auf einer Untersuchungsliege gelagert oder auf einen verstellbaren Untersuchungsstuhl in Knie-Ellbogenlage.

Wahrung der Intimsphäre

Hat der Patient eine für ihn erträgliche Lage eingenommen, wird der Unterkörper entkleidet. Die unbedeckten Körperstellen sollten mit einem Tuch zugedeckt werden, um soweit wie möglich die Intimsphäre des Patienten zu schützen.

Die Vorbereitungsmaßnahmen verfolgen zwei wesentliche Ziele. Diese sind Folgende:
1. Sie helfen dem Patienten seine Angst und Nervosität abzubauen.
2. Bei einem entspannten Patienten kann die geplante Untersuchung erfolgreich und schmerzarm durchgeführt werden.

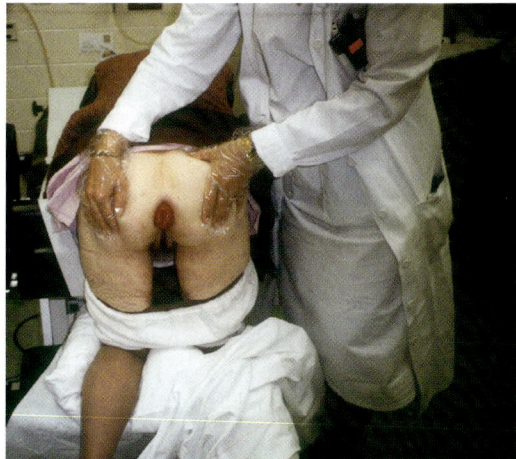

Abb. 3.2 ■ Analprolaps beim Pressen. Die Stuhlinkontinenz dieses Patienten wird durch einen Analprolaps verursacht, der sich ganz deutlich beim Pressen darstellt.

3.2.2 Untersuchungsmethoden

Mit folgenden Untersuchungen kann eine Stuhlinkontinenz und deren Ursache diagnostiziert werden:
- manuelle und neurologische Untersuchungsmethoden,
- endoskopische Untersuchungsmethoden,
- radiologische Untersuchungsmethoden,
- sonographische Untersuchungsmethoden und
- therapieabhängige Untersuchungsmethoden.

Manuelle und neurologische Untersuchungsmethoden

Zu den manuellen und neurologischen Untersuchungsmethoden gehören Folgende:
- die anale Inspektion und digitale Austastung,
- die Reflexüberprüfung.

Anale Inspektion und digitale Austastung

Während der Patient in der Linksseitenlage oder Knie-Ellbogenlage liegt, fordert der behandelnde Arzt ihn auf zu pressen. Damit kann ein Analprolaps als Ursache der Stuhlinkontinenz ausgeschlossen werden **(Abb. 3.2)**. Für die digitale Inspektion zieht sich der Arzt einen Handschuh an und gibt etwas Gleitgel auf den Zeigefinger. So

kann er Prostata (beim Mann) oder Portio (bei der Frau) tasten. Auch der Sphinktertonus ist mit dem Finger beurteilbar. Fistelöffnungen können mit einer Knopfsonde diagnostiziert werden.
Spezielle Untersuchungsvorbereitung. Es ist keine vorbereitende Maßnahme notwendig.

Reflexüberprüfung

Die Reflexe werden überprüft, um Aufschluss über Art und Lokalisation einer vermuteten Schädigung des Rückenmarkes als Ursache einer Stuhlinkontinenz zu erlangen. Dafür soll der so genannte Glutäalreflex ausgelöst werden (betrifft das Rückenmarksegment L4-S1). Mit einer zarten Nadel wird über die Haut der Gesäßbacken gestrichen bzw. diese leicht angetupft. Eine Frage des Untersuchers könnte dabei lauten: „Spüren Sie die Nadel spitz oder stumpf?"

Zieht sich der Musculus gluteus maximus spontan zusammen, kann eine Rückenmarksschädigung als Ursache der Stuhlinkontinenz ausgeschlossen werden.
Spezielle Untersuchungsvorbereitung. Es ist keine vorbereitende Maßnahme notwendig.

Endoskopische Untersuchungsmethoden

Zu den endoskopischen Untersuchungsmethoden gehören Folgende:
- die Proktoskopie,
- die Rektosigmoideoskopie,
- die Koloskopie.

Proktoskopie

Eine Proktoskopie ist eine Spiegelung des Analkanals und der unteren Abschnitte des Rektums. Dazu wird ein kurzes Endoskop (Proktoskop) ohne Luftzufuhr ca. 10–15 cm in den Darm eingeführt **(Abb. 3.3)**. Mit dieser Methode lassen sich Erkrankungen des Mastdarmes (z. B. Mukosaprolaps oder Hämorrhoiden) als Verursacher der Stuhlinkontinenz ausschließen **(Abb. 3.4)**.
Spezielle Untersuchungsvorbereitung. Es ist keine vorbereitende Maßnahme notwendig.

M *Bei Darmblutungen muss immer im Anschluss an eine Proktoskopie eine Koloskopie durchgeführt werden.*

Rektosigmoideoskopie

Die Rektoskopie ist eine Spiegelung des Mastdarmes und evtl. des Sigmas. Das Endoskop wird mit Gleitmittel versehen und dann in den Darm eingeführt. Anschlie-

ßend wird Luft insuffliert, um alle Darmschichten in allen Abschnitten beurteilen zu können **(Abb. 3.5)**.
Spezielle Untersuchungsvorbereitung. Der Patient muss nicht nüchtern sein, sollte aber eine Stunde vor der Untersuchung seinen Enddarm mit einem Minieinlauf entleeren. Im Aufklärungsgespräch wird ihm empfohlen am Vortag der Untersuchung keine oralen Abführmittel einzunehmen. Dabei bestünde die Gefahr, dass von oral her flüssiger Stuhl in das Untersuchungsgebiet nachrinnt und die Übersicht behindert.

Koloskopie

Bei einer Darmspiegelung (Koloskopie) können Teile des Dickdarmes (Sigmoidoskopie) oder der gesamte Dickdarm (totale Koloskopie) untersucht und beurteilt werden. Bei Bedarf können Gewebeproben entnommen werden. Mittels flexiblem Endoskop gelingt es, den gesamten Darm zu inspizieren, verdächtige Stellen zu fotografieren und Probematerial für histologische Untersuchungen (Biopsie) zu gewinnen.
Spezielle Untersuchungsvorbereitung. Einen Tag vor der Untersuchung muss der Betroffene mindestens zwei Liter einer Elektrolytlösung trinken, um seinen Darm vollständig zu reinigen. Am Untersuchungstag wird er noch einmal angehalten zwei Liter dieser salinischen Lösung zu sich zu nehmen **(Abb. 3.6)**. Er darf in dieser Zeit nichts mehr essen. Der Patient ist optimal vorbereitet, wenn die Elektrolytlösung ungefärbt wieder ausgeschieden wird.

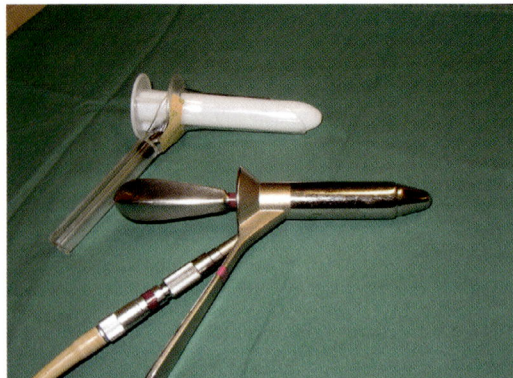

Abb. 3.3 ▪ **Proktoskop.** Ein ca. 15 cm langes Endoskop wird in den Darm des Patienten eingeführt, um evtl. Erkrankungen des Mastdarmes als Ursache der Stuhlinkontinenz zu diagnostizieren.

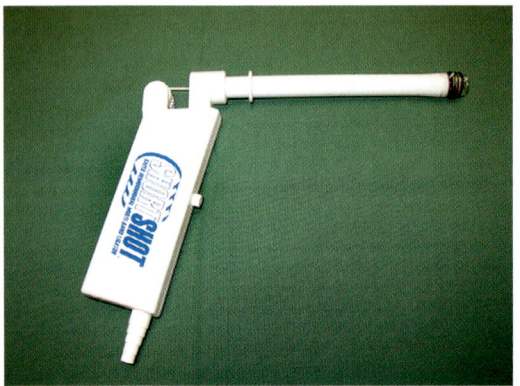

Abb. 3.4 ▪ **Shooter.** Mit einem Shooter können Hämorrhoiden nach einer Proktoskopie behandelt werden.

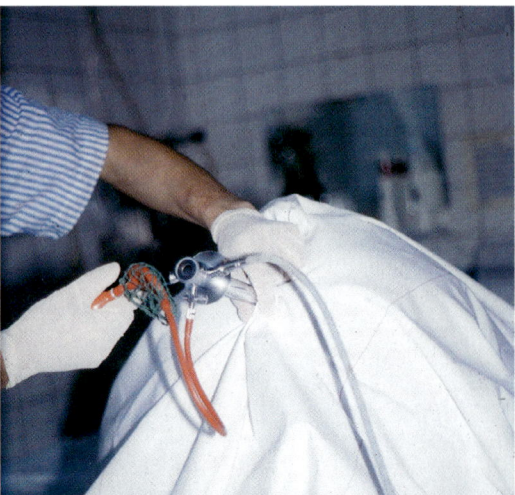

Abb. 3.5 ▪ **Rektoskopie.** Mit dem Rektoskop, welches in den Darm eingeführt wird, können Veränderungen an der Darmschleimhaut diagnostiziert werden.

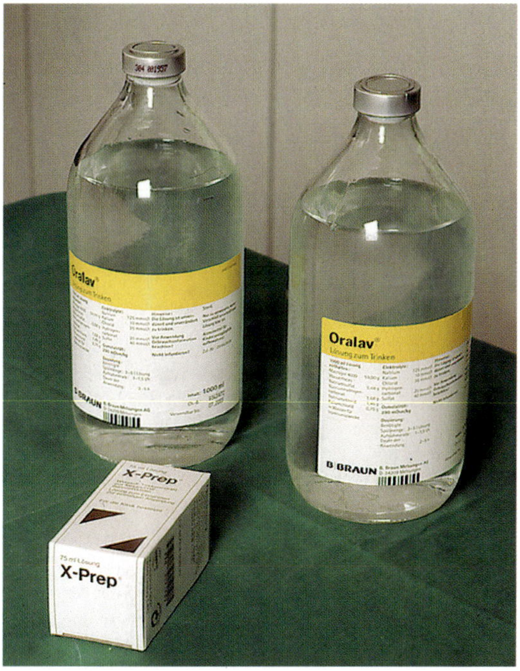

Abb. 3.6 ▪ **Koloskopievorbereitung.** Zur Vorbereitung auf die Untersuchung erhält der Patienten Abführmittel und eine Trinklavage (Kellnhauser, 2004).

Für einen älteren Menschen oder Patienten mit Herz-Kreislauf-Problemen können die Vorbereitung und Untersuchung belastend sein, so dass sie stationär aufgenommen werden sollten.

P *Sollte bei einer endoskopischen Untersuchung eine Abtragung von Polypen oder eine Biopsie geplant sein, muss als vorbereitende Maßnahme der Gerinnungsstatus des Patienten erhoben werden.*

Radiologische Untersuchungsmethoden

Zu den radiologischen Untersuchungsmethoden gehören Folgende:
▪ die Irrigoskopie sowie
▪ die Computertomografie.

Irrigoskopie
Um den Dickdarm bildlich darstellen zu können, erhält der Patient rektal einen Einlauf mit Kontrastmittel. Danach können Röntgenbilder vom Darm angefertigt werden
Spezielle Untersuchungsvorbereitung. Zwei Tage vor der Untersuchung erhält der Patient nur noch flüssige Nahrung. Um den Darm zu entleeren, werden ihm orale Abführmittel verordnet. Von besonderer Bedeutung ist

eine hohe Flüssigkeitsmenge (z. B. Wasser, Tee). Für spezielle Vorbereitungsmaßnahmen hält man sich an die vorgeschriebenen Empfehlungen der Röntgeninstitute.

Computertomografie
Der Patient liegt hierbei in einer „kleinen Röhre". Um ihn dreht sich auf der einen Seite die Röntgenröhre, auf der anderen Seite Messkammern. Aufnahmen können von den verschiedensten Bereichen des Darmes, wie auch von anderen Organen, angefertigt werden. Schleimhautveränderungen sind durch Computertomografie jedoch schlecht zu erfassen.
Spezielle Untersuchungsvorbereitung. Es gelten keine speziellen Maßnahmen. Wird dem Patienten allerdings Kontrastmittel verabreicht, sollte immer eine 3-stündige Nahrungskarenz eingehalten werden.

Sonographische Untersuchungsmethoden

Zu den sonographischen Untersuchungsmethoden gehört die transanale Sonografie.

Transanale Sonografie
Der Ultraschall (Sonografie) kommt ohne Strahlen aus. Ein kleiner Schallkopf, der in den Darm eingeführt wird, ruft sozusagen in den Körper hinein **(Abb. 3.7)**. Das Echo der zurückgeworfenen Schallwellen wird vom Ultraschallgerät gemessen und in Bilder umgesetzt. Mit der transanalen Sonografie können Wandveränderungen im Analkanal erkannt und beurteilt werden.
Spezielle Untersuchungsvorbereitung. Am Untersuchungstag erhält der Patient ein Abführzäpfchen.

Therapieabhängige Untersuchungsmethoden

Zu den therapieabhängigen Untersuchungsmethoden gehören Folgende:
▪ die anorektale Manometrie und
▪ der Retentionstest.

Anorektale Manometrie
Mit einem anorektalen Manometer kann der Druck im Analkanal gemessen werden. Zurzeit bieten verschiedene Firmen solche Manometer an. Eine Manometersonde wird direkt im Analkanal platziert.
Durchführung. Der Druck im Analkanal wird gemessen:
▪ im Ruhezustand, der Patient liegt ruhig da, damit das Gerät den Druck messen kann,
▪ beim Zusammenkneifen, um die Funktion des Schließmuskels beurteilen zu können und
▪ beim Husten, um zu sehen, wie sich der Druck verändert.

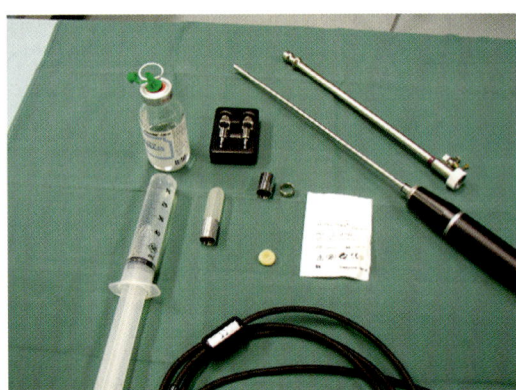
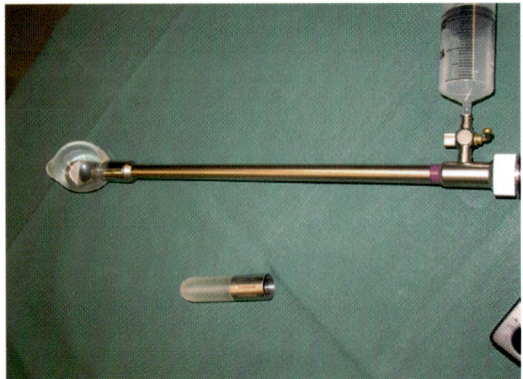

a
b

Abb. 3.7 ▪ **Analsonografie. a** Vorbereitete Materialien, **b** Sonografiestab.

Anorektaler Reflex. Um zu überprüfen, ob der anorektale Reflex funktioniert, wird ein Ballon eingeführt. Bei funktionierendem Reflex erschlafft der innere Schließmuskel, sobald ca. 50–100 ml Luft insuffliert wurden. Damit lässt sich erkennen, wie sich der Schließmuskel verhält, wenn die Ampulle gefüllt ist.

> **M** *Die gemessenen Werte müssen dokumentiert werden, um sie evtl. mit den Werten, die nach einem 6-wöchigen therapeutischen Beckenboden-Training (S. 41) ermittelt werden, vergleichen zu können. Damit kann die Wirksamkeit des Trainings und der Erfolg in Richtung Kontinenz beurteilt werden.*

Retentionstest
Der Retentionstest ist ein billiger und aussagekräftiger Test. Er eignet sich sehr gut für Patienten nach einer Hartmann-Operation mit Sigmakolostomie (S. 27), die nach 6 Wochen zur Rückoperation anstehen.

Durchführung. In das Rektum werden mittels Einmalkatheter und Blasenspritze 50 ml eines lauwarmen Grießbreies injiziert. Der Patient wird aufgefordert den Brei mindestens 10 Min. zu halten. Dabei ist es wichtig, dass er in Bewegung bleibt, er kann z. B. spazieren gehen oder Treppensteigen. Sind die 10 Min. vorüber, wird überprüft, in wieweit der Brei gehalten werden konnte. Dabei schaut sich er Untersuchende die Vorlage an, die dem Patienten nach der Applikation des Grießbreies in die Unterhose gelegt wurde.

Sollten sich Breireste in der Vorlage befinden, muss mit dem Patienten noch mal das richtige Beckenboden-Training (S. 41) besprochen werden. Da die Patienten nach einer Rückoperation die Gewissheit haben müssen, stuhlkontinent zu sein, wird gegebenenfalls der Termin für die Rückoperation verschoben.

3.3 ┊ Therapeutische Maßnahmen

Die Behandlung der Stuhlinkontinenz richtet sich nach der zugrunde liegenden Ursache und muss individuell angepasst werden. Folgende therapeutischen Maßnahmen stehen zur Verfügung:
- konservative,
- medikamentöse,
- physikalische,
- operative.

3.3.1 ┊ Konservative Therapie

Zu den konservativen Therapiemöglichkeiten gehört auch die Behandlung der Grundkrankheit. Meist werden hier jedoch nur Symptome gelindert, da die Mechanis-

men, die zur Stuhlinkontinenz führen, sehr vielfältig sind. Weitere Möglichkeiten sind:
- die Ernährungsumstellung,
- die Irrigation und
- das Stuhltraining.

Ernährungsumstellung

Eine Ernährungsumstellung hilft die Stuhlbeschaffenheit und -häufigkeit so zu verändern, dass der Stuhl geformt ist. Durch das Vermeiden von Reizstoffen, wie z. B. Kaffee, Alkohol, blähenden Speisen (Bohnen und Erbsen), kann der Darm dahingehend trainiert werden, dass er zu bestimmten Zeiten entleert wird. Die Umstellung der Ernährung auf faser- (z. B. Orangen, Ananas) und ballaststoffreiche Kost (z. B. Salat, Gemüse) ist empfehlenswert.

Ernährungsplan

Der Patient sollte ermutigt werden sich seinen individuellen Ernährungsplan zu erstellen. Darin wird eingetragen, was und wie viel er wann gegessen bzw. getrunken hat. Außerdem sollten die Ausscheidungszeiten und -mengen und aufgetretene „Pannen" dokumentiert werden. Aus diesem Plan kann der Patient schon nach ca. einer Woche erkennen, welche Lebensmittel bei ihm eher zur Diarrhöe bzw. zur Obstipation führen. Ernährungsberater werden ihm gern bei der ersten Aufstellung seiner Ess- und Trinkgewohnheiten zur Seite stehen. Sie geben z. B. Tipps über die übliche Wirkungsweise von verschiedenen Nahrungsmitteln, z. B.:

- abführende Lebensmittel sind z. B.: Sauerkraut, Joghurt, Sauermilch,
- stopfende Lebensmittel sind z. B.: Rotwein, schwarzer Tee, Schokolade,
- stuhlregulierende Lebensmittel sind z. B.: Ballaststoffe, gedörrtes Obst.

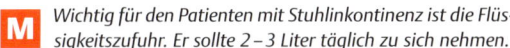 *Wichtig für den Patienten mit Stuhlinkontinenz ist die Flüssigkeitszufuhr. Er sollte 2 – 3 Liter täglich zu sich nehmen.*

Irrigation

Die Irrigation ist eine Methode, die aus der Versorgung des Stomaträgers übernommen wurde (S. 81). Sie eignet sich für mobile Menschen. Wird der Darm einmal täglich mittels Einlauf entleert, bleibt der Mastdarm für einige Stunde leer, so dass unwillkürlich kein Stuhl abgehen kann. Die Vorgehensweise ist die gleiche wie beim Stomaträger, sie wird auf S. 84 detailliert beschrieben und deshalb hier nicht noch einmal aufgeführt.

 Um die Inhalte zu vertiefen, können Sie sich das Video „Irrigation" ansehen.

Stuhltraining

Ziel des Stuhltrainings ist es eine Stuhlentleerung immer zur selben Tageszeiten mit oder ohne Hilfsmittel zu erreichen. Dem Betroffenen wird empfohlen die Toilette regelmäßig ca. 20 – 30 Min. nach den Mahlzeiten aufzusuchen. Damit wird die Funktion des so genannten gastrokolischen Reflexes ausgenutzt. Diese Dehnung des Magens bei Nahrungsaufnahme führt zur verstärkten Aktivität im Bereich des Enddarmes und damit zu Stuhldrang und zur Defäkation.

Stuhlentleerungstechniken

Für die geplante Stuhlentleerung können verschiedene Techniken angewandt werden. Solche sind z. B.:

- Stimulation des Darmes mit dem Finger,
- Einführen eines Zäpfchens zum richtigen Zeitpunkt,
- Dehnen des Anus mit zwei Fingern,
- Pressen durch die Bauchdecke, indem die Luft angehalten und gegen den Bauch gedrückt wird,
- schnelles Wippen oder Stützen am WC (Vor- und Zurückbeugen) und
- Kolonmassage.

3.3.2 Medikamentöse Therapie

Cremes und Salben können bei lokaler Anwendung zur Linderung der Beschwerden und Heilung der erkrankten Haut beitragen. Durch die Einnahme von Antidiarrhoika (z. B. Loperamid) kann die Darmpassage verlangsamt werden. Antidiarrhoika hemmen die Schleimproduktion und die Darmtätigkeit. Der Einsatz dieser Medikamentengruppe ist jedoch aufgrund der zahlreichen Nebenwirkungen eingeschränkt. Nebenwirkungen sind z. B.:

- Müdigkeit,
- Erbrechen,
- Bauchkrämpfe.

3.3.3 Physikalische Therapie

Bei der physikalischen Therapie der Stuhlinkontinenz handelt es sich um ein komplexes Trainingsprogramm, bei dem die Fähigkeit des Patienten, bisher automatisch ablaufende Körperfunktionen bewusst zu erleben und korrigierend zu steuern, gefördert werden kann.

Zu den physikalischen Therapiemöglichkeiten zählen:

- die Beckenbodengymnastik,
- das Biofeedback-Sphinktertraining und
- die Elektrostimulation.

Beckenbodengymnastik

Da der Beckenboden hauptsächlich in der aufrechten Körperhaltung aktiv ist, sollte vor allem in dieser Position geübt werden **(Abb. 3.8)**. Die Übungen orientieren sich an der krankengymnastischen Therapie zur Stärkung des Beckenbodens nach einer Entbindung.

Zielgruppe

Ein Beckenbodentraining kann von allen Menschen durchgeführt werden. Hierfür gibt es keine Einschränkungen.

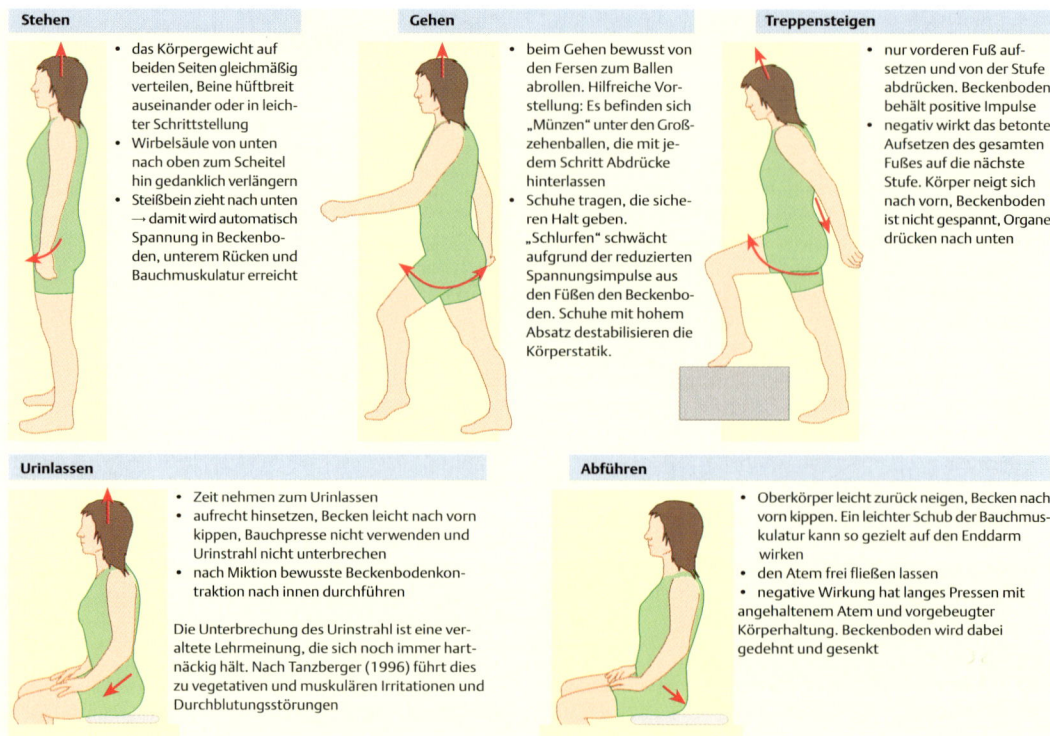

Stehen
- das Körpergewicht auf beiden Seiten gleichmäßig verteilen, Beine hüftbreit auseinander oder in leichter Schrittstellung
- Wirbelsäule von unten nach oben zum Scheitel hin gedanklich verlängern
- Steißbein zieht nach unten → damit wird automatisch Spannung in Beckenboden, unterem Rücken und Bauchmuskulatur erreicht

Gehen
- beim Gehen bewusst von den Fersen zum Ballen abrollen. Hilfreiche Vorstellung: Es befinden sich „Münzen" unter den Großzehenballen, die mit jedem Schritt Abdrücke hinterlassen
- Schuhe tragen, die sicheren Halt geben. „Schlurfen" schwächt aufgrund der reduzierten Spannungsimpulse aus den Füßen den Beckenboden. Schuhe mit hohem Absatz destabilisieren die Körperstatik.

Treppensteigen
- nur vorderen Fuß aufsetzen und von der Stufe abdrücken. Beckenboden behält positive Impulse
- negativ wirkt das betonte Aufsetzen des gesamten Fußes auf die nächste Stufe. Körper neigt sich nach vorn, Beckenboden ist nicht gespannt, Organe drücken nach unten

Urinlassen
- Zeit nehmen zum Urinlassen
- aufrecht hinsetzen, Becken leicht nach vorn kippen, Bauchpresse nicht verwenden und Urinstrahl nicht unterbrechen
- nach Miktion bewusste Beckenbodenkontraktion nach innen durchführen

Die Unterbrechung des Urinstrahl ist eine veraltete Lehrmeinung, die sich noch immer hartnäckig hält. Nach Tanzberger (1996) führt dies zu vegetativen und muskulären Irritationen und Durchblutungsstörungen

Abführen
- Oberkörper leicht zurück neigen, Becken nach vorn kippen. Ein leichter Schub der Bauchmuskulatur kann so gezielt auf den Enddarm wirken
- den Atem frei fließen lassen
- negative Wirkung hat langes Pressen mit angehaltenem Atem und vorgebeugter Körperhaltung. Beckenboden wird dabei gedehnt und gesenkt

Abb. 3.8 ▪ **Beckenbodentraining.** Ein regelmäßiges Trainieren der Beckenbodenmuskulatur kann eine Stuhlinkontinenz verhindern bzw. reduzieren (Kellnhauser, 2004).

Anwendung

Eine große Rolle spielt das Einüben von Alltagsbewegungen. Krummes Sitzen, falsches Bücken oder Pressen beim Heben und Tragen führen zu einer unphysiologischen Belastung des Beckenbodens. So sollte ein Patient z. B. beim Husten nach oben schauen oder über die Schulter abhusten. Die Wirbelsäule bleibt dabei aufrecht, der Hustendruck wird nicht direkt auf Darm und Blase weitergeleitet. Durch eine konsequente Beckenbodengymnastik über ein bis zwei Jahre lassen sich gute Erfolge erzielen. Eine Kombination von Beckenbodengymnastik und Biofeedback-Therapie (S. 43) erhöht die Erfolgschancen noch weiter.

P *Das Beckenbodentraining wird mit leichten Übungen begonnen, die sich stetig steigern, den Patienten aber nicht überfordern dürfen.*

Biofeedback-Sphinktertraining

Beim Biofeedback werden dem Patienten Signale des eigenen Körpers verdeutlicht, die ansonsten unbewusst ablaufen. Durch das Training werden diese Körpervorgänge willentlich beeinflusst. Als Behandlungsmethode wurde das Biofeedback-Training in den 60iger Jahren eingeführt, heutzutage gilt es als Standardverfahren bei Inkontinenz. Ziel des Trainings ist die Steigerung der Muskelkraft. Bei der Stuhlinkontinenz wird die Kontraktionskraft des Schließmuskels mit der Manometriesonde (S. 39) in ein Licht- oder Tonsignal umgewandelt. Durch die Übungskontrolle des signalgesteuerten Trainings wird die Verschlusskraft und die Kontraktionsstärke des Schließapparats verbessert und gesteigert. Ziel ist es, die Zeitspanne zwischen Dehnungsreiz und spürbarem Stuhldrang und der Anspannung der Schließmuskulatur zu verkürzen, wodurch der ungewollte Stuhlabgang vermieden werden kann.

Zielgruppe

Das Biofeedback-Sphinktertraining kann von Menschen durchgeführt werden, die folgende Voraussetzungen erfüllen:
- der Dehnungsreiz im Analkanal wird noch wahrgenommen,
- der äußere Schließmuskel ist noch funktionsfähig und

▪ der Patient ist in der Lage das Training zur Steigerung der Muskelkraft im Beckenboden (S. 41) durchzuführen.

Anwendung

Eine anale Elektrode wird in den Schließmuskel eingeführt. Diese Elektrode ist mit einem Computer verbunden, auf dem ein vorgegebenes Programm abläuft **(Abb. 3.9)**. Auf Kommando zieht der Patient seinen Schließmuskel zusammen, auf Kommando entspannt er ihn wieder. Das gesamte Programm dauert ca. 30 Min. Auf dem Bildschirm kann der Patient genau erkennen, was passiert, wenn er den Schließmuskel zusammenkneift (die Kurve steigt an) und wenn er wieder entspannt (die Kurve sinkt ab). Eine Verbesserung der Schließmuskelfunktion kann er anhand der Kurvenveränderungen erkennen, die er ausdrucken kann.

Um Erfolge zu erzielen, muss das Biofeedback-Training mindestens 6 Wochen, 2 × tgl. durchgeführt werden. Nach der Anleitungszeit von ungefähr 2 Wochen führt der Patient das Trainingsprogramm zuhause mit Leihgeräten durch. Es werden regelmäßig Erfolgskontrollen und weitere Trainingsstunden angeboten, bei denen das Gefühl für das Kontinenzorgan verbessert werden soll. In der Literatur wird insgesamt von einer Heilungsrate von 70% gesprochen (http://klinik.qualimedic.de/Stuhlinkontinenz_therapie_operativ.html – Stand: 25. Mai 2004). Manche Patienten müssen das Biofeedback-Training wiederholen, wenn die Schließkraft der Beckenbodenmuskulatur wieder nachlässt.

Elektrostimulation

Bei der Elektrostimulation wird der Schließmuskel nicht wie beim Biofeedback aktiv vom Patienten angespannt. Die Kontraktion des Muskels wird ohne Mithilfe des Patienten durch elektrische Stromimpulse ausgelöst.

Zielgruppe

Die Elektrostimulation zur Kräftigung des Schließmuskels und der Beckenbodenmuskulatur ist bei Patienten sinnvoll, deren Nervenbahnen im kleinen Becken oder unteren Rückenmark geschädigt sind, da die Muskulatur durch die elektrischen Impulse direkt angeregt wird. Somit kann auch hier eine Verbesserung des Ruhedrucks des Schließmuskels erreicht werden.

Anwendung

Dem Patienten wird eine Elektrode im After platziert, die kleine Stromimpulse abgibt. Diese Stromimpulse stimulieren die Muskelfasern des Schließmuskels. Nach einer Anlernphase können Patienten die Elektrostimulation zuhause anwenden.

3.3.4 ⋮ Operative Therapie

Eine operative Behandlung sollte erst dann in Betracht gezogen werden, wenn über Jahre hinweg keine Verbesserung der Lebensqualität mit den vorgeschlagenen anderen therapeutischen Möglichkeiten erzielt wurde (S. 40). Folgende operative Möglichkeiten sind gegeben:
▪ Reparaturoperation des Schließmuskels,
▪ Schließmuskelersatzoperation,
▪ künstlicher Schließmuskelersatz.

Reparaturoperation des Schließmuskels

Wenn durch narbige oder bindegewebige Veränderungen die Muskulatur nicht mehr in der Lage ist den Analkanal vollständig zu verschließen. Diese Veränderungen können verursacht werden durch:
▪ Defekte im Muskelring des äußeren Schließmuskels oder
▪ eine Überdehnung des Beckenbodens aufgrund von Geburtsverletzungen oder Dammschnitten.

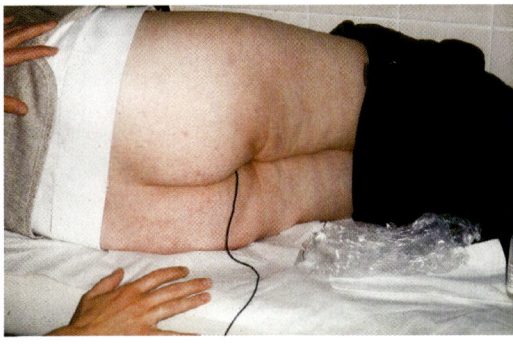
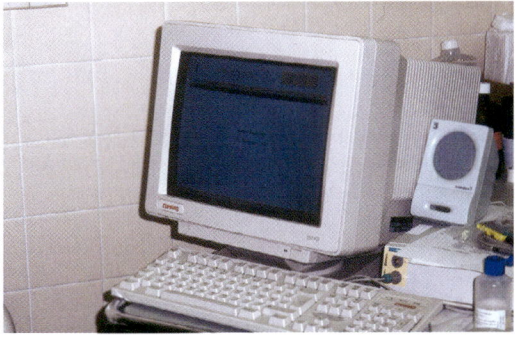

Abb. 3.9 ▪ **Biofeedback.** Dem Patienten wird eine Elektrode in den Schließmuskel eingeführt, die mit einem Computer verbunden ist.

Durch die so genannten **Sphinkter-Repair-Operationen** kann durch eine überlappende Naht des Schließmuskels oder die Einengung der Beckenbodenschlinge die anatomische Funktion des Schließmuskels wieder hergestellt werden. Es besteht außerdem die Möglichkeit, dass der Beckenboden gerafft oder der Schließapparat verändert wird, so dass der normale Stuhlentleerungsvorgang wieder funktionieren kann.

Schließmuskelersatzoperation

Ist die Reparaturoperation nicht von Erfolg gekrönt, d.h. es stellt sich keine zufrieden stellende Kontinenzleistung ein, kann der Schließmuskel gänzlich ersetzt werden. Dazu wird ein Muskel (M. gracilis) von der Innenseite des Beins entnommen und schleifenförmig um den Analkanal gelegt und mit Nähten befestigt. Mit einem speziellen Schrittmacher, der am Unterbauch unter die Haut implantiert wird, kann der Muskel über zwei Elektroden stimuliert werden, so dass er sich zusammenzieht und den Analkanal verschließt. Der Schrittmacher kann vom Patienten mit einem Magneten von außen abgeschaltet werden. Die Folge ist, dass der Muskel erschlafft und die Stuhlentleerung erfolgt. Wird das Gerät wieder eingeschaltet, spannt der Muskel erneut an und verschließt den Analkanal wieder. Durch die anhaltenden elektrischen Impulse ändern sich die Skelettmuskelfasern in ermüdungsarme Muskelfasern, die eine Dauerspannung aufrechterhalten können.

Der operierte Patient muss in die Anwendung eingeführt werden, um adäquat damit umgehen zu können. Bei ca. $^2/_3$ der Operierten stellen sich zufrieden stellende Ergebnisse ein, nachdem die anfänglichen Schwierigkeiten überwunden wurden.

Künstlicher Schließmuskelersatz

M *Der künstliche Schließmuskelersatz ist die letzte Hoffnung für Patienten, denen früher häufig nur noch ein Stoma angelegt werden konnte, weil es keine Aussicht auf eine Wiederherstellung der Stuhlkontinenz gab.*

Dem Betroffenen kann ein künstliches Schließsystem (Artificial bowel sphincter) als Sphinkterersatz für den nicht funktionierenden Schließapparat eingebaut werden. Ein ähnliches System hat sich bei der Harninkontinenz bereits bewährt.

Um den Analkanal wird ein manschettenartiger Ballon gelegt, der mit einer Pumpe über ein Ventil mit Flüssigkeit aus einem Reservoir gefüllt oder entleert werden kann. Die Schließmuskelprothese wird vollständig unter die Haut eingepflanzt.

P *Die operative Therapie der Stuhlkontinenz wird häufig mit einem Biofeedback-Sphinktertraining (S. 42) oder einer Elektrostimulation (S. 43) ergänzt.*

3.4 Hilfsmittel für die Stuhlinkontinenz

Auf dem Markt gibt es verschiedene Hilfsmittel, die dem betroffenen Menschen ein Stück seiner Lebensqualität zurückgeben können. Im Folgenden werden näher erläutert:

- die Inkontinenzeinlagen,
- die Analtamponanden und
- die Fäkalkollektoren.

3.4.1 Inkontinenzeinlagen

In der pflegerischen und häuslichen Praxis werden vermehrt die aufsaugenden Vorlagen verwendet. Sie bestehen aus einem saugfähigen Zellstoffmaterial, was von einem durchlässigen und hautfreundlichen Vliesstoff festgehalten wird **(Abb. 3.10)**. Dieser bleibt auch bei Verunreinigungen relativ trocken und bildet eine Schutzschicht zwischen Haut und aufsaugendem Material. Die körperabgewandte Seite ist mit einer Außenfolie abgeschlossen, die ein Durchnässen nach außen verhindert. Inkontinenzeinlagen können direkt am Körper getragen

werden. Auf dem Markt gibt es verschiedenen Größen und Formen.

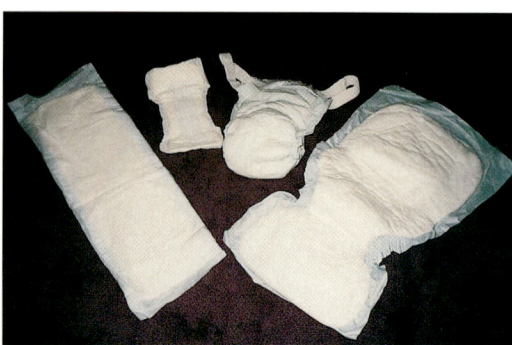

Abb. 3.10 ▪ Inkontinenzeinlagen. Auf dem Markt werden verschiedene Inkontinenzeinlagen angeboten. Jeder Betroffene kann individuell entscheiden, welche für ihn die geeignetste ist (Köther, 2000).

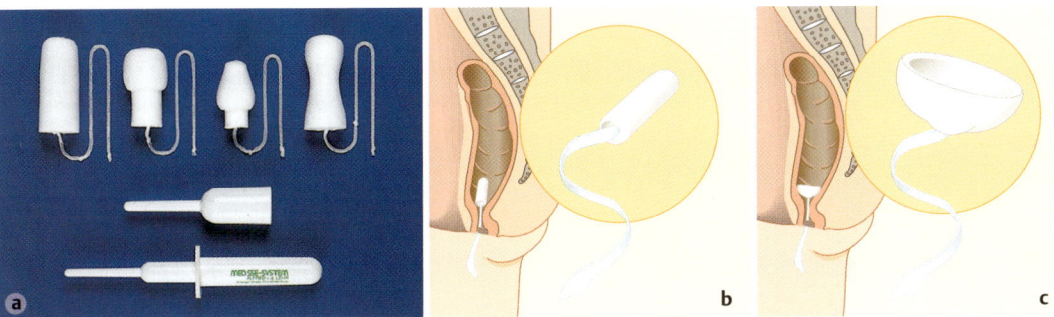

Abb. 3.11 ▪ **Analtamponaden. a** Verschiedene Analtamponaden und dazugehörige Einführhilfen, **b** Analtampon nach dem Einführen, **c** Analtampon nach Platzierung im Rektum (Kellnhauser, 2004).

P *Bei Inkontinenzeinlagen sollte darauf geachtet werden, dass dem Patienten die möglichst kleinste Größe angepasst wird.*

Vorüberlegungen

Die Vorlagen können mit einem Netzhöschen fixiert werden. Bei der Auswahl der richtigen Inkontinenzeinlage sollten folgende Überlegungen angestellt werden:

- die Saugkapazität muss dem Schweregrad der Inkontinenz angemessen sein,
- die Einlage muss gut passen und eine körpergerechte Form besitzen,
- die Zellstoffmasse sollte fixiert sein, um nicht zusammenzuklumpen,
- die Einlage sollte unter der Kleidung nicht auftragen, sie sollte einfach anzulegen sein,
- die Einlage solle leicht zu entsorgen und wirtschaftlich sein.

Babywindeln, z.B. Pampers sollten bei erwachsenen Menschen nicht eingesetzt werden, denn durch die Undurchlässigkeit der Windeln werden Allergien provoziert, da die Haut nicht atmen kann. Außerdem wird der Erwachsene in ein Kleinkindalter zurückversetzt, er wird gewickelt wie ein Säugling. Sein Selbstwertgefühl kann damit zerstört werden.

3.4.2 ⋮ Analtamponaden

Ein Analtampon besteht aus weichem Schaumstoff, der mit einer Folie überzogen ist und mit einem Bändchen abschließt. Verschiedene Herstellerfirmen bieten diesen in unterschiedlichen Formen und Größen an. Der Tampon wird wie ein Zäpfchen in den Darm eingeführt, die Folie löst sich durch die Feuchtigkeit im Darm auf. Der Analtampon dehnt sich zylinderförmig aus und verschließt den Analkanal **(Abb. 3.11)**. So kann der Stuhl-

gang zurückgehalten werden. Die jeweilige Tragedauer ist unterschiedlich und kann in den jeweiligen Bedienungshinweisen nachgelesen werden.

Der Analtampon ist für inkontinente Patienten gedacht, die sicher sein wollen, dass sich kein Stuhl entleert, wenn sie außer Haus oder unterwegs sind. Der Tampon ist ein Fremdkörper, die Patienten müssen sich daher erst daran gewöhnen. Die Anschaffung ist relativ teuer und wird nicht immer von den Krankenkassen erstattet.

3.4.3 ⋮ Fäkalkollektoren

Ein Fäkalkollektor wird nur bei immobilen Patienten angewandt. Er wird mit seiner Haftfläche direkt um den After geklebt. Dabei handelt es sich, ähnlich wie in der Stomaversorgung (S. 61), um einen Beutel, der Stuhl aufnehmen kann. Der Fäkalkollektor kann für ca. 1 – 2 Tage angeklebt bleiben **(Abb. 3.12)**.

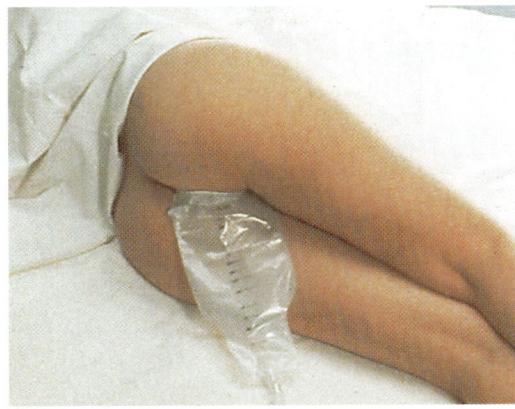

Abb. 3.12 ▪ **Fäkalkollektor.** Er wird eingesetzt bei immobilen und bettlägerigen Patienten und kann für ca. 1 – 2 Tage verbleiben (Produkte Fa. Hollister).

3.5 Prognose

Ist der Leidensweg eines stuhlinkontinenten Patienten trotz verschiedener intensiver Behandlungsmethoden nicht beherrschbar, sollte über eine endständige Kolostoma-Anlage (S. 18) nachgedacht werden. Diese Aussicht ist anfangs natürlich für den Betroffenen ein Schock, aber ein gut angelegtes Stoma ist einerseits besser zu versorgen und trägt außerdem zu einer besseren Lebensqualität des Betroffenen bei. Mit der Beutelversorgung (S. 61) oder der Irrigation (S. 81) erspart sich der inkontinente Patient:

- Schmerzen, die z. B. durch die dauernden Reizungen in der Analregion auftreten,
- die massive Geruchsbelästigung bei Vorlagen und
- den Weg zur Isolation und Vereinsamung.

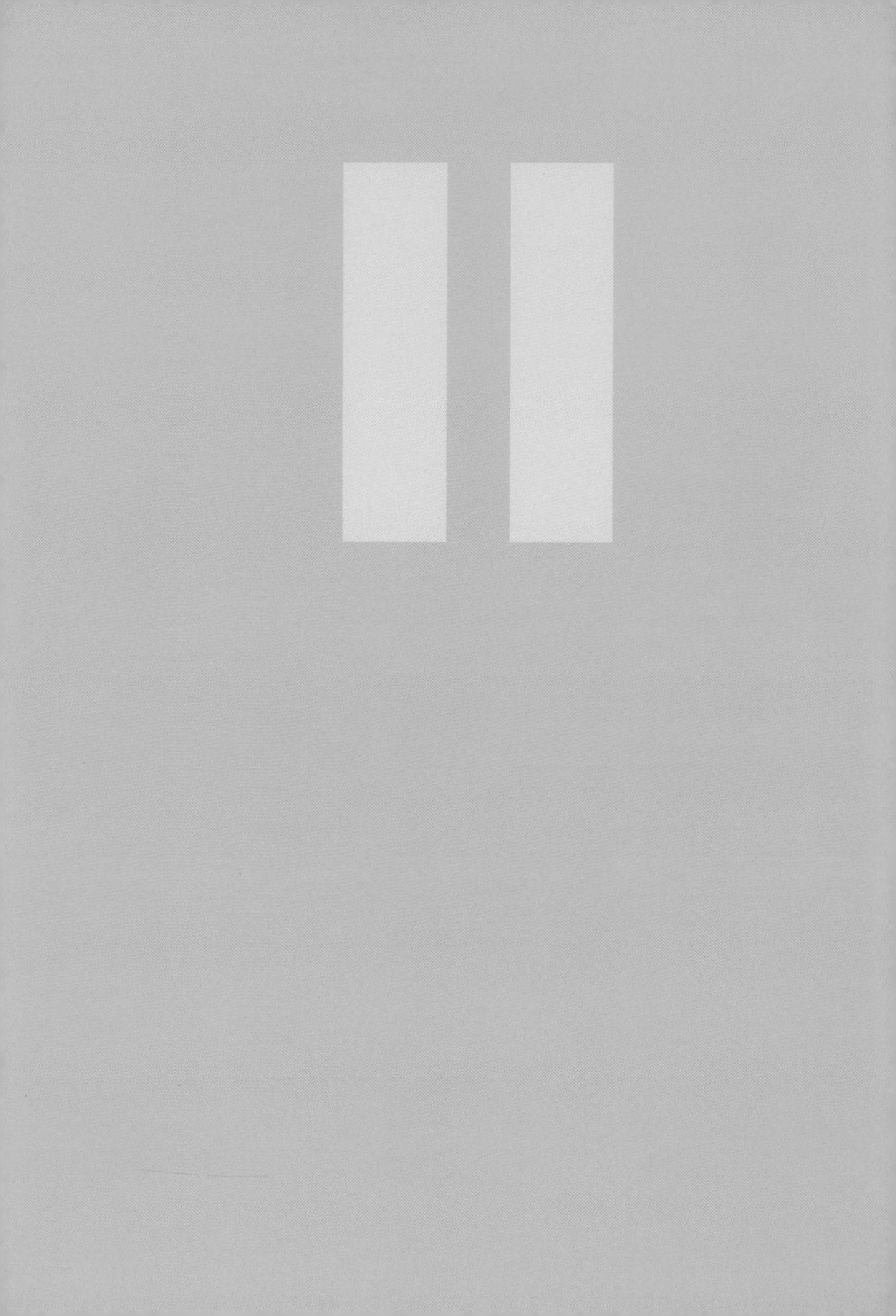

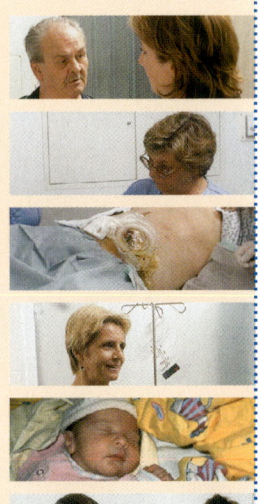

II Stomapflege

4 ⋮ Stomatherapie als spezieller Zweig der Pflege

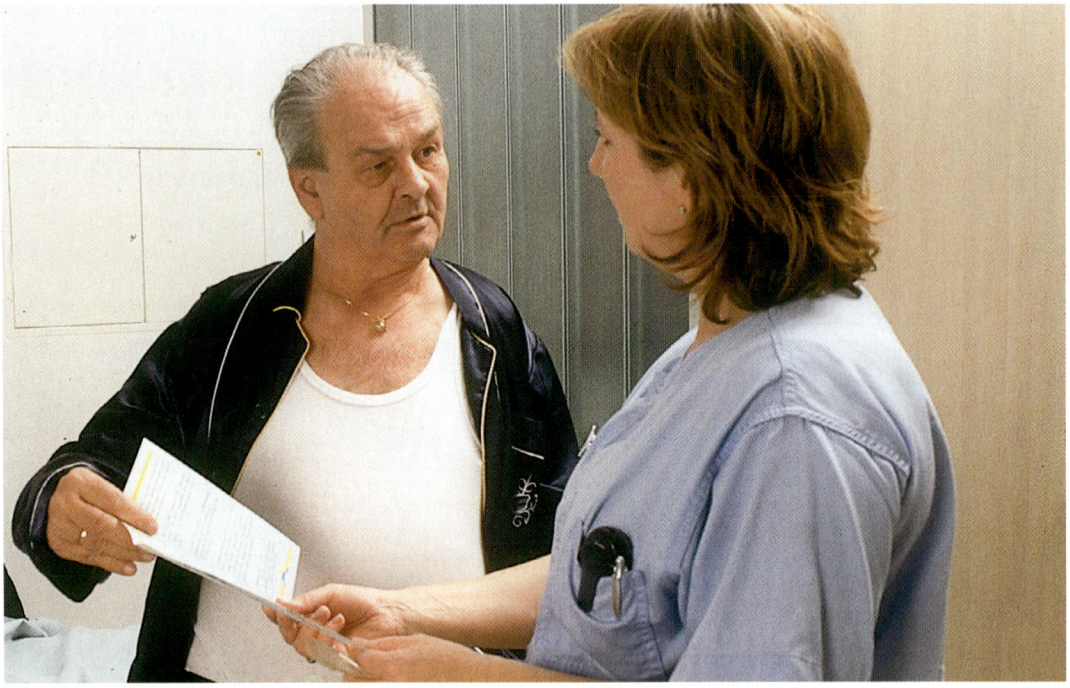

❱❱ Bis zum Eintreten in die Krankenpflegeschule hatte ich keine Ahnung, dass es Menschen mit einem so genannten „Seitenausgang" gibt. In meiner Ausbildungszeit zur DGKS (Diplom Gesundheits- und Krankenschwester) gab es zwei Produkte zur Versorgung von Stomatas, die aber auf den Pflegestationen nur zeitweise zur Verfügung standen. Meine Erinnerungen sind Folgende: In den Patientenzimmern roch es stark nach Ausscheidungen, ich sah blutende peristomale oder mazerierte Haut und schmerzgeplagte Stomaträger. Offene Haut und Darmfisteln wurden damals mit Salben, Leinentüchern und Zellstoff versorgt. Hatte ich den Auftrag einen Stomapatienten zu versorgen, war ich sehr verunsichert. Im Unterrichtsfach „Krankenpflege" oder „Verbandlehre" kam dieses „Thema" nicht vor. Aus Mangel an fachlicher Kompetenz in der Versorgung von Stomapatienten durfte ich 1984 eine zweiwöchige Grundausbildung in Erlangen absolvieren. Durch diesen Einstieg, weitere Kurse und die Weiterbildung zur Stomafachfrau eignete ich mir sehr viel Wissen zu diesem Thema an. Durch eine zusätzliche Ausbildung in Boston (USA) erweiterte ich meine Kenntnisse und Fertigkeiten in der Stoma- und Kontinenzberatung nochmals. Heute, als erfahrene Stomatherapeutin, kann ich sagen, dass ich auch nach jahrelanger Praxis immer wieder neu dazulerne, sei es durch die Beratung der Stomaträger, den Austausch mit Kollegen, weitere Schulungen und Fortbildungen oder die kontinuierliche Weiterentwicklung der Stomaprodukte und -hilfsmittel, die auf dem Markt angeboten werden. ❰❰

D *Definition* **M** *Merke* **P** *Praxistipp* **W** *Wissen* *CD-ROM*

4.1 Geschichtlicher Hintergrund

4.1.1 Stomaanlagen

Es wird vermutet, dass die Stomaanlage (des Darmes) zu den ältesten chirurgischen Verfahren zählt **(Abb. 4.1)**. Schon vor über 2000 Jahren erkannte man die Notwendigkeit bei manchen Erkrankungen den Darm durch die Bauchdecke auszuleiten, um so den Betroffenen von seinen Leiden zu erlösen.

So legte beispielsweise *Praxagoras von Kos* 350 v. Chr. einem Patienten mit therapieresistentem Ileus (Darmverschluss) einen künstlichen Darmausgang. Ob der Patient diesen Eingriff überlebt hat und wenn, wie lange er damit gelebt hat, ist leider nicht überliefert. 1710 wurde erstmalig eine Kolostomie bei einem Säugling mit angeborener Analatresie (Verschluss der Analöffnung) geplant. Der Säugling starb jedoch, bevor die Entscheidung zur Kolostomieanlage gefällt werden konnte. Die erste Zökostomie, die als äußerst erfolgreich dokumentiert wurde, führte *Pillore* im Jahre 1776 durch. Seitdem verbesserten sich die hygienischen, technischen und fachlichen Möglichkeiten, so dass immer mehr Patienten mit Stomaanlage überlebten.

 Um die Inhalte zu vertiefen, können Sie sich das Video „Stomaarten" ansehen.

4.1.2 Stomaversorgungen

Über die Stomaversorgung in vergangenen Zeiten wird sehr wenig berichtet. In einigen Aufzeichnungen wird eine Darmspülung empfohlen, meistens mussten sich die Stomaträger mit um den Bauch gewickelten Bauchtüchern behelfen. Stomaversorgungen, wie wir sie heute kennen, gab es damals noch nicht.

Pelotten. 1930 wurden dann die ersten Auffangvorrichtungen entwickelt, die so genannten Pelotten. Sie bestanden aus einer starren Konstruktion aus Bandagen oder Stahlfedern, später dann aus Gummi. Die Pelotten mussten mit einem Gürtel am Körper fixiert werden. Da die Pelotten undicht waren, musste der Stomaträger trotz Auffangvorrichtung noch zusätzliche Bauchtücher tragen, die ihn vor seinen Ausscheidungen schützten. Außerdem war die Geruchsbelästigung enorm.

Selbstklebende Versorgungen. 1957 wurde die Idee der dänischen Krankenschwester Elise *Sörensen* mithilfe des Unternehmers *Hansen* realisiert. Sörensen, deren Schwester selbst Stomaträgerin war, entwickelte eine selbstklebende Stomaversorgung in Form eines Beutels, welche so erfolgreich war, dass sie im großen Stil produziert werden konnte. Damit war eine neue Ära der Stomaversorgung angebrochen.

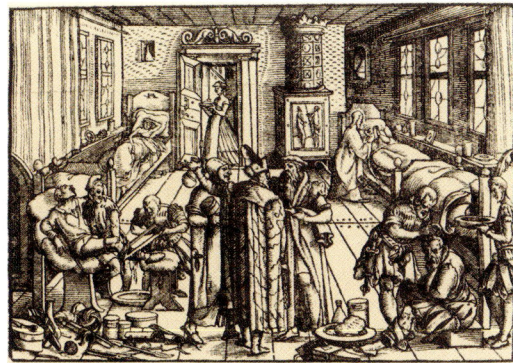

Abb. 4.1 ▪ **Operationsszenen aus dem Mittelalter.** Im Mittelalter wurden schon verschiedene chirurgische Verfahren und auch Stomaanlagen durchgeführt (Lauber, 2001).

Heute bieten zahlreiche Herstellerfirmen (S. 156) hochwertige und vielfältige Produkte für Stomaträger an, die dem Stomaträger eine bestmögliche Lebensqualität gewährleisten können **(Abb. 4.2)**.

Weiterbildung. Im Jahre 1958 erkannten der amerikanische Arzt Turnbull und Norma *Gill*, selbst Ileostomieträgerin, die speziellen Bedürfnisse der Stomapatienten. Sie tauschten ihr Wissen und ihre Erfahrungen aus und stellten ein Defizit in der Ausbildung dieser Patientengruppe fest. Daraufhin wurde Gill an der Cleveland-Clinic in Ohio zur Betreuung von Stomaträgern eingestellt.

1961 wurde in der Cleveland-Clinic die erste Schule für Enterostomatherapeuten gegründet. Krankenschwestern und -pfleger mit Krankenpflegediplom konnten hier eine 8-wöchige Weiterbildung zum Enterostomatherapeuten absolvieren **(Abb. 4.3)**.

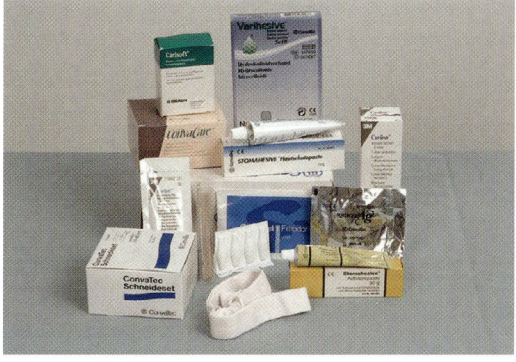

Abb. 4.2 ▪ **Zusatzprodukte.** Eine Aufgabe des Stomatherapeuten besteht darin den Stomaträger über die verschiedensten Zusatzprodukte zu informieren (Produkte Fa. Convatec, Allomed, 3 M, Coloplast).

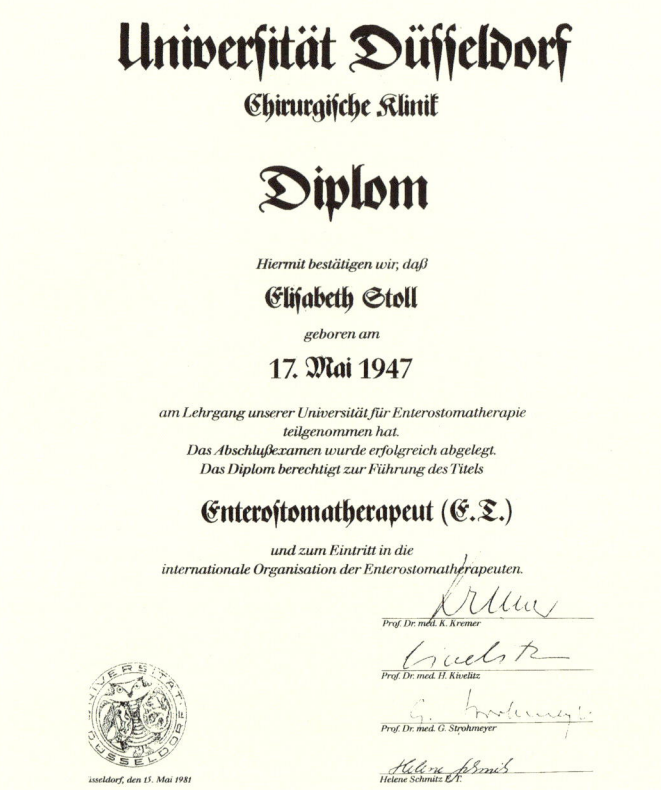

Abb. 4.3 ▪ **Diplom „Enterostomatherapeut".** Schon im Jahre 1981 konnten Krankenschwestern an der Universität Düsseldorf ihr Diplom zur Führung des Titels „Enterostomatherapeut (E. T.) erwerben.

4.2 ⋮ Heutige Stomatherapie

Bis vor ca. 15 – 20 Jahren war eine Stomaanlage, gleich welche Operationstechnik (S. 18) angewandt wurde, für die Patienten der Beginn des sozialen Ausschlusses. Der Schrecken und die Ablehnung sind noch heute zu spüren. Erst wenn den Betroffenen Versorgungsmöglichkeiten aufgezeigt werden, die eine gute Lebensqualität gewährleisten, kann sich eine positive Einstellung zur Operation und späteren Heilung entwickeln.

4.2.1 ⋮ Spezialgebiet der Pflege

Einige Tumor- und manche chronisch-entzündlichen Darmerkrankungen lassen sich nur durch eine radikalchirurgische Operation therapieren, die zum Verlust der Stuhl- und Harnkontinenz führt.

Die Stomatherapie ist ein spezielles Gebiet der Gesundheits- und Krankenpflege **(Abb. 4.4)**. Es beinhaltet die individuelle und ganzheitliche Pflege, die Beratung und fachliche Hilfe sowie die Rehabilitation von Patienten mit:

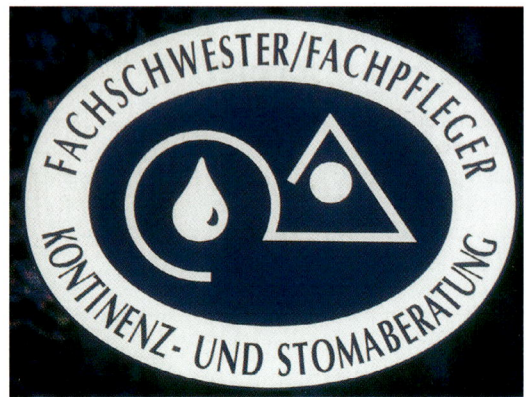

Abb. 4.4 ▪ **Anstecknadel.** Jede ausgebildete Stomatherapeutin und jeder Stomatherapeut ist berechtigt diese Brosche zu tragen.

- künstlichem Ausgang des Verdauungs- oder Urogenitaltraktes,

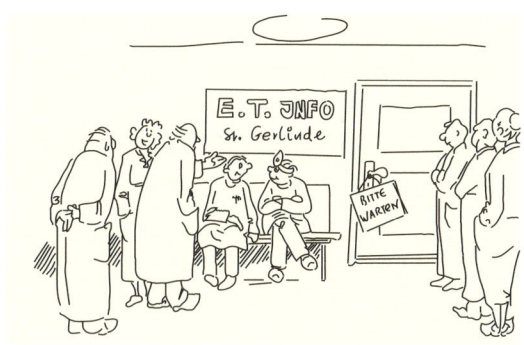

Abb. 4.5 ▪ **Stomaambulanz.** Zum Glück geht es in der Stomaambulanz der Wirklichkeit nicht so zu. Jeder einzelne Stomaträger hat das Anrecht auf eine individuelle Beratung durch den Stomatherapeuten.

- kontinenten Stuhl- oder Harnableitungen (z. B. Pouch nach Kock, Parks-Pouch, Mainz-Pouch),
- Fisteln und Drainagen.

M *Das Ziel der Stomatherapie ist die Wiederherstellung bzw. Verbesserung der Lebensqualität des Stomaträgers (Abb. 4.5).*

4.2.2 Aufgabenbereiche der Stomatherapeuten

Der Stomatherapeut ist am gesamten Behandlungsprozess des Patienten beteiligt. So kümmert er sich im Rahmen der präoperativen Betreuung ebenso um den Patienten wie in der postoperativen Phase. Auch nach der Krankenhausentlassung und im späteren Leben ist ein Stomatherapeut Ansprechpartner für einen Stomaträger. In ambulanten Sprechstunden kann der Stomaträger sich z. B. Antworten auf seine Fragen und Hilfestellung bei Problemen holen **(Abb. 4.6)**.

Präoperative Phase. In der Zeit vor der Operation hat der Stomatherapeut folgende Aufgaben:
- psychische Betreuung des Patienten,
- Informationsgespräche führen,
- präoperative Markierung durchführen (S. 55),
- Aufklären über Versorgungsartikel und
- Informieren über die Selbsthilfegruppen ILCO ((Ileostomie-Kolostomie-Urostomie-Vereinigung e. V.) und ÖMCC (Österreichische Morbus Crohn und Colitis Vereinigung) geben.

Um die Inhalte zu vertiefen, können Sie sich die Videos „Präoperative Markierung" und „Produktinformationen" ansehen.

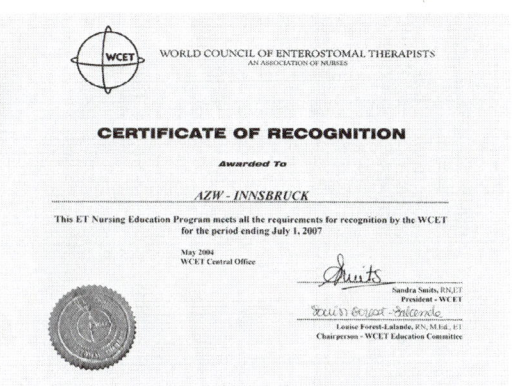

Abb. 4.6 ▪ **Ausbildungsdekret.** 2004 Anerkennung der Ausbildung der Stomafachschwestern/Pfleger im AZW Innsbruck durch den WCET.

Postoperative Phase. In der ersten Zeit nach der Stomaanlage hat der Stomatherapeut folgende Aufgaben:
- Inspizieren und Versorgen der Stomata,
- Dokumentieren und Informationen zwischen Pflegenden, Arzt und Stomatherapeuten austauschen,
- Unterweisen und Anleiten des Stomaträgers und dessen Angehörigen **(Abb. 4.7)**,
- Pflege der Haut und des Stomas,
- Handhaben der Versorgungsartikel einüben,
- Informieren über Ernährung, Beruf, Sport, Sexualität,
- Kontakt herstellen zu Nachsorgeeinrichtungen mit der Empfehlung eine Stomakontrolle mind. 1 × im Jahr durchzuführen.

Um die Inhalte zu vertiefen, können Sie sich die Videos „Postoperative Stomaversorgung", „Stomaversorgung mit Ausstreifbeutel", „Stomaversorgung mit einteiligem System", „Stomaversorgung mit EasyFlex bei Ileostomie" und „Versorgung eines Urostomas" ansehen.

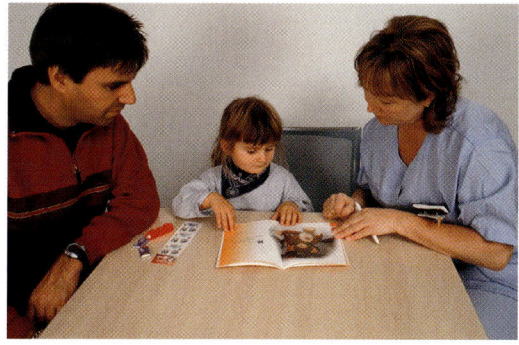

Abb. 4.7 ▪ **Informationsgespräch.** Die Stomatherapeutin berät auch Kinder mit Stomaanlage und deren Eltern.

Ambulante Phase. Die Stomaambulanz ist eine Anlaufstelle für jeden Stomaträger:

- zur Nachsorgeuntersuchung,
- bei eingetretenen Komplikationen (S. 101),
- zur Neuanpassung der Versorgung,
- zur psychischen Betreuung bei sozialen Problemen und
- zur Komplikationsbehebung und Prophylaxe (S. 101).

Weiterhin weist der Stomatherapeut den Stomaträger in die Durchführung der Irrigation (S. 81) und einer kontinenten Versorgung (Stomaverschluss, S. 85) ein.

Um die Inhalte zu vertiefen, können Sie sich die Videos „Verbandwechsel bei Dehiszenz", „Irrigation" und „Anwendung einer Stomaverschlusskappe" ansehen.

5 ⋮ Präoperative Markierung

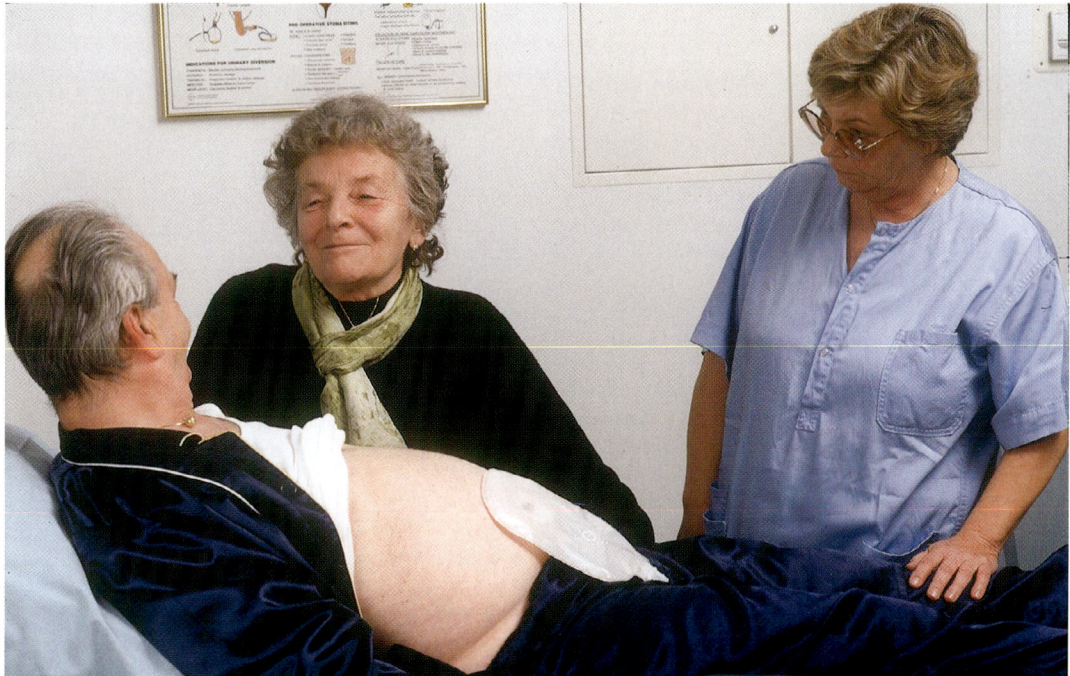

》 Für mich bedeutete das Anlegen einer Urostomie das Ende einer mich belastenden Inkontinenz. So sah ich voller Hoffnung der Zukunft entgegen, trotz aller Ängste, die mit dieser Operation verbunden waren. Meine Hauptfrage war: Wie wird danach dein Leben aussehen? Mut machte die Erkenntnis: Schlimmer als es jetzt ist, kann es nicht werden! Auch erfuhr ich, dass es andere vor mir gegeben hat, die mit ihrem Stoma lebten. Inzwischen lebe ich 12 Jahre mit der Urostomie, bin immer noch voll berufstätig. Das habe ich damals nur zu träumen gewagt. Ich lebe gut damit, obwohl die Versorgung nach wie vor schwierig ist und viel Zeit in Anspruch nimmt. Je mehr ich mich mit meinen erfüllten und enttäuschten Hoffnungen annehmen konnte, desto freundlicher ging ich mit meinen und den Grenzen meiner Mitmenschen um (ILCO, 2002). 《

5.1 ⋮ Pflegerische Beratung

Präoperativ wird vom Stomatherapeuten die günstigste Stelle auf der Bauchhaut markiert, an die später das Stoma gelegt werden soll. Das stellt die Voraussetzung für die spätere komplikationslose Selbstversorgung des Stomas durch den Stomaträger dar. Um dieses Ziel zu errei-chen, muss eine genaue Pflegeplanung festgelegt werden. Der Patient erfährt bereits im Aufklärungsgespräch vom Chirurgen, welche Art von Operation bei ihm durchgeführt werden soll.

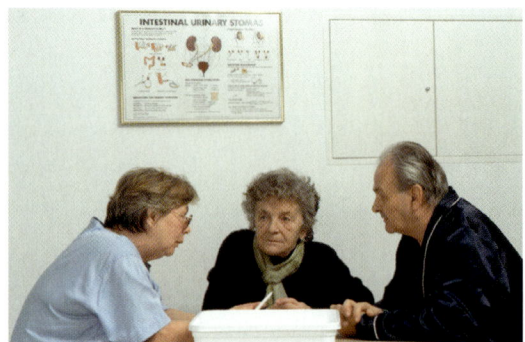

M *Das Aufklärungsgespräch muss immer vor der präoperativen Markierung stattfinden.*

Um den richtigen Platz für das zukünftige Stoma zu markieren, muss auch der Stomatherapeut über die individuelle Operationsart des Patienten informiert sein. Verschiedene Operationsmöglichkeiten und deren Platzierung werden in **Tab. 5.1** dargestellt.

Bei der Stomamarkierung eines geplanten Urostomas muss (S. 58) immer das Gefälle von Niere zur Stomaanlage berücksichtigt werden, um einen späteren Rückstau des Harns in das Nierenlager zu verhindern.

5.1.1 Grundsätze

Für das Markieren des Stomas sollten Patient und Stomatherapeut mindestens eine Stunde Zeit einplanen **(Abb. 5.1)**. Es ist unbedingt notwendig, dass diese Prozedur ohne Eile durchgeführt wird. Der Patient muss Ruhe haben, um sich auf das Gespräch mit dem Stomatherapeuten einstellen zu können. Wenn die Möglichkeit besteht, sollten Patient und Stomatherapeut die präoperative Markierung in einem abgeschlossenen Raum ohne Mitpatienten durchführen.

Materialien. Zur präoperativen Markierung bereitet der Stomatherapeut folgende Materialien vor **(Abb. 5.2)**:
- wasserfester Markierungsstift,
- einteilige Beutelsysteme (z. B. geschlossen mit Filter, Ausstreifbeutel mit und ohne Filter),
- zweiteilige Beutelsysteme in verschiedenen Größen (z. B. transparent oder hautfarben),
- Einmalrasierer,
- runde Papier-Klebeetiketten und
- wasserfeste Klebefolie.

Tab. 5.1 ⋮ **Stomaplatzierungen**

Geplante Operation	Stomaplatzierung
■ Rektumamputation (S. 18)	■ linker Unterbauch
■ Ileostomie endständig oder doppelläufig (S. 21)	■ rechter Unterbauch
■ Sigmoideostomie (S. 18)	■ linker Unterbauch
■ Transversostomie endständig oder doppelläufig (S. 20)	■ linker Oberbauch
■ Urostomie	
■ Ileumkonduit (S. 28)	■ rechter Unterbauch
■ Colonkonduit	

Abb. 5.1 ▪ **Präoperatives Beratungsgespräch.** Der einbestellte Patient soll eine Urostomie erhalten. Seine Frau ist beim Beratungsgespräch dabei.

 Um die Inhalte zu vertiefen, können Sie sich das Video „Präoperative Markierung" ansehen.

Dem Patienten, der sich gerade im Krankenhaus befindet, wird empfohlen für den Vorgang des präoperativen Markierens Alltagskleidung zu tragen. So kann die Markierung auch an den Rock- oder Hosenbund des Patienten angepasst werden. Der Stomatherapeut lässt den Patienten, nachdem er seine Oberbekleidung ausgezogen hat, auf einem Stuhl vor einem Tisch Platz nehmen und bittet ihn sich so hinzusetzen, wie er auch im täglichen Leben sitzt.

P *Da die meisten Menschen die Angewohnheit haben bei entblößtem Oberkörper den Bauch einzuziehen oder so steif und gerade wie eben möglich zu sitzen, wird der Patient gebeten eine natürliche Körperhaltung einzunehmen.*

Der Stomatherapeut inspiziert das Abdomen des sitzenden Patienten, auf dem evtl. Hautfalten, Narben oder Knochen erkennbar sind. Das vorgewölbte Abdomen ist ausschlaggebend für die Höhe der Markierung. Der Stomatherapeut stellt dem Patienten u. a. folgende Fragen:
- Ist Ihre Figur immer gleich?
- Haben Sie in letzter Zeit ab- oder zugenommen?
- Wie hoch ist Ihr Normalgewicht?
- Welchen Beruf üben Sie aus, ist das eher eine sitzende oder körperlich anstrengende Tätigkeit?

5.1.2 Kooperation des Patienten

Der Patient muss vom Stomatherapeuten dahingehend motiviert werden, dass er bei der Positionierung „seines" künftigen Stomas mitarbeitet. Da er seine individuellen Bekleidungswünsche (z. B. Gürtel immer in Bauchnabelhöhe) am besten kennt, soll der Patient mitentscheiden können, an welcher Stelle das Stoma ausgeleitet wird.

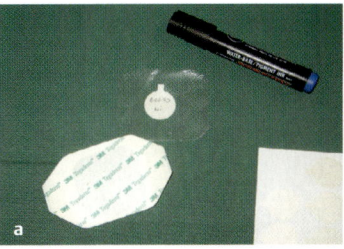 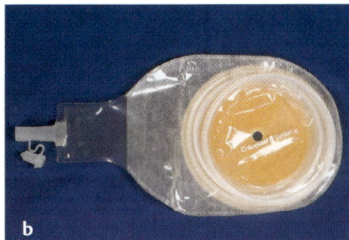 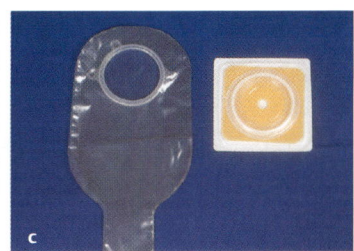

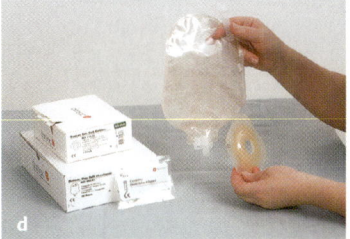 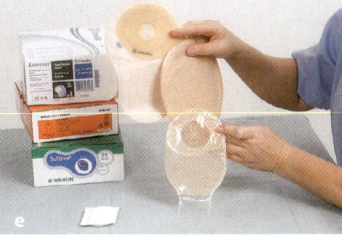 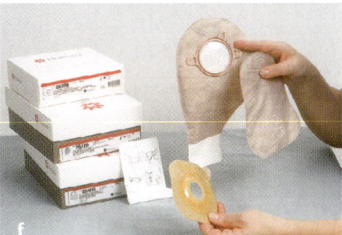

Abb. 5.2 ▪ **Materialien.** Verschiedene Materialien werden vorbereitet, um eine präoperative Markierung durchzuführen. **a** Markierungsstift, Klebeetiketten und wasserfeste Klebefolie (Produkte Fa. 3 M), **b** u. **c** postoperative Versorgungssysteme mit transparentem Ausstreifbeutel (Produkte Fa. Coloplast, Convatec)), **d** zweiteilige Urostomie-Versorgungssysteme (Produkte Fa. Dansac), **e** einteilige Versorgungssysteme mit und ohne Ausstreifbeutel (Produkte Fa. Dansac, Braun, Convatec), **f** zweiteilige Versorgungssysteme mit Halteplatte (Produkte Fa. Hollister).

Natürlich ist vom Chirurgen eine Groborientierung vorgegeben, aber dem Wunsch des Patienten sollte, soweit wie möglich, stattgegeben werden. Ist z. B. eine Rektumamputation geplant, wird das Stoma aufgrund der anatomischen Verhältnisse (S. 18) im linken Unterbauch angelegt **(Abb. 5.3)**. Ob das Stoma auf Wunsch des Patienten jedoch 5 cm höher oder tiefer platziert wird, spielt meistens für den Operateur keine Rolle, weil beides anatomisch möglich sein sollte. Deshalb wird hier der Wunsch des Patienten berücksichtigt. Durch das Einbeziehen des Patienten wird dieser später besser in der Lage sein das Stoma anzunehmen und selbstständig zu versorgen.

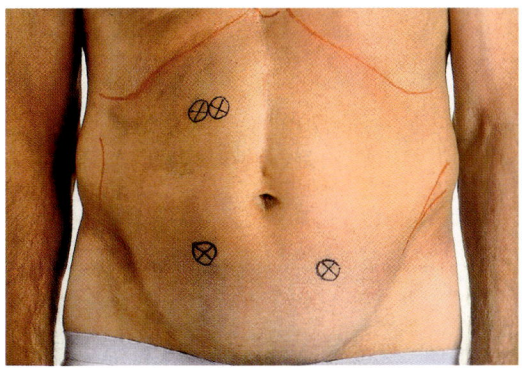

Abb. 5.3 ▪ **Stomamarkierung.** Die korrekten Markierungsstellen für die Kolostomie, Ileostomie und Transversostomie.

5.1.3 Vorbereitende Maßnahmen

Die Ausleitung des Darmes schafft zwangsläufig eine Lücke im Muskelgefüge der Bauchdecke. Deshalb wird der Darm in den meisten Fällen durch den Musculus rectus abdominis, einen stärkeren Muskel, ausgeleitet.

Provisorische Markierung

Der Stomatherapeut bittet den Patienten seinen Bauch einzuziehen und zu spannen. Dadurch kann der Musculus rectus abdominis gut getastet werden. Es ist wichtig, dass das Stoma fern von knöchernen Vorsprüngen angelegt wird **(Abb. 5.4)**.
Magere Patienten. Die Versorgung sollte nicht über vorspringenden Knochen angebracht werden. An solchen Stellen kann die Versorgung nicht haften.
Falten und Narben. Auch auf Falten und Narben der Bauchhaut ist zu achten, denn auch hier würde die Stomaversorgung nicht haften. Die Markierung sollte möglichst an anderer Stelle erfolgen.
Bauchnabel. Ein Grübchen, wie z. B. der Bauchnabel, sollte nicht unter der Versorgung in der Nähe eines Stomas liegen.

M *Für die Stomaversorgung eignet sich am besten eine 10 ×10 cm große und glatte Fläche an der Bauchhaut.*

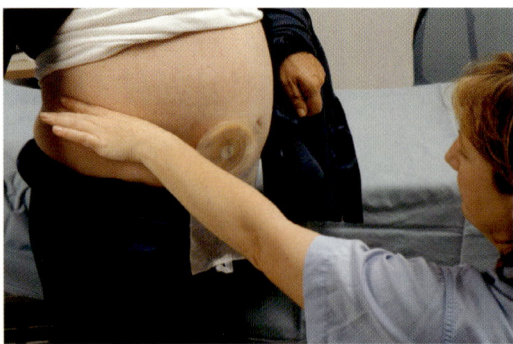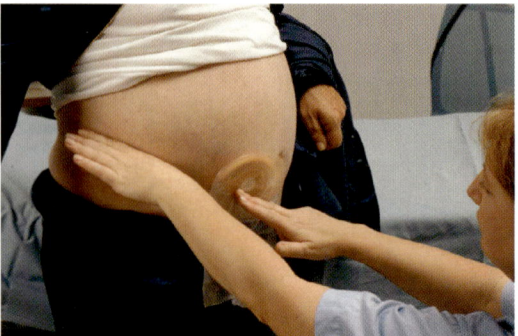

Abb. 5.4 ▪ **Korrekte Stomalage.** Die Stomatherapeutin überprüft die Lage des Stomas. Bei einer Urostomie soll ein leichtes Gefälle von der Niere zur Urostomie bestehen, damit ein Harnrückstau in die Niere vermieden wird (Produkte Fa. Convatec).

5.2 ⋮ Schulung des Patienten

Nachdem die vorläufige Stelle am Bauch markiert ist, wird mit dem Patienten das Anbringen des Versorgungsbeutels geübt **(Abb. 5.5)**. Sollte das Abdomen behaart sein, werden vorab mit dem Einverständnis des Patienten die Haare rund um die provisorische Markierung abrasiert. Die Beutelversorgung würde ansonsten nicht halten und das führt schon präoperativ zur Verunsicherung. Dem Patienten wird empfohlen den Bereich, an dem später die Versorgung haften wird, regelmäßig zu rasieren.

5.2.1 ⋮ Versorgungsbeutel anbringen

Dem Patienten wird vom Stomatherapeuten gezeigt, wie er den Versorgungsbeutel auf dem vorgegebenen Punkt korrekt fixieren kann. Das künftige Stoma muss vom Patienten im Liegen, Sitzen und Stehen und in jeder Position gut einsehbar sein. Der Patient wird ermutigt die Stomaversorgung einmal selbst anzubringen. Dabei werden ihm vom Stomatherapeuten Hilfestellungen und fachliche Tipps gegeben **(Abb. 5.6)**. Zusammen mit dem Patienten wird solange probiert, bis er in jeder Position seine Versorgung selbst anbringen kann. Das ist schon der erste Schritt zur späteren Selbstversorgung.

M *Der Patient sollte präoperativ das Fixieren eines Versorgungsbeutels auf dem vorgegebenen Punkt auf seiner Bauchhaut im Liegen, Stehen und Sitzen erlernen.*

5.2.2 ⋮ Verschiedene Auslaufrichtungen

Dem Patienten werden des Weiteren die verschiedenen Möglichkeiten zur Positionierung des Stomabeutels gezeigt. Nach der Operation wird der Patient erst mal vermehrt liegen. Der Beutel wird deshalb so aufgeklebt, dass sich das Auslaufventil an der rechten oder linken Körperseite (je nach Stomaanlage, s. **Tab. 5.1**) befindet. So kann der Beutel ohne Schwierigkeiten von Stomatherapeuten oder Pflegenden geleert werden. Wird der Patient später wieder mobiler, wird die Stomaversorgung

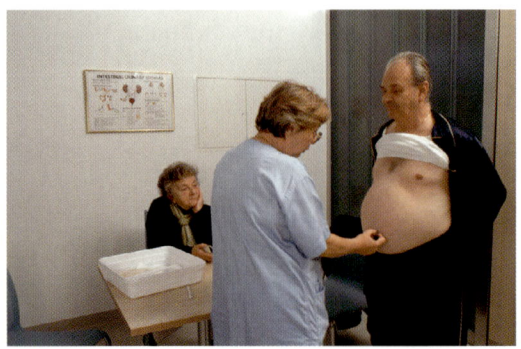

Abb. 5.5 ▪ **Vorläufige Markierung.** Mit einem schwarzen Filzstift werden die Lage der geplanten Urostomie und die Höhe des Hosenbundes gekennzeichnet, wobei zuerst im Stehen und danach im Sitzen markiert wird (Produkte Fa. Hollister).

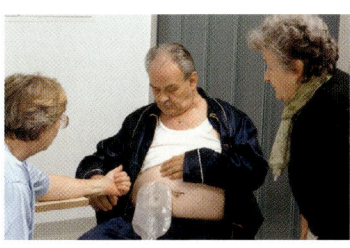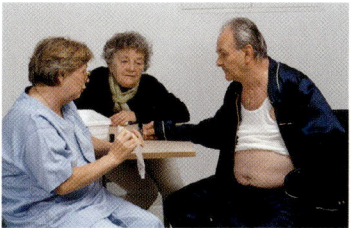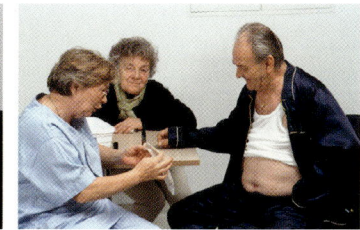

Abb. 5.6 ■ **Beutel anbringen.** Die Stomatherapeutin berät den zukünftigen Stomaträger hinsichtlich der verschiedenen Fixierungsmöglichkeiten und Beutelversorgungen. Welche Versorgung nach der Operation tatsächlich verwendet wird, kann erst im Nachhinein ermittelt werden (Produkte Fa. Hollister).

so geklebt, dass das Auslaufventil nach unten zeigt, damit der Stomaträger seinen Beutel ohne Komplikationen oder „Pannen" selbstständig ausleeren kann.

 Um die Inhalte zu vertiefen, können Sie sich die Videos „Postoperative Stomaversorgung" und „Produktinformationen" ansehen.

5.2.3 ⋮ Üben in Alltagskleidung

Nachdem der Patient das Anbringen der Stomaversorgung mit freiem Oberkörper und heruntergezogener Hose geübt hat, wird er gebeten seine Alltagsbekleidung komplett anzuziehen. Da die Kleidung im täglichen Leben von großer Bedeutung für das Wohlbefinden eines Menschen ist, sollte nun nochmals überprüft werden, ob die vorläufige Beutelversorgung den Patienten behindern oder einengen würde. So ist es z.B. wichtig, dass sich der Rock- oder Hosenbund nicht direkt über dem Stoma befindet. Des weiteren soll verhindert werden, dass der Patient sich nach der Stomaanlage komplett neu einkleiden oder unbedingt Hosenträger tragen muss.

5.3 ⋮ Anzeichnen des Stomas

Nachdem der Stomatherapeut gemeinsam mit dem Patienten folgende Punkte geklärt hat, kann das Stoma präoperativ markiert werden:

- richtige Position im Liegen, Sitzen und Stehen,
- frei von knöchernen Vorsprüngen,
- innerhalb des Musculus rectus abdominis,
- links oder rechts, ober- oder unterhalb des Bauchnabels,
- nicht in Falten oder Narben,
- entsprechend der vorhandenen Kleidung,
- nach Wunsch des Patienten.

5.3.1 ⋮ Durchführung

Mit einem wasserfesten Stift wird die geplante Stomastelle markiert. Dabei wird ein Punkt aufgezeichnet, der in etwa so groß sein sollte wie das zukünftige Stoma ca. 6 Wochen nach der Operation. Auf den Punkt wird ein Etikett mit aktuellem Datum und Namenszeichen des beteiligten Stomatherapeuten angebracht. Darüber klebt der Stomatherapeut eine wasserdichte Folie (z.B. von 3 M im Format 5 × 7,5 cm), damit der Patient die Möglichkeit hat vor der Operation zu duschen **(Abb. 5.7)**.

 Um die Inhalte zu vertiefen, können Sie sich das Video „Präoperative Markierung" ansehen.

Störungen im Ablauf

Patient und Stomatherapeut sollten während der Stomamarkierung nicht gestört werden. Es ist wenig hilfreich, wenn neben der Markierung gleichzeitig auch noch weitere vorbereitende Maßnahmen (z.B. Aufklärungsgespräch durch Anästhesisten oder Chirurgen) durchgeführt werden müssen. Der Patient wird im normalen Ablauf schon deshalb gestört, weil er zur Darmvorbereitung eine Spüllösung trinken muss, die dazu führt, dass er vermehrt zur Toilette muss.

Markierung im OP. Eine Stomamarkierung im Operationssaal sollte vermieden werden. Die postoperative Lage des Stomas ist beim gelagerten und anästhesierten Patienten nicht mehr abschätzbar, z.B. flacht ein stark vorgewölbtes Abdomen im Zuge der zur Operation erforderlichen überstreckten Rückenlage ab. Auch die Art und Lage von Falten der Bauchhaut ist am Operationstisch nicht beurteilbar.

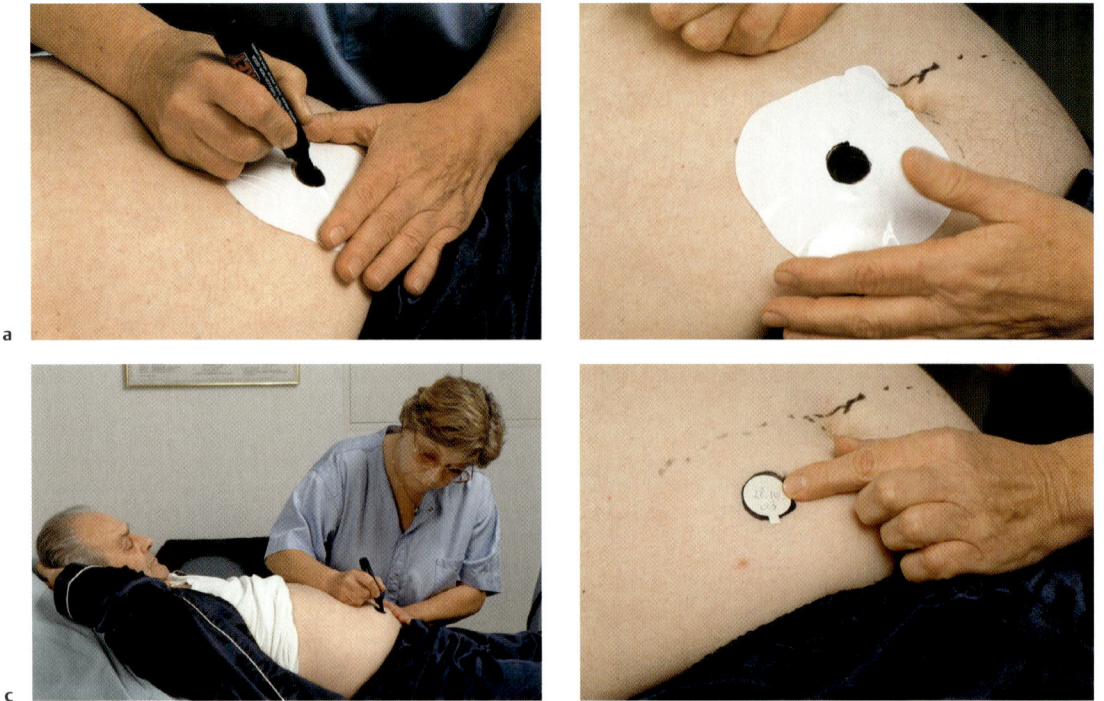

a

b

c

d

Abb. 5.7 ▪ **Exakte Markierung der Urostomie. a** u. **b** Die Schutzfolie eines Urostomiebeutels wird als Schablone verwendet. Die Markierung wird mit einem wasserlöslichen Filzstift in der Größe des zukünftigen Urostomas angezeichnet. **c** Nachdem die Schutzfolie entfernt wurde, wird noch mal ohne markiert. **d** Auf den markierten Punkt wird ein Aufkleber mit dem Datum der Markierung und dem Handzeichen der Stomatherapeutin angebracht (Produkte Fa. Hollister).

Komplikationen

Ein falsch angezeichnetes Stoma könnte dazu führen, dass der Patient das Stoma im Stehen gar nicht sehen kann oder es unter der Leibesprominenz liegt. Wird ein Stoma durch eine falsche Markierung in einer Hautfalte ausgeleitet, kann die Technik der Versorgung außerordentlich problematisch werden. Die Hautflächen der Stomaversorgungsbeutel werden rasch durch das Austreten von Ausscheidung unterwandert. Die Versorgung würde dadurch nicht mehr halten und Komplikationen sind vorprogrammiert **(Abb. 5.8)**.

Abb. 5.8 ▪ **Komplikationen.** Wird keine präoperative Markierung durchgeführt, kommt es in fast allen Fällen zu Schwierigkeiten bei der Versorgung des Stomas.

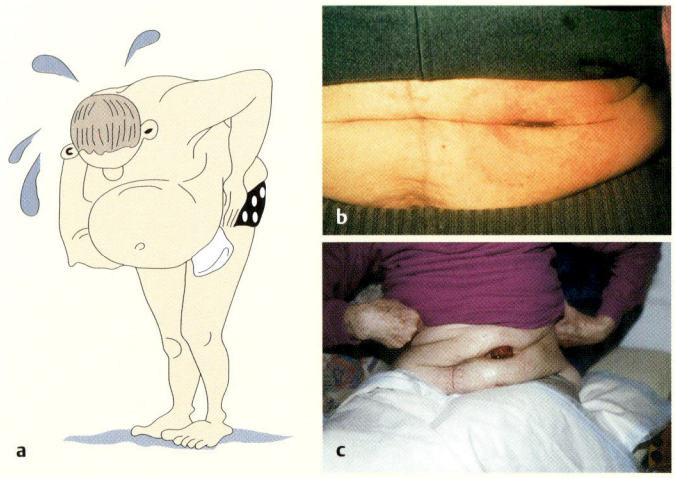

a

b

c

6 ⋮ Grundsätze der Stomaversorgung

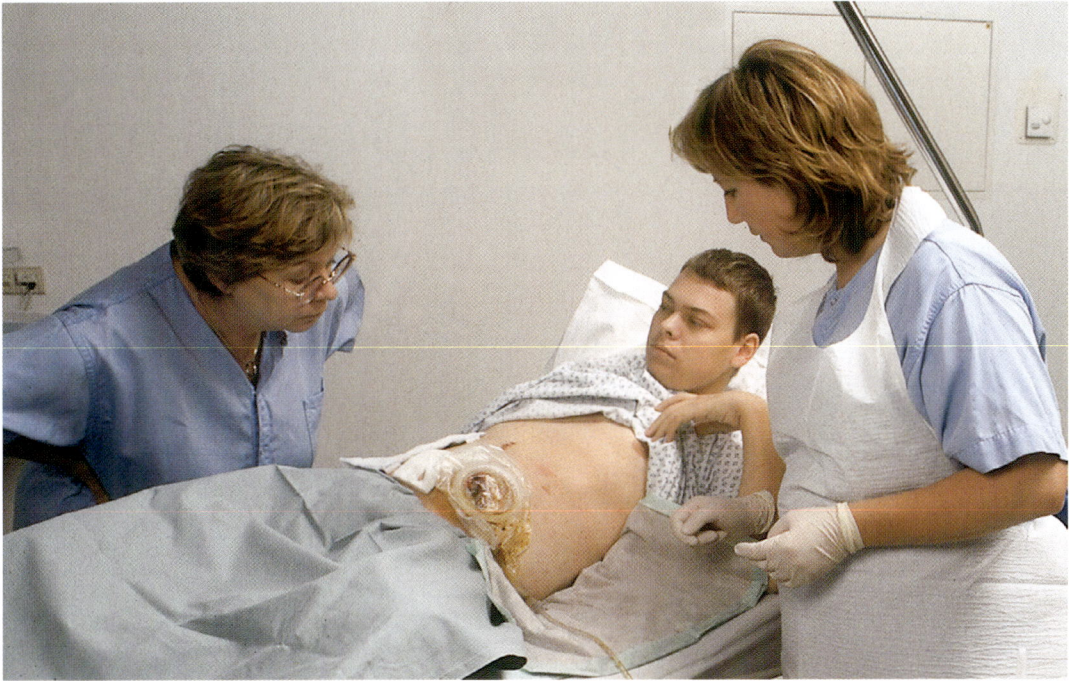

》 Ich kann über ein einmaliges Erlebnis aus meiner aktiven Zeit als Stomatherapeutin berichten, das ich Gott sei Dank nur einmal erlebt habe und nicht wieder. Ein Patient mit einer angelegten Querkolostomie, die am 1. postoperativen Tag eröffnet werden sollte: Er lag mit einem stark aufgeblähten Abdomen im schlechten Allgemeinzustand im Bett. Der Chirurg und die OP-Schwester waren dabei den Darm mittels Diathermie zu eröffnen. Der Patient war wach und klagte über starke Schmerzen im Abdomen. Trotz laufendem Sauger entleerte sich schwallartig flüssiger Darminhalt über den Patienten, die OP-Schwester und den Chirurgen. Das Bett war beschmutzt, übler Geruch breitete sich im Zimmer aus. Die Psyche des Patienten war derart angeschlagen, dass es nicht möglich war, ihn zur selbstständigen Stomaversorgung anzuleiten. Leider passiert das immer noch. Was würde dieser Chirurg empfinden, wäre er selbst Patient? Das war ein Negativbeispiel und soll nicht zur Nachahmung anregen, denn so darf und soll es nicht sein! 《

6.1 ⋮ Allgemeine Stomapflege

Der Stomaträger sollte nach seiner physiologischen und psychischen Erholung rücksichtsvoll, aber bestimmt an die einzelnen Versorgungsvorgänge herangeführt werden. Von wenigen Ausnahmen abgesehen (z.B. verwirrte, geistig behinderte oder gelähmte Patienten, Kinder bis zum Kindergartenalter) sollte kein Stomaträger entlassen werden, der nicht selbst sein Stoma korrekt versorgen kann. Um eine Qualität der Versorgung zu erreichen, muss der Stomaträger durch die Pflegenden zuvor von der Sicherheit eines korrekt angelegten Versorgungssystems überzeugt werden.

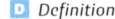 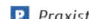

P *Sobald der Stomaträger mobil ist, sollte der Beutelwechsel bzw. die Entleerung des Beutels nicht mehr im Krankenzimmer durchgeführt werden, um eine Geruchsbelästigung der Mitpatienten zu vermeiden – somit können auch unliebsame Äußerungen vermieden werden.*

Was der Stomaträger im Krankenhaus nicht oder falsch erlernt, wird ihm zuhause Schwierigkeiten bereiten. Eine inkorrekte Stomaversorgung kann verstärkt zu Hautirritationen und Versorgungsproblemen führen (S. 102). Vor seiner Krankenhausentlassung soll der Stomaträger über evtl. auftretende Pflegeprobleme informiert werden. So ist es z B. wichtig für ihn zu wissen, dass Diarrhö zu Hautirritationen führen könnte. Wird mit einer trockenen Kompresse zu fest über das Stoma gewischt, kann es zu einer Blutung kommen. Präventive Informationen und das Einüben der korrekten Stomaversorgung helfen dem Stomaträger seinen Alltag zu planen und vermeiden eine spätere Unsicherheit.

6.1.1 Ausscheidungsgeruch

Gerüche gehören in das menschliche Leben, so genießen es die Menschen, wenn ihr Gegenüber „gut riecht". Sind die Gerüche eines anderen eher unangenehm, führen sie häufig zu spontanen Antipathien, ohne den betreffenden Menschen besonders zu kennen.

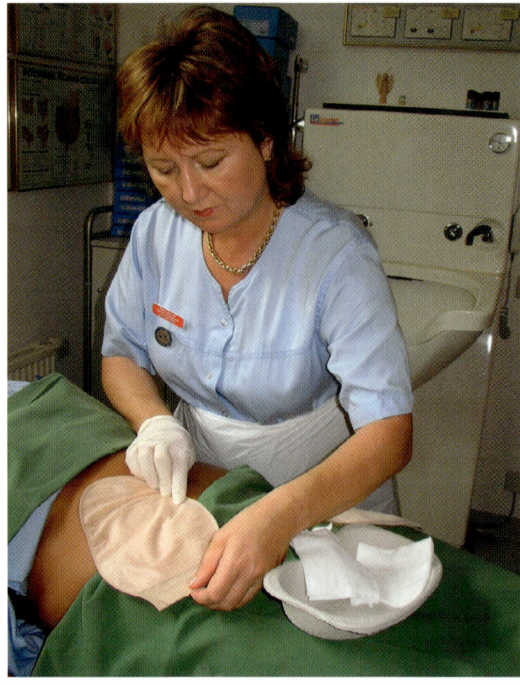

Abb. 6.1 ■ **Mimik und Gestik.** Bei der Stomaversorgung müssen Pflegeperson und Stomatherapeutin auf ihre Mimik und Gestik achten, denn durch die Scham des Stomaträgers könnte diese falsch interpretiert werden (Produkte Fa. Dansac).

Geruchsbildung

Da jeder Abschnitt im Verdauungsapparat eine besondere Aufgabe hat, entsteht auch in jedem Bereich des Verdauungssystems eine Geruchsbildung. Die Gerüche werden nicht erst im Darm gebildet. So wird der Speisebrei z.B. im Magen mit Salzsäure angereichert, um Bakterien abzutöten (S. 7). Die Darmbakterien verwerten die unverdaulichen Nahrungsbestandteile und setzen die entstandene Energie als Gas frei. Ein Mensch mit normal funktionierendem Schließmuskelapparat kann die Darmgase und den Stuhl bewusst zurückhalten, während ein Stomaträger dies nicht kann. Des Weiteren kann durch den Filter des Stomabeutels Geruch austreten, wenn sich Stuhl länger im Beutel am Körper des Stomaträgers befindet, der integrierte Kohlefilter in der Beutelfolie ist nur begrenzt aktiv.

Im Krankenhaus sollten Pflegepersonen während der Stomaversorgung ganz bewusst auf ihre eigene Gestik und Mimik achten, denn jede Tätigkeit wird vom Stomaträger genau registriert **(Abb. 6.1)**. Da das Selbstbewusstsein des Patienten nach der Anlage eines Stomas nicht besonders ausgeprägt ist und er sich schämt, seine Ausscheidungen so zu offenbaren, werden ihn negative Eindrücke noch mehr verunsichern. Häufig auftretende, unbewusst ablaufende Fehler des Personals im Krankenhaus sind:

- Nase hochziehen beim Beutelentfernen,
- Äußerungen über den Geruch und
- das Fenster sofort öffnen.

Diese Aspekte können eine Geruchsphobie beim Stomaträger auslösen oder verstärken.

Geruchsvermeidung

Die Geruchsbelästigung spielt für die Stomaträger eine sehr große Rolle. Obwohl die heutigen Beutelfolien absolut geruchsdicht sind, besteht bei den Stomaträgern immer noch ein schwer abbaubares Misstrauen gegenüber diesen Produkten. Die Angst vor peinlichen Darmgasentweichungen oder schlechten Gerüchen ist einfach zu groß. Um unangenehme Gerüche gar nicht erst aufkommen zu lassen, sollte der Stomaträger folgende Punkte berücksichtigen:

- Beutelwechsel den tatsächlichen Stuhlfrequenzen anpassen,
- Basisplatte maximal 3 Tage belassen,
- bei Kontamination der Basisplatte (z.B. beim Beutelwechsel) Wechsel der Platte auch dann, wenn sie noch keine drei Tage klebt,
- den Ausstreifbeutel täglich erneuern **(Abb. 6.2)**.

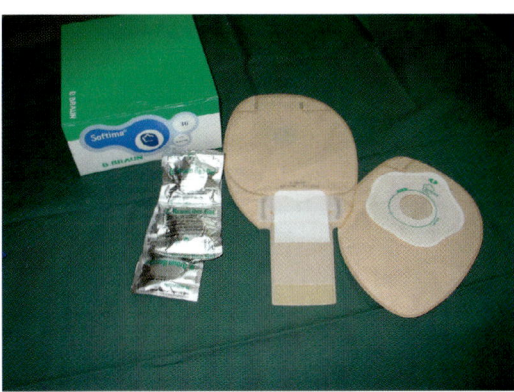

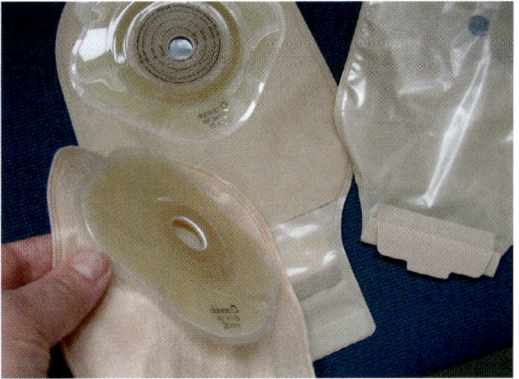

a

b

Abb. 6.2 ▪ **Ausstreifbeutel. a** Geschlossener Ausstreifbeutel mit Ileogel, **b** Nova X3 Ausstreifbeutel (Produkte Fa. Allomed, Dansac).

 Um die Inhalte zu vertiefen, können Sie sich das Video „Stomaversorgung mit Ausstreifbeutel" ansehen.

Ernährungsberatung

Bei stark gärenden, übelriechenden Stühlen wird dem Stomaträger eine Ernähungsberatung empfohlen, denn auch die Zusammensetzung der Nahrung verursacht verschiedene Gerüche. Der Ernährungsberater kann dem Stomaträger darüber Auskunft geben, welche Nahrungsmittel die Geruchsbildung verstärken und welche geruchshemmend sind. Geruchserzeugend sind z. B.: Eier, Spargel, Knoblauch und Käse; geruchshemmende Nahrungsmittel sind z. B.: Preiselbeeren und grüne Gemüse wie Spinat, Petersilie.

Zusatzprodukte

Verschiedene Firmen bieten Produkte an, die den auftretenden Geruch kaschieren können, z. B.:

- Aktivkohlefilter,
- Deodorantien oder
- Duftöle.

Aktivkohlefilter. Um den Geruch der Ausscheidungen zu minimieren, können auch Stomabeutel mit integriertem Kohlefilter verwendet werden.

Deodorantien. Außerdem gibt es auf dem Markt Deodorantien (z. B. Ostobon, Ozium-Spray, Nodor S Tropfen oder Kohlekompletten), die in den Beutel eingebracht werden können **(Abb. 6.3)**.

Duftöle. Je nach Geschmacksempfinden können Stomaträger z. B. Zitronen-, Orangenschalen- oder Pfefferminzöl auf ihren Stomabeutel, die Nachtwäsche, Taschentücher usw. geben, um dem Geruch zu hemmen **(Abb. 6.4)**. Mobile Stomaträger können im Alltag ihre Parfüms verwenden.

 Um die Inhalte zu vertiefen, können Sie sich das Video „Produktinformationen" ansehen.

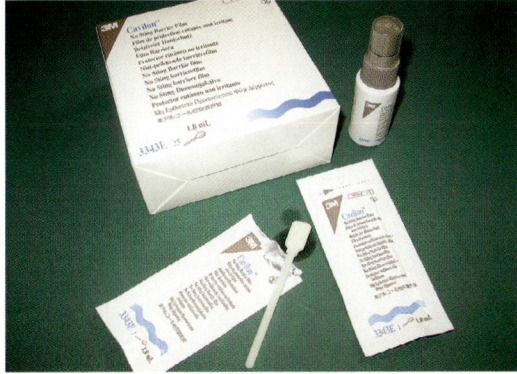

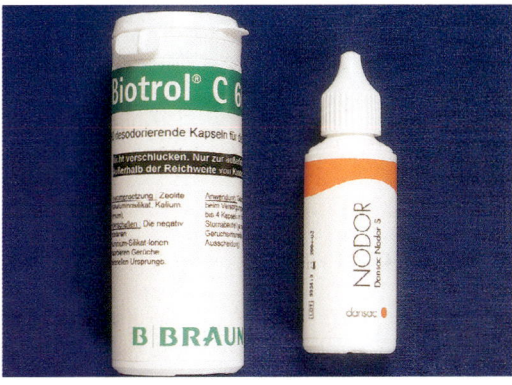

Abb. 6.3 ▪ **Deodorantien.** Von verschiedenen Firmen werden Deodorantien angeboten, die entweder direkt in den Beutel eingebracht oder äußerlich angewendet werden (Produkte Fa. 3 M, Allomed, Dansac).

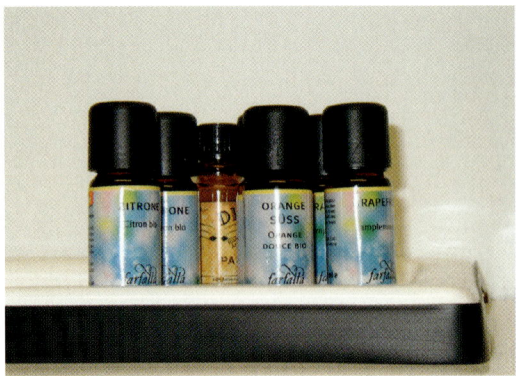

Abb. 6.4 ▪ **Duftöle.** Duftöle können je nach Geschmacksrichtung angewandt werden, um den Geruch zu verändern (Produkte Fa. Demeter).

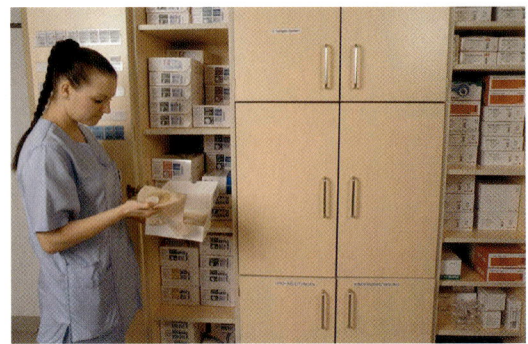

Abb. 6.5 ▪ **Versorgung.** Die Versorgung wird so ausgewählt, dass neben der Ausscheidungsmenge auch Konsistenz und Häufigkeit kontrolliert werden können. Von verschiedenen Herstellern werden diverse Alternativen angeboten (Produkte Fa. Convatec, Dansac).

6.1.2 Postoperative Pflege

Nach einer durchgeführten operativen Stomaanlage liegt der Beobachtungsschwerpunkt in der postoperativen Überwachung der Vigilanz (Wachheitszustand) des Patienten und dem Verhalten des Stomas. Dabei ist auf folgende Aspekte besonders zu achten:

- Durchblutung des Stomas,
- Entstehung eines Stomaödems (S. 108),
- Hautreaktionen und
- Ausscheidungen und Flüssigkeitszufuhr.

Durchblutung des Stomas

Der Pflegende bzw. Stomatherapeut achtet besonders auf die Durchblutung des Stomas, indem er regelmäßig die Schleimhaut inspiziert. Ist sie hellrot bis rot, wird das Stoma gut durchblutet. Verfärbt sich die Schleimhaut violett bis weißlich, kann davon ausgegangen werden, dass sich die Durchblutung verschlechtert und auf dem Weg zur Nekrose (schwarze Schleimhaut) ist.

Entstehung eines Stomaödems

Direkt nach der Operation schwillt das neu angelegte Stoma meistens etwas an, kann deshalb noch nicht als Ödem bezeichnet werden. Von den Pflegenden sollte jedoch darauf geachtet werden, dass die Schwellung in den ersten postoperativen Tagen rückläufig ist. Sollte dies nicht der Fall sein oder das Gegenteil eintreten, muss der behandelnde Arzt informiert werden.

Hautreaktionen

Die peristomale Haut wird täglich bei der Stomaversorgung sorgfältig auf Veränderungen inspiziert. Treten Hautrötungen oder Hautmazerationen (S. 102) auf, könnte das ein Indiz für eine allergische Reaktion auf die Versorgungsmaterialien sein. Dies sollte beobachtet und

dann evtl. auf andere Materialien umgestellt werden. Außerdem ist auf Infektionszeichen zu achten, welche die Wundheilung negativ beeinflussen könnten. Tritt eine Stomaretraktion (S. 104) auf, muss wegen der Gefahr einer beginnenden Peritonitis sofort der Arzt informiert werden, um weitere Maßnahmen einzuleiten.

Ausscheidungen und Flüssigkeitszufuhr

Die Ausscheidungen durch das Stoma werden auf Menge, Konsistenz und Beimengungen kontrolliert **(Abb. 6.5)**. Ein leichter Blutabgang in den ersten postoperativen Tagen kann als normal bezeichnet werden.

Um den Flüssigkeitshaushalt zu stabilisieren und eine ausreichende Nierenfunktion zu gewährleisten, sollte der Stomaträger in den ersten postoperativen Tagen ausreichend Infusionen erhalten oder täglich ca. $2 – 2\,^1/_2$ Liter Flüssigkeit zu sich zunehmen, um den erhöhten Flüssigkeitsverlust auszugleichen (gerade bei einer Ileostomie). Um den Kaliumverlust auszugleichen, werden Suppen, Tees und Orangensaft oder kaliumhältige Nahrungsmittel, wie z. B. Bananen, Kartoffeln, Spinat angeboten. Sollte vermehrt Durchfall auftreten, so ist eine Flüssigkeitsmangelerscheinung sowie eine Entgleisung des Elektrolythaushaltes möglich.

Symptome. Die Anzeichen einer Flüssigkeitsmangelerscheinung sind:

- Durst,
- allgemeine Schwäche,
- langsam ansteigendes Fieber,
- Rückgang der Urinausscheidung,
- reduzierte Aufmerksamkeit bis hin zum Dämmerzustand und
- Muskelkrämpfe.

Sollte eines dieser Symptome auftreten, muss der zuständige Arzt kontaktiert werden.

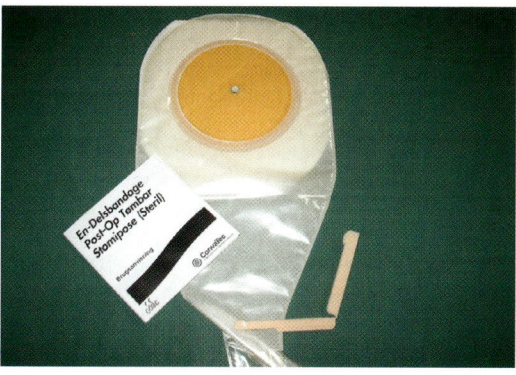 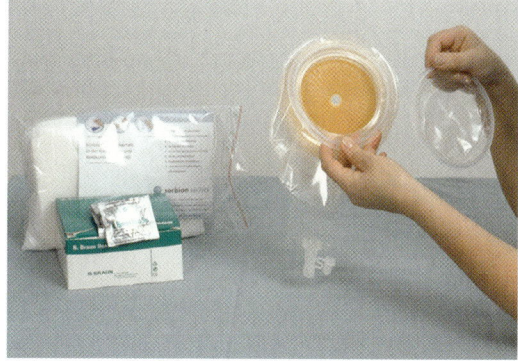

Abb. 6.6 ▪ **Post-OP-Beutel.** In den ersten postoperativen Tagen wird ein transparenter Beutel angebracht, um das neu angelegte Stoma ständig inspizieren zu können, ohne dabei die Versorgung zu wechseln (Produkte Fa. Convatec, Coloplast, Braun).

Anforderungen an die postoperative Versorgung

In den ersten postoperativen Tag muss besonders auf die peristomale Haut geachtet werden **(Abb. 6.6)**. Die Beutelversorgung wird jeden zweiten Tag gewechselt. Der Hautschutz sollte sich gut an das Stoma anschmiegen, um Feuchtigkeit aufnehmen zu können. Beim Anlegen des Stomabeutels ist in den ersten postoperativen Tagen darauf zu achten, dass die Versorgung seitlich am Patienten angebracht wird, da die Entleerung des Beutels am liegenden Patienten sonst sehr schwierig wird.

Intraoperativ angelegte Drainagen werden zwischen 4. und 5. postoperativen Tag gezogen. Die Nähte der Laparotomie werden zwischen 7. und 10. Tag entfernt.

Um die Inhalte zu vertiefen, können Sie sich die Videos „Postoperative Stomaversorgung" und „Verbandwechsel bei Wunddehiszenz" ansehen.

Training der Beckenbodenmuskulatur bei Patienten mit ileoanaler oder Kolon-Pouchanlage

Die Übungen zur Stärkung der Beckenbodenmuskulatur (S. 41) werden vor der Operation begonnen und nach der Operation für den Rest des Lebens durchgeführt. Durch diese Maßnahme dehnt sich das Reservoir auf und trainiert den Schließmuskel, es kann sich eine größere Stuhlmenge im Pouch (S. 22) ansammeln.

6.1.3 ⋮ Reinigung der peristomalen Haut

Die Pflege der peristomalen Haut ist von besonderer Bedeutung, um die Haut gesund zu erhalten und Hautschädigungen vorzubeugen. Der Stomaträger sollte deshalb einige Grundregeln beherzigen und in seinen Alltag integrieren.

Für das Reinigen der Haut dürfen nur Einmalmaterialien verwendet werden, weil Waschlappen und Schwämme eine geeignete Brutstätte für Bakterien und andere Krankheitserreger sind. Die Einmalmaterialien, wie z.B. Kompressen sollen einerseits weich (um die Schleimhaut nicht zu schädigen), andererseits saugfähig (um Sekrete oder Stuhl vollständig aufnehmen zu können) sein. Für die Grobreinigung kann auch sehr weiches Toilettenpapier verwendet werden. Materialien wie Zellstoff, Einmaltaschentücher oder Papiertaschentücher, also Materialien, die fusseln können, dürfen für die Reinigung der peristomalen Haut nicht verwendet werden. Die Anwendung von Waschbenzin, Äther, Ölen, Pflegeschaum, Enthaarungscremes oder ähnlichem im peristomalen Bereich ist ebenfalls untersagt **(Abb. 6.7)**.

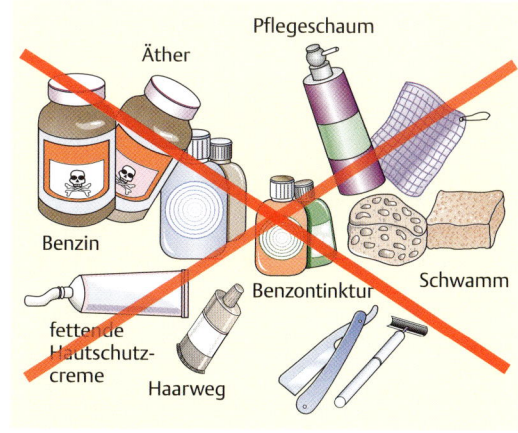

Abb. 6.7 ▪ **Pflegeutensilien.** Produkte wie Äther, Waschbenzin und sonstige reizende Utensilien dürfen für die Reinigung der peristomalen Haut nicht verwendet werden.

Waschzusätze. Zur Reinigung der Stomaumgebung werden warmes Wasser und eine ph-neutrale Seife verwendet. Andere Seifen eignen sich nicht für die Reinigung der peristomalen Haut, weil sie stark alkalisch sind und so den Säureschutzmantel der Haut zerstören würden. Der Reinigungszusatz sollte außerdem parfümfrei sein, denn häufig führen Parfüms zu Hautirritationen und Allergien. Moderne Hautschutzmaterialien, wie z. B. Stomahesive und Assura sind auf den natürlichen ph-Wert der Haut abgestimmt und erfordern keine zusätzliche Hautpflege.

Sollte eine Stomaversorgung mit einem Kleberand verwendet werden, müssen die Kleberrückstände mit einem geeigneten Pflasterentferner (z. B. Convacare Reinigungstuch) entfernt werden.

M *Die Reinigung der peristomalen Haut wird bei Ileostomien und Kolostomien immer in kreisförmigen Bewegungen von außen nach innen und zum Stoma hin durchgeführt. Bei der Urostomie erfolgt die Reinigung von innen nach außen und vom Stoma weg (Abb. 6.8).*

Festes Reiben oder Wischen während des Abtrocknens des Stomas und der peristomalen Haut sollte vermieden werden, weil leicht Schleimhautläsionen entstehen, die auch bluten können. Auch kleine Granulationspolypen am Stomarand können sehr leicht zu bluten beginnen, wenn sie irritiert werden.

Enthaarung. Zur Pflege des Stomabereiches gehört auch die regelmäßige Enthaarung. Die Haare im Stomabereich sollten komplett entfernt werden, damit sie nicht durch das Ablösen der Stomaversorgung herausgerissen werden. Besonders geeignet für die Rasur der peristomalen Haare sind hierbei Einmalrasierer. Es sollte darauf geachtet werden, dass die Haut nicht verletzt wird.

Die Reinigung des Stomas kann der Stomaträger am besten in seine tägliche Ganzkörperpflege integrieren.

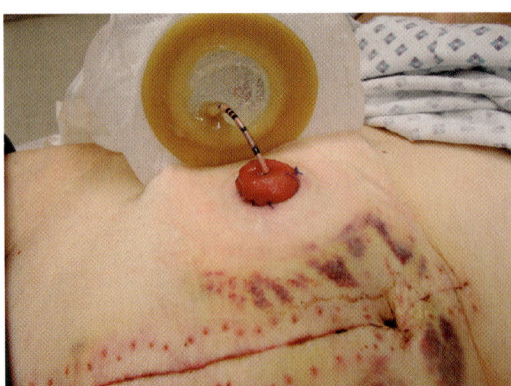

Abb. 6.8 ▪ **Urostomie.** Eine Urostomie (hier mit Splinteinlage) muss von innen nach außen und vom Stoma weg gereinigt werden.

So kann er die peristomale Haut z. B. unter der Dusche oder währen eines Vollbades reinigen (ist vom Ausscheidungsrhythmus und -konsistenz abhängig). Die jeweilige Handhabung und Durchführung an verschiedenen Orten sollte der Stomaträger bereits während seines Klinikaufenthaltes erlernt haben.

Ob die Reinigung des Stomas von der zuständigen Pflegeperson mit oder ohne Handschuhe durchführt werden sollte, ist sehr umstritten. Die hygienischen Vorschriften sprechen eindeutig für das Tragen von Handschuhen beim Umgang mit Ausscheidungen. In manchen Fällen spricht die psychische Situation des Stomaträgers und ein erschwerter Umgang mit den Haftmaterial und Modellierstreifen dagegen.

6.1.4 Anleitung zum Versorgungswechsel

Der Patient mit einem neu angelegten Stoma wird vom Stomatherapeuten in die Stomaversorgung eingewiesen **(Abb. 6.9)**. Kann der Stomträger bei der Krankenhausentlassung seine Versorgung ohne Hilfe selbst durchführen, stärkt das sein Selbstbewusstsein. Die Stomaversorgung wird in drei Schritte eingeteilt:
1. Vorbereitung,
2. Durchführung und
3. Nachbereitung.

Vorbereitung
Der Stomaträger wird vorab über die geplante Maßnahme informiert. Folgende Materialien werden vorbereitet **(Abb. 6.10)**:
- eine vorgeschnittene Basisplatte und den dazu passenden Stomabeutel oder eine einteilige Stomaversorgung,
- nasse und trockene Kompressen zum Reinigen des peristomalen Bereiches,
- einen Entsorgungsbeutel für die alte Stomaversorgung,
- evtl. Hautschutzfilm, Paste oder Modellierstreifen zum korrekten Anpassen der Versorgung ans Stoma,
- Einmalrasierer und
- evtl. eine Messhilfe, um die korrekte Ringgröße bestimmen zu können **(Abb. 6.11)**.

Durchführung
Zuerst wird die alte Stomaversorgung vorsichtig von oben nach unten abgelöst. Danach erfolgt die Reinigung der peristomalen Haut mit lauwarmem Wasser und wassergetränkten warmen Kompressen (S. 66). Ist eine Rasur im Stomabereich notwendig, wird Convacare auf das zu rasierende Areal aufgebracht. Convacare löst alle Haftstoffe von der Haut, damit ein glattes geschmeidiges Rasieren möglich ist. Mit einer trockenen Kompresse

Abb. 6.9 ■ **Stomaversorgung.** Darstellung einer beispielhaften Versorgung eines Stomas.

1. Trägerplatte langsam von oben nach unten abziehen (ablösen)

2. Haut rund um das Stoma selbst mit unsterilen in lauwarmem Wasser getränkten Tupfern reinigen.
   Gereinigt wird kreisförmig von außen zum Stoma hin

3. Haut mit 2 Tupfern trocknen

4. Eventuell die nachgewachsenen Haare in der Umgebung des Stomas nachrasieren, gut eignet sich ein Einmalrasierer

5. Die ersten Wochen nach der Operation Stoma nachmessen

6. Schneidegerät auf die ermittelte Größe des Stomas einstellen, Schablone auf die Trägerplatte legen und genau ausschneiden

7. Schutzpapier abziehen und die Trägerplatte auf die Haut geben. Es sollte keine Haut zwischen dem Stoma und dem Hautschutz zu sehen sein. Klebepapier faltenfrei ausstreichen. Die Trägerplatte kann 3 Tage auf der Haut bleiben, dann wechseln

8. Geschlossenen Beutel oder Ausstreifbeutel auf den Ring stecken und festdrücken

9. Halteprobe durchführen, indem am Beutel leicht gezogen wird

Zum Duschen den Filter abkleben - er sollte nicht feucht werden, da er sonst nicht mehr aktiviert ist. Platte und schmutzigen Beutel nicht in die Toilette entsorgen, sondern in einen Plastiksack und in den Restmüll geben.

Bei Problemen kontaktieren Sie bitte Ihre Stomafachschwester.

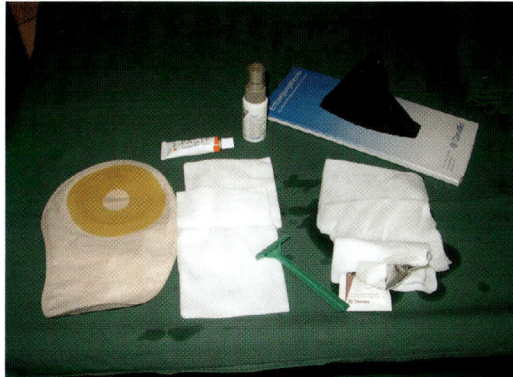

Abb. 6.10 ■ **Materialien.** Vor der Durchführung des Versorgungswechsels werden alle Materialien vorbereitet, die benötigt werden könnten (Produkte Fa. Convatec, Dansac, 3M).

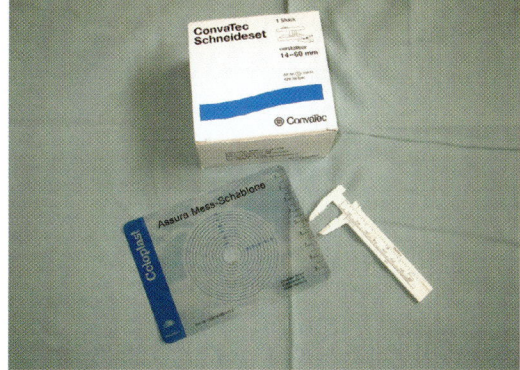

Abb. 6.11 ■ **Schablone und Schneidegerät.** Für die Ermittlung der korrekten Ringgröße kann eine Schablohne zu Hilfe genommen werden. Das Schneidegerät ermöglicht ein rasches und genaues Ausschneiden der Basisplatten (Produkte Fa. Coloplast, Convatec).

werden die Reste des Klebers und der Haare entfernt, anschließend reichlich abgewaschen und die Haut sanft abgetrocknet. Bei Bedarf kann nach dem Abtrocknen ein Hautschutzfilm aufgetragen werden (z. B. Cavilon).

Ist die Haut richtig getrocknet, werden Basisplatte und Stomabeutel bzw. einteiliges Versorgungssystem von unten nach oben auf das Stoma geklebt. Die Größe der Öffnung muss korrekt an das Stoma angepasst werden. Der Stuhl darf keinesfalls mit der Haut in Berührung kommen, weil die austretenden Ausscheidungen die Haut reizen **(Abb. 6.12)**. Das Wechselintervall richtet sich nach der individuellen Ausscheidungsfrequenz und

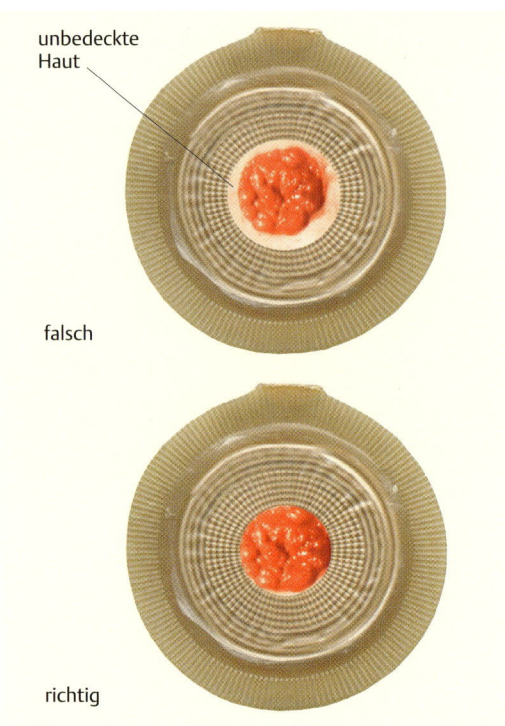

unbedeckte Haut

falsch

richtig

Abb. 6.12 ▪ **Basisplatte.** Die Größe der Öffnung muss korrekt der Größe des Stomas angepasst werden, um Komplikationen zu vermeiden (Produkte Fa. Coloplast).

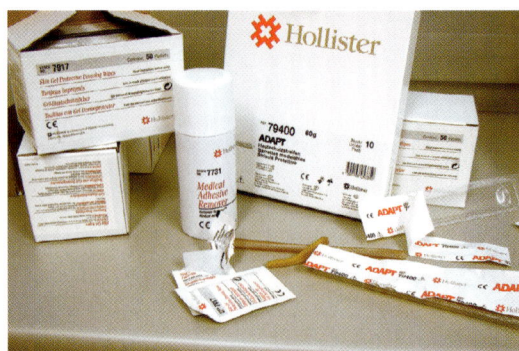

Abb. 6.13 ▪ **Hautschutz.** Mit verschiedenen Produkten, z. B. Hautschutzstreifen, können Hautirritationen verhindert werden (Produkte Fa. Hollister).

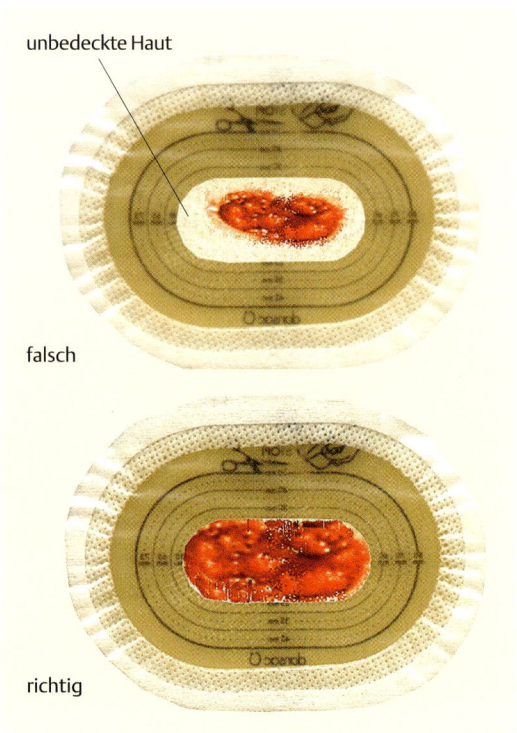

unbedeckte Haut

falsch

richtig

Abb. 6.14 ▪ **Schablonen.** Mit vorgefertigten oder selbst angefertigten Schablonen kann die Größe der Öffnung exakt ermittelt werden (Produkte Fa. Dansac).

nach folgenden Grundsätzen. Die Versorgung muss gewechselt werden, wenn:

■ die Versorgung undicht ist,
■ die Basisplatte nicht mehr haftet,
■ der Filter Gerüche durch lässt oder
■ aufgrund einer Erkrankung (z. B. Mykosen) Lösungen und Medikamente appliziert werden müssen.

Anpassen der Versorgung. Die Beutelversorgung richtet sich nach dem Stomatyp, der Hautverträglichkeit und der Beschaffenheit der Ausscheidung (S. 149). Die Stomaversorgung soll so gewählt werden, dass sie mit dem Stoma weitgehend abschließt, die peristomale Haut abdeckt und vor Ausscheidungen schützt. Die Öffnungsgröße der Stomaversorgung sollte ca. 2 mm größer als das Stoma sein. Ist eine Versorgung zu weit ausgeschnitten, kann dieses mit einer Hautschutzpaste ausgeglichen werden **(Abb. 6.13)**.

Bei runden Stomata kann die benötigte Größe der Öffnung mithilfe von Schablonen gemessen werden. Verschiedene Firmen bieten solche Schablonen zum Kauf an. Ist ein Stoma oval, sollte eine maßgerechte Schablone angefertigt werden **(Abb. 6.14)**.

Wie bereits beschrieben, darf die Öffnungsgröße der Versorgung nicht zu groß sein, damit der Stomabereich vor den (manchmal aggressiven) Ausscheidungen geschützt wird, andererseits muss der Stomatherapeut darauf achten, dass die Versorgung auch nicht zu eng um das Stoma liegt. Wird das Stoma eingeengt, führt das nicht selten zu Drucknekrosen und Verletzungen.

Um die Inhalte zu vertiefen, können Sie sich das Video „Stomaarten" ansehen.

Versorgungsauswahl. In der ersten Zeit nach der Stomaanlage verkleinert sich das Stoma um etwa 40%, die Verkleinerung verlangt eine Umstellung der Beutelöffnung. Für Sigmakolostomieträger werden in der Regel einteilige, geschlossene Beutel mit integriertem Kohlefilter verwendet. Durch die bessere Hautverträglichkeit und dem verminderten Auftreten von Hautirritationen sollte vorzugsweise ein Beutelsystem mit durchgehendem Hautschutzmaterial verwendet werden (S. 150).

Bei Stomata mit häufiger Produktion von flüssigen bis breiigen Stühlen, besonders bei Ileostomien (S. 21) oder rezidivierenden Hautreizungen ist ein zweiteiliges System zu empfehlen. Bei gutem Sitz kann die Basisplatte mehrtägig (2–3 Tage) in situ verbleiben, während nur der hierauf applizierte Beutel einmal täglich gewechselt werden muss (S. 152).

P *Wurden beim Patienten eine Urostomie und eine Kolostomie angelegt, muss aus hygienischen Gründen die Urostomie immer zuerst versorgt werden.*

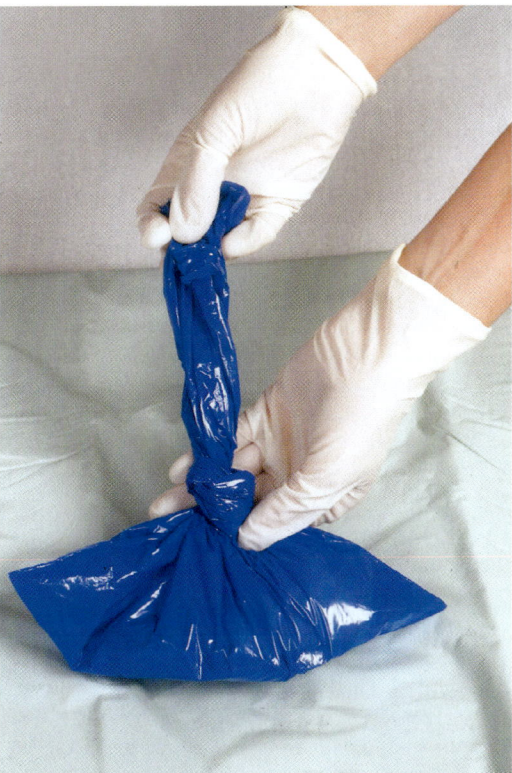

Abb. 6.15 ▪ Abwurfbeutel. Die alte Stomaversorgung und alle benötigten Materialien werden in einem Abwurfbeutel entsorgt.

Nachbereitung
Zur Entsorgung der Stomaversorgung werden von der Industrie so genannte Entsorgungsbeutel angeboten. Um eine unauffällige Entsorgung zu garantieren, können auch alte Einkaufstüten aus Plastik verwendet werden. Die alte Stomaversorgung und alle verwendeten Materialien werden geruchsdicht und reißfest in den Entsorgungsbeutel abgeworfen. Nach dem Verknoten wird der Entsorgungsbeutel samt Inhalt in den Restmüll verworfen **(Abb. 6.15)**. Alle anderen Materialien werden desinfiziert und weggeräumt.

6.1.5 Anwendung konvexer Stomaversorgungen

Die Anwendung konvexer Stomaversorgungen bei retrahierten Stomatas (S. 104) bietet den Patienten wesentliche Vorteile bezüglich Sicherheit und in der Einfachheit der Anwendung. Konvexe Versorgungen setzen eine differenzierte Beurteilung hinsichtlich folgender Aspekte voraus:
- Größe, Form, Symmetrie der Retraktion,
- Veränderungen der Retraktion beim Bewegen und
- Beschaffenheit des peristomalen Gewebes.

Das Profil der Konvexität sollte dem der Retraktion so weit als möglich entsprechen. Das wiederum setzt voraus, dass die Eigenschaften der verschiedenen Produkte bekannt und diese auch verfügbar sind.

Komplikationen. Konvexe Versorgungen können Druck auf das peristomale Gewebe ausüben insbesondere wenn sich aufgrund von Hernienbildung (S. 110) oder Gewichtsveränderungen die Retraktionen verändern **(Abb. 6.16)**.

M *Wird zu viel Druck auf das Gewebe ausgeübt, führt das zu einem Druckschaden, dessen Folge die Entstehung eines Dekubitus ist.*

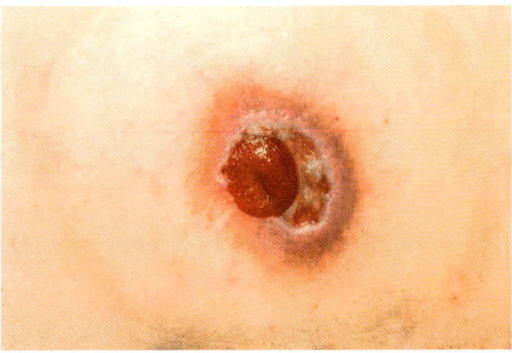

Abb. 6.16 ▪ Stomanekrose. Aufgrund der Anwendung von konvexen Systemen ist bei diesem Stomaträger eine Nekrose entstanden.

Ein Gürtel kann die Sicherheit verbessern, verstärkt aber auch das Druckrisiko. Empfohlen wird deshalb, den Gürtel nur zeitlich begrenzt einzusetzen und die peristomale Haut regelmäßig auf Veränderungen kontrollieren **(Abb. 6.17)**. Gewichtszunahme und Bauchumfang müssen ebenso berücksichtigt werden.

Der Patient soll über den Sinn und Zweck der konvexen Versorgung orientiert sein. Bei Stoma- oder Hautveränderungen sollte er frühzeitig den Stomatherapeuten oder seinen behandelnden Arzt informieren. Empfehlenswert sind des weiteren regelmäßige Kontrollen.

Bei sehr flach angelegten, noch nicht vollständig eingeheilten Stomatas kann ein Versorgen mit einem konvexen System eine leichte Prominenz bringen (ab dem 2. postoperativen Tag bis ca. 3 Wochen nach der Stomaanlage). Stomanähte sollten am 10. postoperativen Tag entfernt werden.

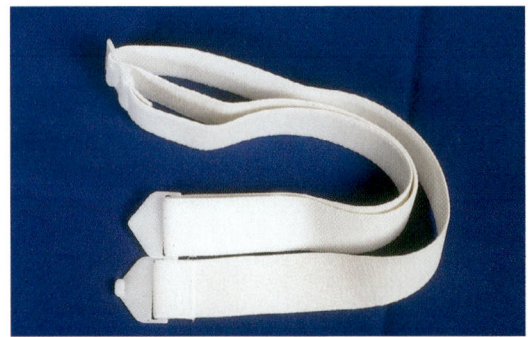

Abb. 6.17 ▪ **Gürtel.** Ein Gürtel bietet dem Stomaträger eine gewisse Sicherheit (Produkte Fa. Dansac).

6.2 Spezielle Stomapflege

Für alle Stomaarten gelten die gleichen Grundsätze, und doch unterscheiden sich einige Details aufgrund der verschiedenen Stomaanlagen bzw. der Grund- bzw. Zusatzerkrankungen des einzelnen Menschen:

- Versorgung einer Kolostomie,
- Versorgung einer Ileostomie,
- Versorgung eines Stomas mit Reiter **(Abb. 6.18)**,
- Versorgung einer Urostomie,
- Versorgung eines Stomas bei Patienten mit Radiotherapie oder nach intraoperativer Bestrahlung (IORT).

6.2.1 Versorgung einer Kolostomie

Die endständige Kolostomie ist eine Stomaart, die häufig angelegt wird. Dabei erfolgt die Ausleitung des Kolons

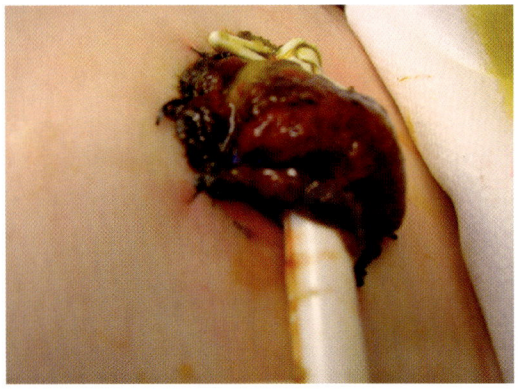

Abb. 6.18 ▪ **Stoma mit Reiter.** Darstellung einer Ileostomie mit integriertem Reiter.

durch die Bauchdecke. Die Funktion des Dickdarmes bleibt dabei erhalten, der Stuhl wird eingedickt. Daher sind die Ausscheidungen beim Kolostoma breiig bis normal geformt.

Hartmann–Stoma

Dieses endständige Kolostoma ist eine besondere Form des endständigen Stomas, wobei hier das absteigende Kolon oder das oberste Sigma endständig ausgeleitet und ein Teil des Sigmas und / oder oberen Mastdarms entfernt wird. Diese Operation wird gelegentlich bei durchgebrochener Entzündung des Sigmas perforierte Sigmadivertikulitis oder Durchbruch eines bösartigen Tumors in diesem Bereich mit schwerer Bauchfellentzündung (Peritonitis) durchgeführt. Bei Vorliegen einer Peritonitis birgt eine primäre Anastomose eine hohe Gefahr einer Undichtigkeit der Darmverbindung (Anastomosendehiszenz). Prinzipiell ist die Hartmann–Situation nach Ausheilung der Bauchfellentzündung nach 6 – 10 Wochen in einer neuerlichen Operation wieder auf eine normale Darmkontinuität rückführbar.

Doppelläufige Kolostomie

Bei einer doppelläufigen Kolostomie wird eine Schlinge des Dickdarmes vor die Bauchhaut gezogen und geöffnet. Dabei entsteht ein Stoma mit zwei Öffnungen, eine vom zuführenden (oralen), eine vom wegführenden Teil des Dickdarmes **(Abb. 6.19)** . Der wegführende Teil des Stomas entlastet den verbleibenden Darm, weil die Ausscheidungen diesen Teil aufgrund von Engstellen, Fisteln oder neu angelegten Anastomosen nicht passieren können oder dürfen (Schutzkolostoma). Stomaträger mit

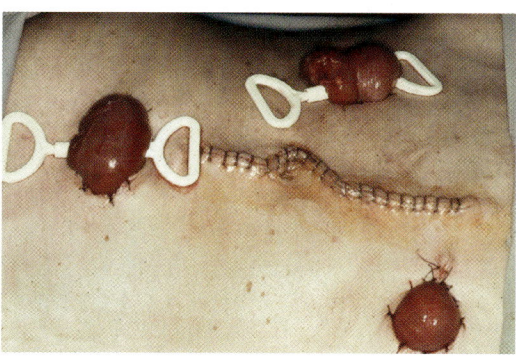

Abb. 6.19 ▪ **Reiterversorgung.** Patient mit neu angelegten Stomata und mehreren Reitern (Produkte Fa. Coloplast).

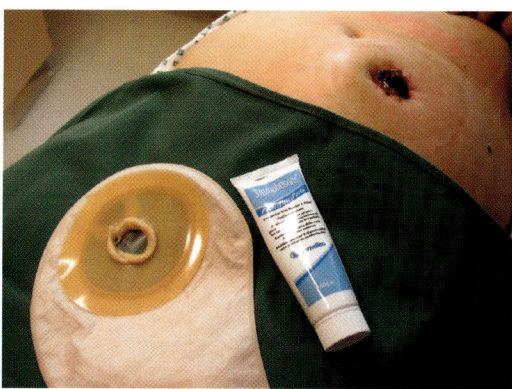

Abb. 6.20 ▪ **Kolostomie.** Vorbereiteter geschlossener Beutel mit Hautschutzpaste (Produkte Fa. Convatec).

doppelläufigem Kolostoma spüren den normalen Stuhldrang, sie können evtl. auch kleinere Mengen Stuhl über den After ausscheiden. Doppelläufige Kolostomien werden meist im querverlaufenden Kolon angelegt, was zur Folge hat, dass weniger Darm zur Verfügung steht, um den Nahrungsresten Wasser zu entziehen. Die Stuhlkonsistenz ist breiig.

Diversionskolitis

Aufgrund der fehlenden regelmäßigen Entleerung von Stuhl, Schleim und abgeschilferter Schleimhaut kommt es in Verbindung mit einer Fehlbesiedelung durch Keime und Pilze in dem ausgeschalteten Dickdarmteil zu einer chronischen Entzündung (Diversionskolitis) mit zum Teil sehr starker Schleimbildung und schleimig-blutigen Abgängen. Diese beunruhigen und belasten vor allem Tumorpatienten sehr.

Um dieser Entwicklung vorzubeugen, sind nach ärztlicher Anordnung regelmäßig rektale Einläufe und Spülungen mit steriler Kochsalzlösung oder Klysmen durchzuführen, bei Entzündungen eventuell auch Klysmen mit Medikamenten.

Versorgungswechsel

Der Versorgungswechsel bei Kolostomieträgern findet günstigerweise immer nach den Stuhlentleerungen statt. Der Kolostomieträger kann je nach Bedarf zwischen einteiligen und zweiteiligen Versorgungssystemen wählen. Für die Versorgung von Kolostomien werden geschlossene Beutel empfohlen **(Abb. 6.20)**.

Durchführung

Es gelten die allgemeinen Grundsätze der Stomaversorgung, wie sie auf S. 61 beschrieben sind. Bei der einteiligen Versorgung wird der alte Beutel vorsichtig von oben

nach unten vom Stomarand gelöst und verworfen. Nach dem Reinigen und Abtrocknen der peristomalen Haut spiralförmig von außen nach innen wird der vorbereitete neue Beutel von unten nach oben wieder angelegt. Bei einer zweiteiligen Versorgung kann die Basisplatte 2–3 Tage auf dem Stoma verbleiben. Muss sie gewechselt werden, werden Basisplatte und Beutel auch von oben nach unten entfernt, die Haut spiralförmig von außen nach innen gereinigt und gepflegt und die Basisplatte zuerst wieder angelegt. Nach dem Abdichten der Platte wird der Beutel von unten nach oben wieder aufgesetzt bzw. aufgeklebt und auf Dichte und Festigkeit überprüft **(Abb. 6.21)**.

Während des Versorgungswechsels achten Stomaträger bzw. Stomatherapeut auf Veränderungen im Stoma- und peristomalen Bereich (z. B. Hautveränderungen, Blutungen, Aussehen des Stomas usw.).

6.2.2 ⁝ Versorgung einer Ileostomie

Bei einer Ileostomie wird der Dünndarm durch die Bauchwand ausgeleitet **(Abb. 6.22)**. Im Zuge dieser Stomaanlage müssen der Dickdarm und der gesamte Schließmuskelapparat entfernt werden. Der Stuhl kann also nicht mehr eingedickt werden, was dazu führt, dass die Konsistenz des Stuhles dünnflüssig bis leichtbreiig ist. Die Ausscheidungen enthalten zum Teil noch die Verdauungssäfte, deshalb sind sie ganz besonders aggressiv.

Doppelläufige Ileostomie

Bei einer doppelläufigen Ileostomie legt der Chirurg intraoperativ eine Schlinge des Ileums an, die durch die Bauchdecke gezogen und geöffnet wird. Dabei entstehen zwei Darmöffnungen wovon ein Teil zum Stoma hin-,

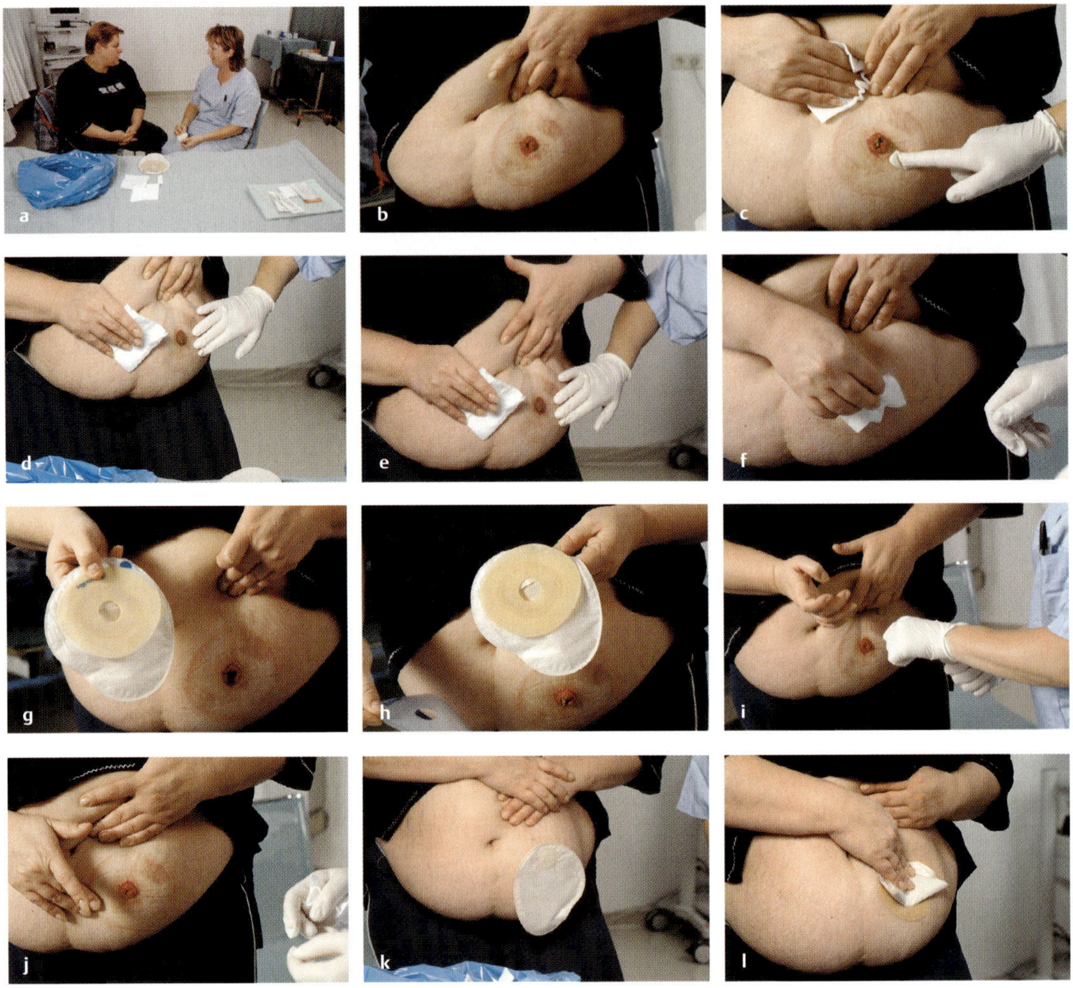

Abb. 6.21 ■ **Kolostomieversorgung. a** Die Stomatherapeutin führt mit der Kolostomieträgerin ein Vorgespräch und erörtert Fragen und Probleme. **b** und **c** Der alte Beutel wird entfernt, das Stoma inspiziert. **d** – **f** Die peristomale Haut wird mit einer weichen Kompresse von außen nach innen spiralförmig gereinigt und sorgfältig, aber sanft getrocknet. **g** – **k** Wenn die Haut komplett getrocknet ist, wird die neue Versorgung von unten nach oben wieder angebracht. Eventuell wird vorher eine Hautschutzcreme aufgetragen. **l** Der Sitz der neuen Beutelversorgung wird überprüft (Produkte Fa. Convatec, Dansac).

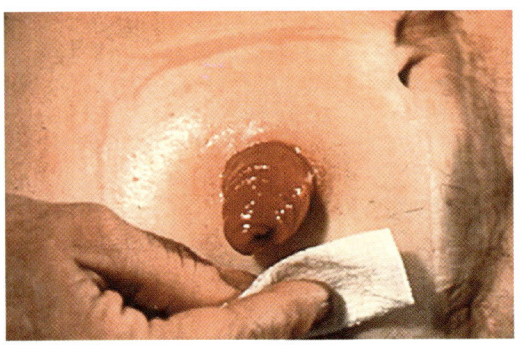

Abb. 6.22 ■ **Ileostomie.** Der Hautschutz bei einer Ileostomie ist besonders wichtig, weil die Ausscheidungen häufig aggressiv sind.

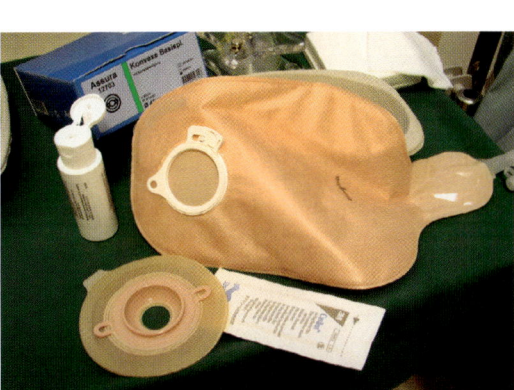

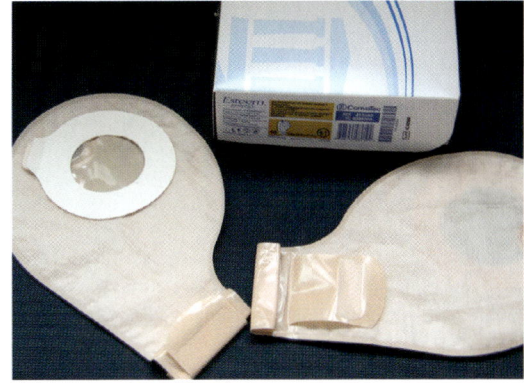

a
b

Abb. 6.23 ▪ **Ileostomieversorgungswechsel. a** Materialien für einen Versorgungswechsel, **b** Esteem Synergy Beutel (Produkte Fa. 3 M, Convatec, Coloplast).

der andere vom Stoma weggeführt **(Abb. 6.23)**. Der abführende Schenkel entlastet den Dickdarm, die Ausscheidungen sind flüssig.

Versorgungswechsel

Bei der Versorgung eines Ileostomas ist die Hautpflege von besonderer Bedeutung, denn der aggressive Stuhl führt leicht zu Hautirritationen (S. 102). Für Ileostomieträger bieten sich ein- oder zweiteilige Ausstreifbeutel

besonders an, sie können zur Stuhlentleerung geöffnet und danach wieder verschlossen werden, ohne einen kompletten Beutelwechsel durchführen zu müssen **(Abb. 6.24)**. Da der Ileostomieträger ständig ausscheidet, muss individuell entschieden werden, wann der Versorgungswechsel am günstigsten durchzuführen ist. Der geeignete Zeitpunkt ist dann, wenn am wenigsten mit einer Entleerung gerechnet werden muss. Dass muss jeder Ileostomieträger für sich selbst herausfinden.

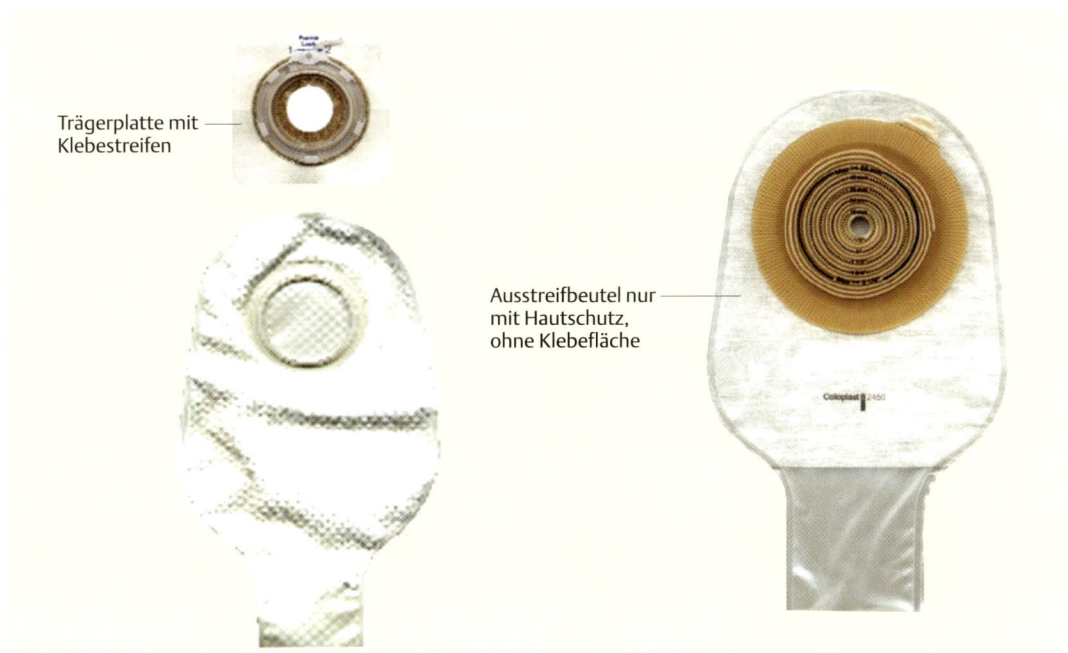

Trägerplatte mit Klebestreifen

Ausstreifbeutel nur mit Hautschutz, ohne Klebefläche

Abb. 6.24 ▪ **Beutelsysteme.** Zur Versorgung von Ileostomien bieten sich ein- oder zweiteilige Ausstreifbeutel besonders an (Produkte Fa. Coloplast, Braun).

Durchführung

Es gelten die allgemeinen Grundsätze der Stomaversorgung, wie sie auf S. 61 beschrieben sind. Bei der einteiligen Versorgung wird der alte Beutel vorsichtig von oben nach unten vom Stomarand gelöst und verworfen. Stoma und peristomale Haut werden sorgfältig von außen nach innen gereinigt und auf Hautveränderungen oder -reizungen inspiziert. Die Haut muss ausreichend mit einem Adhäsivhautschutz (S. 150) versorgt werden. Nach dem Reinigen und Abtrocknen der peristomalen Haut wird der vorbereitete neue Beutel von unten nach oben wieder angelegt. Bei einer zweiteiligen Versorgung werden Basisplatte und Beutel auch von oben nach unten entfernt, die Haut spiralförmig von außen nach innen gereinigt und mit Adhäsivhautschutz versorgt. Die korrekt zugeschnittene Basisplatte muss zuerst wieder angelegt werden. Nach dem Abdichten der Platte wird der Beutel von unten nach oben wieder aufgeklebt und auf Dichte und Festigkeit überprüft **(Abb. 6.25)**.

6.2.3 Versorgung eines Stomas mit Reiter

Wenn ein doppelläufiges Darmstoma angelegt werden soll, erfolgt die Ausleitung des Darmes durch die Bauchdecke postoperativ häufig über einen Reiter. Um eine einfache Handhabung und gute Positionierung des Reiters zu gewährleisten, wird schon präoperativ der geeignete Reiter ausgewählt. Besonders empfehlenswert sind Reiter, die einen stabilen Sitz auf der Bauchhaut haben, ohne dass sie angenäht werden müssen.

D *Ein Reiter ist ein ca. 5 – 7 cm langer Plastikstab, der unter der Darmschlinge hindurchgeführt wird, die vor die Bauchdecke gezogen wird. Diese wird durch den Reiter über der Bauchdecke festgehalten **(Abb. 6.26)**.*

Ein Reiter soll den Darm während der Zeit des Einwachsen an die Bauchhaut fixieren und ein Zurückrutschen in die Bauchhöhle verhindern. Er kann nach 8 – 14 Tagen wieder schmerzfrei und ohne erneute Operation entfernt werden, weil der Darm dann mit der Bauchdecke

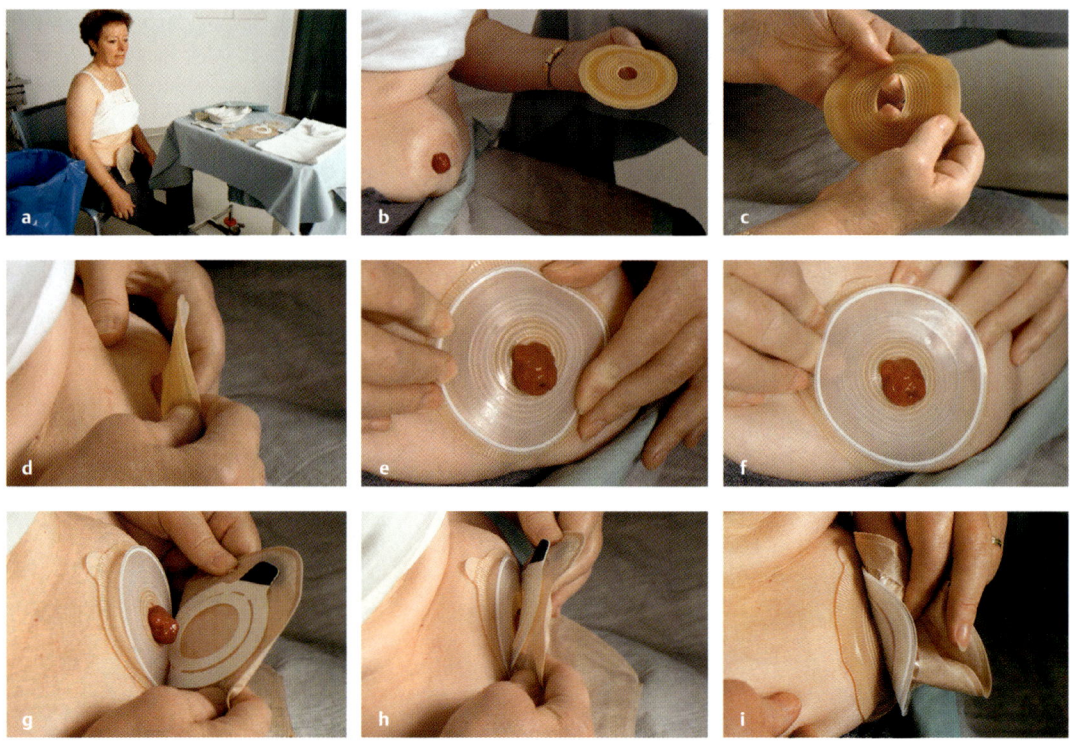

Abb. 6.25 ▪ **Ileostomieversorgung. a** Alle Materialien, die zum Versorgungswechsel benötigt werden, sind zurechtgelegt. **b – d** Nachdem die peristomale Haut gereinigt und sorgfältig getrocknet wurde, kann die Basisplatte wieder über das Ileostoma angelegt werden. **e** und **f** Die Platte wird abgedichtet. **g** und **h** Der neue Beutel wird von unten nach oben auf die Basisplatte gesetzt. **i** Die angebrachte Stomaversorgung wird auf Dichtigkeit überprüft (Produkte Fa. Coloplast).

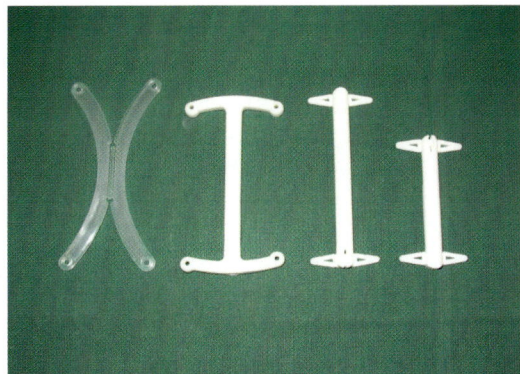

Abb. 6.26 ▪ **Reiter.** Verschiedene Reiter in verschiedenen Größen von 95 mm bis 65 mm (Produkte Fa. Hollister, Coloplast, Convatec).

verwachsen ist. Der Plastikreiter wird vom Chirurgen selbst oder nach ärztlicher Anordnung vom Stomatherapeuten durch Auseinanderziehen oder Aufklappen entfernt.

Postoperative Versorgung

Die Eröffnung des Darmes erfolgt intraoperativ. Die erste Beutelversorgung wird bereits im Operationssaal am noch analgosedierten Patienten angelegt.

Beutelversorgung. Es ist besonders darauf zu achten, dass die Basisplatte (Hautschutz) so ausgeschnitten wird, dass die peristomale Haut bis zur Darmschleimhaut abgedeckt ist und keine Bauchhaut in diesem Bereich sichtbar bleibt. Die Basisplatte ist dann korrekt angelegt, wenn der Reiter ohne Spannung auf der Basisplatte zum Liegen kommt. Ein transparenter Ausstreifbeutel wird auf der Basisplatte angepasst. Die Öffnung des Ausstreifbeutels sollte dabei zur Seite zeigen, damit die Pflegenden den Beutel problemlos entleeren können, wenn der Patient noch nicht mobilisierbar ist.

Durch die Transparenz der Stomaversorgung können Darmschleimhaut und Darmtätigkeit in den ersten postoperativen Tagen von den Pflegenden gut auf Komplikationen (z. B. Nekrosen der Darmschleimhaut) und Veränderungen (z. B. Einsetzen der Darmtätigkeit durch abgehende Winde) beobachtet werden. Zur besseren Beurteilung der postoperativen Darmgasentwicklung kann der Filter der Versorgung in den ersten postoperativen Tagen abgeklebt werden, ohne den Beutel wechseln zu müssen oder am frischoperierten Abdomen zu manipulieren. Trägerplatte und Beutel gehören spätestens am 3. postoperativen Tag erstmalig gewechselt.

Versorgungswechsel

Bei Stomaanlagen mit Reiter ist besonders auf die peristomale Haut zu achten. Solange der Reiter den vorgelagerten Darm stützen muss, ist die selbstständige Stomaversorgung für den jeweiligen Patienten schwierig. Für die Stomaversorgung sind besonders der Postop–Beutel (Fa. Coloplast) oder eine zweiteilige postoperative Versorgungen empfehlenswert. Bei der Auswahl des geeigneten Versorgungssystems ist auf Folgendes zu achten:

- die Basisplatte muss der Größe des Reiters entsprechen,
- transparente Beutelversorgung oder postoperativer Beutel mit durchsichtiger Beutelfolie und abnehmbarem Fenster von der Beutelfolie sollte verwendet werden,
- Versorgung sollte integrierten Adapter zur Ableitung der Ausscheidung besitzen.

Durchführung

Der Patient wird vor dem Versorgungswechsel vom Stomatherapeuten über die einzelnen Handlungsschritte informiert. Häufig haben die Patienten Angst vor Schmerzen, deshalb werden sie aufgeklärt, dass das notwendige Manipulieren am Reiter nicht schmerzhaft sei, er empinde bestenfalls ein Druckgefühl **(Abb. 6.27)**. Für das Vorgespräch sollte vom Stomatherapeut genügend Zeit eingeplant werden.

Die Basisplatte wird mit der einen Hand langsam von oben bis zur Hälfte abgelöst, dabei muss der Reiter mit der anderen Hand festgehalten werden. Anschließend wird der Reiter bis zum Anschlag verschoben, um den Rest der Platte abzulösen und zu entfernen. Der Reiter lässt sich verschieben, ohne dass dem Patienten Schmerzen zugefügt werden. Die Sorge des Patienten über evtl. entstehende Schmerzen kann ihm durch beruhigendes

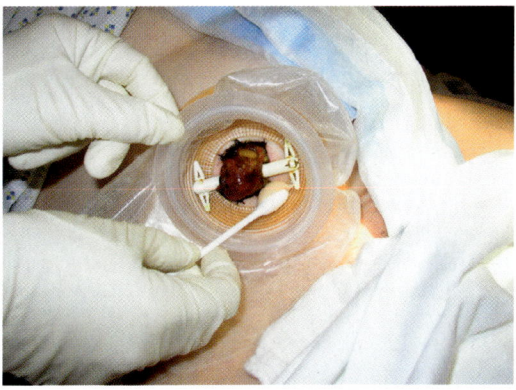

Abb. 6.27 ▪ **Reiterversorgung.** Beim Versorgungswechsel muss besonders darauf geachtet werden, dass nicht am Reiter manipuliert und die Haut mit Stomapaste abgedeckt wird (Produkte Fa. Coloplast).

Zureden und Erklären jedes einzelnen Handgriffes genommen werden.

M *Der Reiter darf während des Ablösens der Basisplatte keinesfalls entfernt werden.*

Haut und Reiter werden mit in lauwarmem Wasser getränkten Kompressen gereinigt. Während des Säuberns erfolgt die Inspektion der Haut, um evtl. Druckstellen vom Reiter oder Entzündungszeichen der Haut auszuschließen. Bei angenähtem Reiter ist besonders auf die Einstichstellen der Haltefäden zu achten, sie entzünden sich leicht. Sind Haut und Reiter intakt, kann die Haut mit zwei trockenen Kompressen vorsichtig abgetupft werden. Die schon vorbereitete und korrekt ausgeschnittene neue Trägerplatte wird unter Verschieben des Reiters wieder an die Haut angepasst. Nachdem der Reiter noch mal auf korrekten Sitz überprüft wurde, kann der transparente Beutel angebracht werden.

Komplikationen. Stomata, die mit großer Spannung über dem Reiter liegen, können durch den ständigen Druck nekrotisch werden, was zur Durchtrennung des Darmes führen kann. Außerdem kann sich der Reiter lockern und unter dem Darm hervorrutschen. Die Folge wäre, dass das Stoma bei nicht abgeschlossener Wundheilung unter das Hautniveau absinkt. Bei offenen Wunden um das Stoma kann ein Reiter ins Gewebe absinken und Drucknekrosen verursachen.

6.2.4 ⋮ Versorgung einer Urostomie

Eine künstliche Harnableitung (Urostomie) wird dann angelegt, wenn das Harnsystem nicht in der Lage ist, den Harn auf natürlichem Weg aus dem Körper zu transportieren. Wird ein Urostoma angelegt, geht das immer mit dem Verlust der kontrollierten Harnausscheidung einher (außer bei einem „trockenen Stoma") Wenn auch ein „nasses" Stoma mit Fistel an der Außenhaut relativ einfach zu handhaben ist, so empfinden es vor allem jüngere selbstständige Patienten und Kinder als behindernd und einschränkend. Für ein „trockenes Stoma" wird ein etwa 80 cm langes Dünndarmstück aufgedreht, umgeformt und zu einem neuen Harnreservoir (S. 29) vernäht. Dieser Sammelbehälter wird unter der Bauchwand angelegt und kann dann über eine drei bis vier Zentimeter lange Harnröhre mit Ventilmechanismus, der die neue Blase vollständig verschließt, kontrolliert und von außen mittels eines Katheters entleert werden. Die „Harnröhrenöffnung" kommt bei diesem neuen Verfahren im rechten Unterbauch in Höhe der Sliplinie zu liegen und kann mit einem Pflaster abgedeckt werden. Üblicherweise scheidet der Urostomieträger kontinuierlich Urin aus, weil die Funktion der Harnblase entweder teilweise oder vollständig gestört ist **(Abb. 6.28)**.

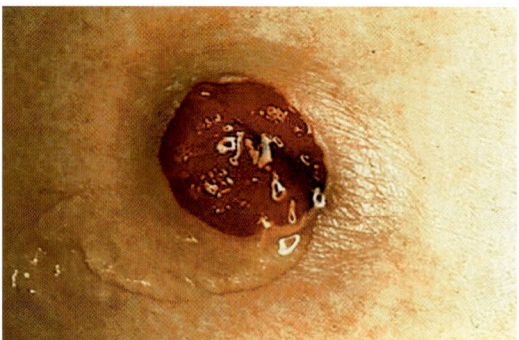

Abb. 6.28 ▪ **Urostomie.** Harnfluss bei Urostomie.

Versorgungswechsel

Der Versorgungswechsel sollte am besten gleich morgens nach dem Aufstehen durchgeführt werden, denn der Harnfluss ist dann aufgrund der nächtlichen Trinkpause am geringsten. Muss der Wechsel im Laufe des Tages erfolgen, ist zu empfehlen, dass der Urostomieträger ungefähr 1 Stunde vorher nichts mehr getrunken hat. Für Urostomieträger werden spezielle ein- oder zweiteilige Beutel angeboten, die mit einer Rücklaufsperre ausgestattet sind, um das Zurückfließen des Harns zum Stoma zu verhindern . Außerdem besitzen diese Beutel einen Auslasshahn, damit der Urin problemlos entleert werden kann, ohne dabei gleich das gesamte Versorgungssystem wechseln zu müssen **(Abb. 6.29)**. Da permanent Urin abläuft, muss beim Versorgungswechsel besonders vorsichtig und sorgfältig vorgegangen werden. Ein paar Kompressen sollten immer bereitliegen, um die peristomale Haut beim Versorgungswechsel trocken zu halten, das gewährleistet eine gute Haftung des neuen Beutels. Stomaträger mit Conduit (S. 28) können das Conduit entleeren, indem sie die Bauchpresse einsetzen. So wird erreicht, dass für die Dauer des Versorgungswechsels kein Urin fließt.

 Um die Inhalte zu vertiefen, können Sie sich das Video „Versorgung eines Urostomas" ansehen.

Hautschutzkontrolle. Eine Kontrolle und ein Wechsel des Hautschutzes sind häufiger erforderlich bei:
- bestehendem Harnwegsinfekt,
- hohen Außentemperaturen (Sommer, Urlaub in heißen Ländern),
- nässenden Hautdefekten,
- erhöhter Schleimbildung des Stomas,
- Medikamenteneinnahme (z. B. Antibiotikum),
- nach Schwimmen, Sauna, starkem Schwitzen.

Beutel für Erwachsene

Minibeutel für Kinder

Urostomiebeutel
mit Hautschutz

Abb. 6.29 ▪ **Urostomiebeutel.** Einteilige Beutelsysteme für Erwachsene und Kinder mit integriertem Hautschutz (Produkte Fa. Convatec).

Durchführung

Es gelten die allgemeinen Grundsätze der Stomaversorgung, wie sie auf S. 61 beschrieben sind. Bei der einteiligen Versorgung wird der alte Beutel vorsichtig vom Stomarand gelöst und verworfen. Vor dem Anbringen des neuen Beutels muss das Urostoma bis zum letzten Moment mit einer Kompresse abgedeckt werden, so dass gewährleistet ist, dass keine Ausscheidung an die Haut gelangen kann. Nach dem Reinigen und Abtrocknen der peristomalen Haut wird der vorbereitete neue Beutel wieder angelegt **(Abb. 6.30)**. Bei einer zweiteiligen Versorgung kann die Basisplatte 2–3 Tage auf dem Stoma verbleiben, der Beutel sollte jedoch täglich erneuert werden. Muss die Platte gewechselt werden, erfolgt zuerst die Entfernung von alter Basisplatte und Beutel, die Haut wird gereinigt und gepflegt. Danach wird zuerst die Basisplatte wieder angelegt. Nach dem Abdichten der Platte wird der Beutel wieder aufgeklebt und auf Dichte und Festigkeit überprüft.

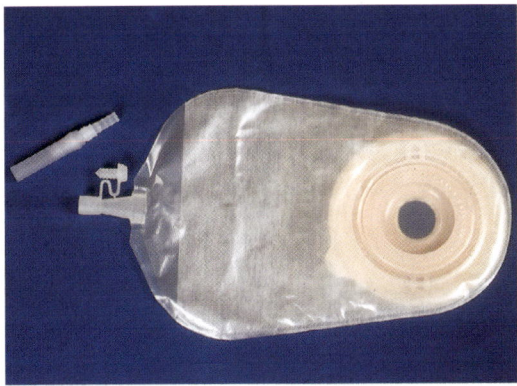

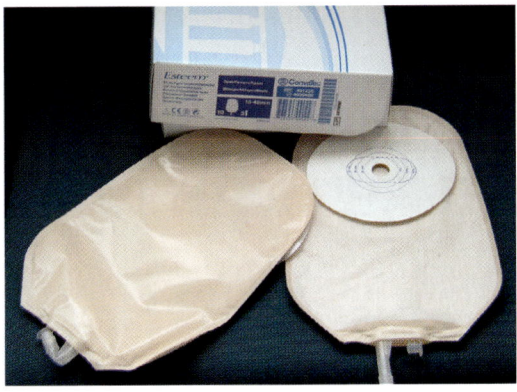

Abb. 6.30 ▪ **Versorgungssysteme.** Einteilige Versorgungssysteme für Urostomien (Produkte Fa. Coloplast, Convatec).

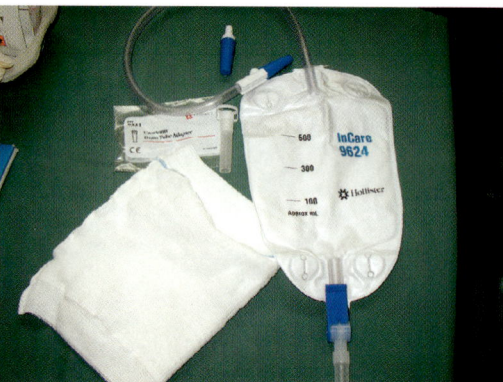

Abb. 6.31 ▪ Beinbeutel. Zubehör für die Urostomie: Beinbeutel mit Adapter und Beinfixierung (Produkte Fa. Hollister).

Während des Versorgungswechsels achten Stomaträger bzw. Stomatherapeut auf Veränderungen im Stoma- und peristomalen Bereich (z.B. Hautveränderungen, Blutungen, Aussehen des Stomas usw.).

 Um die Inhalte zu vertiefen, können Sie sich das Video „Stomaversorgung mit einteiligem System" ansehen.

Hilfsmittel für die Harnableitung. Es stehen verschiedene zusätzliche Hilfsmittel für Urostomieträger zur Verfügung (S. 153), z.B.:
- Ableitungsschlauch mit Adapter für den Stomabeutel,
- steriler Beinbeutel mit Rücklaufsperre **(Abb. 6.31)**,
- waschbarer Beutelüberzug, evtl. mit waschbarem breiten Beingürtel und
- Nachtbeutel.

6.2.5 Versorgung eines Stomas bei Patienten mit Radiotherapie oder nach intraoperativer Bestrahlung (IORT)

Viele Stomata werden aufgrund eines Tumorleidens angelegt. Gelegentliche, intraoperative, häufige postoperative Radiotherapien werden als Zusatztherapie durchgeführt. Die Standardtherapien in der Tumorbehandlung sind Folgende:
- die externe Bestrahlung,
- die perkutane Bestrahlung und
- die intraoperative Bestrahlung.

Externe und perkutane Bestrahlung
Um die pathogenen Zellen abzutöten, werden bei externer wie perkutaner Bestrahlung das Tumorbett und die befallenen Lymphknoten bestrahlt. Limitierend für die Wahl der Dosis sind die im Bestrahlungsfeld lokalisierten gesunden Gewebe und Organe (z. B. Dünndarm, Niere, Leber, Harnblase).

Intraoperative Bestrahlung
Die intraoperative Bestrahlung kann durch zwei verschiedene Applikationsarten erfolgen:
- als intraoperative externe Strahlentherapie und
- als Brachytherapie.

Intraoperative externe Strahlentherapie. Der Tumor bzw. das Tumorbett werden unter Sicht direkt während der Operation durch eine hohe Einzelfraktionsdosis in Minuten bestrahlt.

Brachytherapie. Bei der Brachytherapie wird intraoperativ radioaktives Material in die Nähe oder direkt an das Tumorgewebe herangebracht. (z.B. Iridium-192 oder Jod-125).

Komplikationen
Während einer Bestrahlung oder Radiotherapie können akut verschiedene Komplikationen auftreten **(Abb. 6.32)**. Manche Komplikationen machen sich jedoch auch erst zu einem wesentlich späteren Zeitpunkt bemerkbar.

Akute Komplikationen. Direkt während der Bestrahlung können folgende Komplikationen vorkommen:
- Schleimhautreizungen an Darm und Harnblase,
- Hautreizungen mit kleineren Epitheldefekten.

Bei der präoperativen Radiotherapie werden im Vergleich zur postoperativen Radiotherapie vermehrt Wundheilungsstörungen beobachtet.

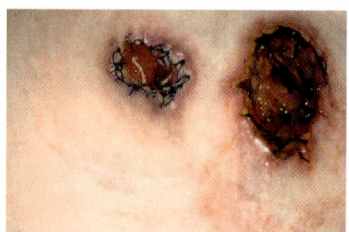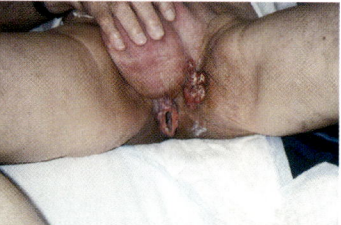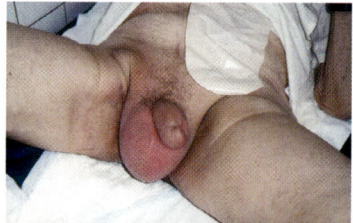

Abb. 6.32 ▪ Strahlentherapie. Während einer Chemo- oder Radiotherapie können Komplikationen auftreten, z.B. Teilnekrosen.

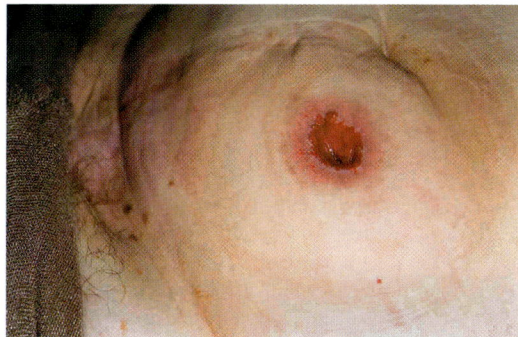

Abb. 6.33 ▪ **Spätkomplikationen.** Chronischer radiogener Hautschaden.

Spätkomplikationen. Folgende Spätkomplikationen können auftreten **(Abb. 6.33)**:

- Fistelbildungen zwischen intraabdominalen Hohlorganen,
- Stenosen,
- Fibrosen und
- in seltenen Fällen Nervenschädigungen.

M *Die Komplikationen der Bestrahlungstherapie werden durch eine Kombination mit einer Chemotherapie nur unwesentlich verstärkt.*

Pflegerische Aufgaben (Bestrahlung im Beckenbereich – Analpflege)

Während oder nach einer Strahlentherapie muss besonderer Wert auf die Pflege der Haut und Schleimhaut gelegt werden. Um die Hautreaktion möglichst gering zu halten, sollten folgende Punkte beachtet werden:

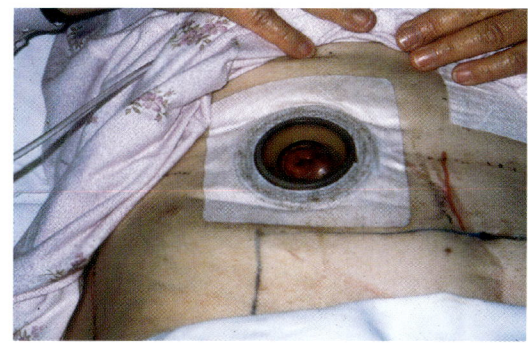

Abb. 6.34 ▪ **Bestrahlungsfeld und Markierung.** Zur punktuellen Bestrahlung wurde der Beutel der Basisplatte entfernt.

- täglich einmal duschen, ohne dabei das markierte Bestrahlungsfeld mechanisch zu reizen (z. B. keine Seife verwenden, nicht reiben, Wasser nur über das Bestrahlungsfeld fließen lassen und nicht waschen),
- Bestrahlungsfeld ganz vorsichtig abtrocknen, für die Hautfalten evtl. Föhn benutzen **(Abb. 6.34)**,
- weiches Toilettenpapier oder weiche Kompressen verwenden, nach jedem Stuhlgang mit Feuchttüchern ohne Zusätze vorsichtig reinigen,
- bei Hautrötungen im Analbereich nach jedem Stuhlgang mit weichen Kompressen und Tees reinigen (z. B. Kamillentee, Ringelblumentee, Käsepappeltee),
- das Bestrahlungsfeld einmal täglich von einer Pflegeperson inspizieren lassen, um auftretende Hautveränderungen frühzeitig erkennen zu können,
- Bestrahlungspuder nur an den Stellen verwenden, an denen sich keine Hautfalten befinden,
- auf regelmäßigen und weichen Stuhlgang achten, hohe Stuhlfrequenzen oder Stuhldrang mit dem behandelnden Arzt während der Visite besprechen,
- verordnete Diät einhalten und blähende Speisen meiden (z. B. Kohl, Hülsenfrüchte, Lauch),
- die empfohlenen Ruhezeiten nach der Bestrahlung einhalten, dabei möglichst versuchen, viel auf der Seite zu liegen, um den Analbereich zu entlasten.
- enge und sehr warme Kleidung vermeiden, möglichst viel Luft an die bestrahlte Region lassen.

Ernährungsberatung

Wird beim Patienten eine Radiotherapie im Bauch- und Beckenbereich durchgeführt, stellt dies für Darm und anale Hautumgebung eine zusätzliche Belastung dar. Durch eine gezielte Ernährung mithilfe einer Radiotherapie-Diät (RHT) kann diese Belastung reduziert werden (wird mit den Ernährungsberatern besprochen und von der Küche nach Wunsch zusammengestellt). Als Unterstützung bei sehr weichen oder flüssigen Stühlen kann Benefiber Resource verabreicht werden, es reguliert die Stuhlkonsistenz, vermindert häufiges Stuhlabsetzen und Schmerzen im Analbereich.

Hautpflege

Zur Pflege der Haut können Puder oder reine Fettsalben verwendet werden. Ein strenges Reinigungs- oder Badeverbot ist nicht erforderlich. Die Reinigung der perianalen Region erfolgt am besten durch reizarme Sitzbäder (z. B. Kamillesitzbäder). Sollte eine feuchte Epitheliolyse in der Analfalte entstehen, sind Adstringentien lokal anzuwenden (z. B. Pinselungen mit Gentianaviolett / Fuchsinrot). Als Therapie der akuten Proktitis kommen symptomatisch wirksame Antidiarrhoika wie z. B. Kohlekompretten oder Imodium zum Einsatz. Bei Rhagaden, Hautirritationen und Fissuren nach der Radiotherapie kann eine Fettsalbe mit Cortison und Lidocain / Benzocain zur Wundheilung und lokalen Schmerztherapie ver-

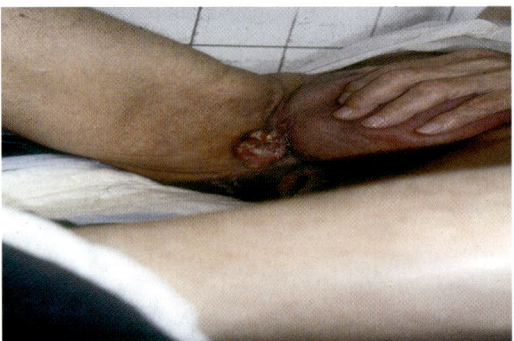

Abb. 6.35 ■ **Prophylaxe.** Um solche Komplikationen möglichst zu vermeiden, werden schon bei den kleinsten Hautirritationen vorbeugende Maßnahmen ergriffen.

wendet werden. Die Haut wird besonders mit Produkten wie Cavilon, Zinkcreme, Zinksalbe (fein) oder Mirfulan (Lebertran/Zinksalbe) vor Irritationen geschützt **(Abb. 6.35)**.

Lokale Schmerztherapie und Wundheilung

Um Schmerzen zu reduzieren und die Wundheilung zu unterstützen, sollte der Stomaträger nach einer Strahlentherapie nach dem Stuhlgang weiches Toilettenpapier oder gar weiche Kompressen verwenden. Das Spülen im schmerzenden oder kranken Stomabereich mit warmem Wasser ohne Zusätze reduziert Beschwerden und führt zum Wohlbefinden des Patienten. Als Inkontinenzeinlage sollten luftdurchlässige weiche Baumwolleinlagen verwendet werden. Vor einer Anwendung von Analtampons sollte der Stomaträger mit dem Chirurgen absprechen, ob dies überhaupt möglich ist, denn die Höhe der Anastomose im Analbereich entscheidet über die Anwendbarkeit von Analtampons.

Frauen, die an Schmerzen, Juckreiz und Hautirritationen im Bereich der Schamlippen und der Vaginalschleimhaut leiden, können im bestrahlungsfreien Intervall zur Linderung der Schmerzen und zur Hautpflege eine Pflegecreme mit juckreizstillenden Zusätzen verwenden. Bei Scheidentrockenheit werden Gleitgele oder Hyalogranzäpfchen empfohlen. Die Verwendung von Medikamenten und Salben müssen mit dem behandelnden Arzt besprochen und von diesem angeordnet werden.

7 Irrigation und Kolostomieverschluss

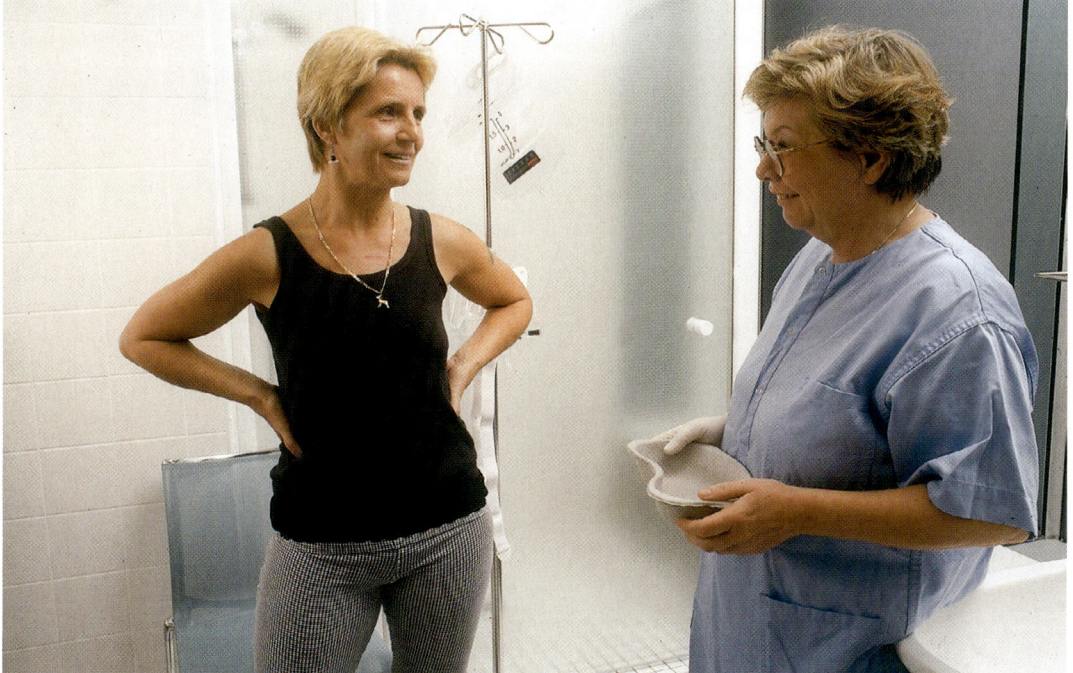

⟫ Ich fahre gern in den Urlaub. Besonders gern reise ich nach Italien. Um auch in den südlichen Ländern irrigieren zu können, habe ich meine eigene Strategie entwickelt. In meinem Reisegepäck befinden sich deshalb außer meinen Kleidern auch ein stabiler Draht und ein Reisetauchsieder. Jeden zweiten Tag kaufe ich mir dann Plastikflaschen mit Wasser (ohne Kohlensäure) und erwärme es mit dem Tauchsieder auf 37 °C. Den erwärmten Inhalt der Flasche leere ich in den Wasserbehälter (Irrigationsset). So kann ich ganz ohne weitere Hilfsmittel irrigieren und mir außerdem sicher sein, dass keine Bakterien in den Darm gelangen. Meinen Urlaub genieße ich in vollen Zügen. ⟪

7.1 Irrigation

Die Irrigation ist eine Ausspülung des Dickdarmes. Durch körperwarmes Wasser wird die Darmfüllung erhöht und damit eine Dehnung der Darmwand erreicht. Es setzt eine Massenperistaltik mit kompletter Darmentleerung ein **(Abb. 7.1)**.

Um die Inhalte zu vertiefen, können Sie sich das Video „Irrigation" ansehen.

Die Einsatzmöglichkeiten der Irrigation sind vielseitig, z. B.:
- für Stomaträger, die für 24 – 48 Std. ihre Kontinenz erhalten möchten,
- zur Vorbereitung von Rückverlegungsoperationen, bei denen der abführende Schenkel des Darmes gespült werden muss,

- zur Vorbereitung von diagnostischen Maßnahmen, z. B. Röntgenkontrasteinläufen und Koloskopien.

7.1.1 Voraussetzung

M *Die Indikation zur Irrigation erfolgt durch den Chirurgen. Sie kann erstmalig ca. 6 Wochen nach der Stomaanlage erfolgen. Die Wunde sollte abgeheilt sein, der Patient sein Stoma selbstständig versorgen können und seine Stuhlgewohnheiten kennen.*

Irrigieren können Patienten mit Kolostomie (S. 18), Sigmoideostomie (S. 18) oder Descendostomie (S. 18) mit:
- gutem körperlichen Allgemeinzustand und normaler geistiger Verfassung,
- Kreislaufstabilität,
- geeigneten sanitären Einrichtungen,
- der Möglichkeit die Irrigation regelmäßig und zur selben Tageszeit durchführen zu können.

Kontraindikation. Nicht irrigieren dürfen Patienten mit:
- Siphonbildung (der Darm hat sich U-förmig nach unten gelagert),
- Stenosen,
- parastomalen Hernien,
- entzündlichen Erkrankungen des Darmes (z. B. Divertikulitis, Morbus Crohn, Colitis ulcerosa) und
- laufender Strahlen- und / oder Chemotherapie.

Irrigationsset

Im Fachhandel werden verschiedene Irrigationssets angeboten. Irrigationssets bestehen aus **(Abb. 7.2)**:
- einem Wasserbehälter mit Graduierung,
- einem Verbindungsschlauch mit weichem Konus,
- einem Fließgeschwindigkeitsregler,
- dem Entleerungs- oder Spülbeutel,
- der Fixierung (Trageplatte mit Gürtel),
- der Verschlussklammer und
- der Aufhängevorrichtung.

Verschiedene Herstellerfirmen bieten auch elektrische Irrigationspumpen an **(Abb. 7.3)**.

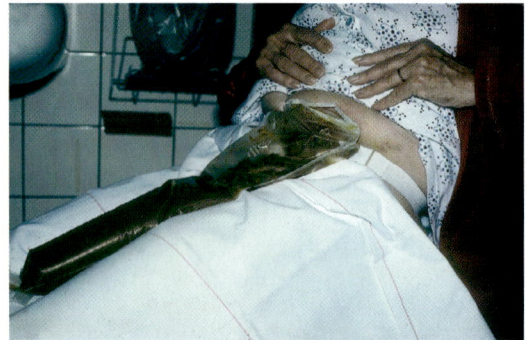

Abb. 7.1 ▪ **Stuhlansammlung.** So viel, wie auf dem Bild sichtbar, kann sich im Darm ansammeln, wenn nicht irrigiert wird (Produkte Fa. Hollister).

7.1.2 Vorbereitung

Der Stomatherapeut führt vorab ein ausführliches Informationsgespräch mit dem Stomaträger. Darin werden Ziele und Durchführung der Irrigation erläutert und offen gebliebene Fragen geklärt. Informationsgespräch und Irrigation sollten niemals unter Zeitdruck erfolgen.

M *Wegen der Perforationsgefahr sollte keine Irrigation mit dem Darmrohr durchgeführt werden* **(Abb. 7.4)**.

Die Spülung des Darmes kann im Stehen oder Sitzen durchgeführt werden. Ernährungsbedingte Ausscheidungsgewohnheiten und die Wirkung auf die Irrigation sind zu beobachten, die Durchführung ist entsprechend anzupassen.

Die Vorbereitung umfasst Folgendes **(Abb. 7.5)**:
- Die Stomaversorgung abnehmen, Stoma mit einem feuchten Tuch reinigen.
- Trägerplatte mit Spülbeutel und Gürtel über dem Stoma befestigen.
- Den offenen Spülbeutel am unteren Ende mit den Klammern verschließen.

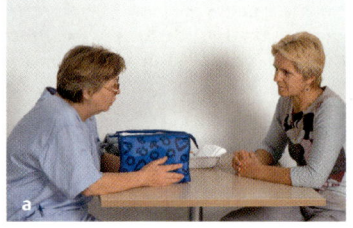
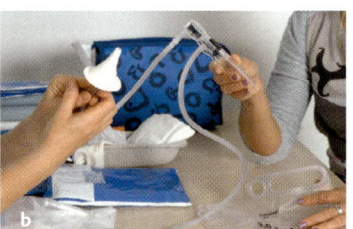
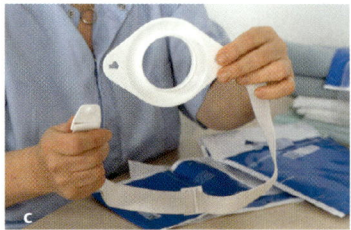

Abb. 7.2 ▪ **Irrigationsset. a** Stomatherapeutin mit dem Irrigationsset, im Kulturbeutel befindet sich das Irrigationszubehör, **b** weicher Konus, der beim Einführen durch das Stoma nichts verletzen kann, **c** Andruckplatte mit Gürtel (Produkte Fa. Coloplast).

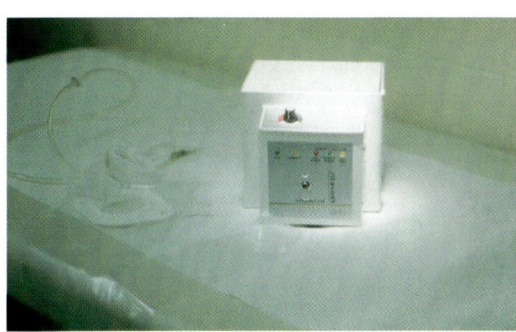

Abb. 7.3 ▪ Irrigationspumpe. Elektrische Irrigationspumpen werden von verschiedenen Firmen angeboten (Produkte Fa. Braun-Allumed).

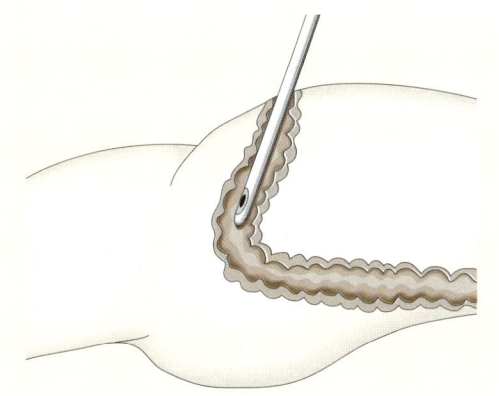

Abb. 7.4 ▪ Darmrohre. Aufgrund der Perforationsgefahr darf nicht mit einem Darmrohr gespült werden.

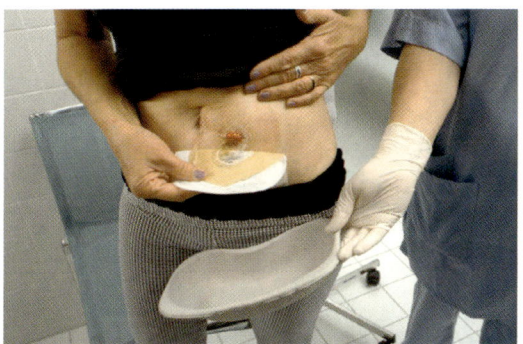

a

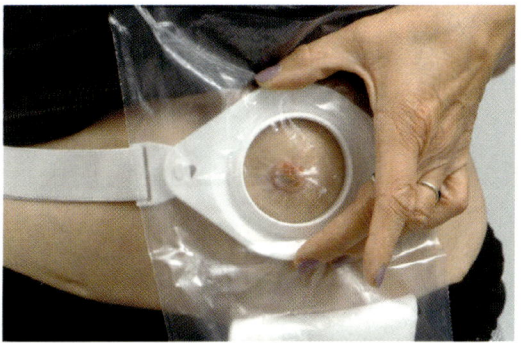

b

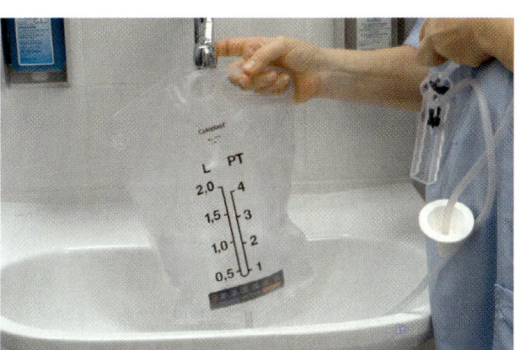

c

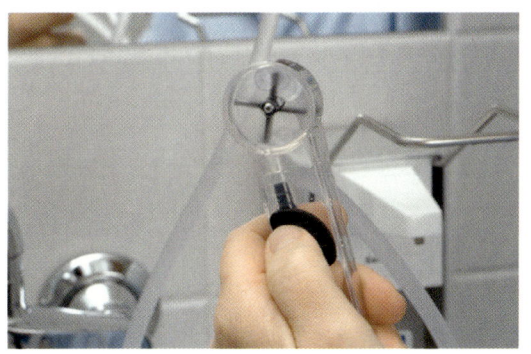

d

Abb. 7.5 ▪ Vorbereitung der Irrigation. a Die getragene Versorgung wird abgenommen. **b** Anpassen der Andruckplatte mit Spülbeutel und Gürtel. **c** Handwarmes Wasser wird bis zur 2-Liter-Markierung in den Spülbeutel gefüllt. **d** Das Schlauchsystem wird entlüftet (Produkte Fa. Coloplast).

- Anschließend den Wasserbehälter mit körperwarmem Wasser mit ca. 15 – 18 ml pro kg Körpergewicht füllen (ca. $1^1/_2 – 1^3/_4$ l).
- Den Wasserbehälter ca. $^1/_2$ m über der Schulter des Stomaträgers aufhängen.

- Das Schlauchsystem mit Wasser füllen, damit die Luft entweichen kann.

7.1.3 Durchführung

Vor der ersten Irrigation wird das Stoma vom Stomatherapeuten und Stomaträger ausgetastet, um die Richtung des Darmverlaufes zu beurteilen. Salbe erleichtert dabei das Einführen des tastenden Fingers.

Der Ablauf der Irrigation ist folgendermaßen:

- Konus durch den offenen Spülschlauch in das Stoma einführen und in Richtung des Darmverlaufes positionieren.
- Spülwasser zügig (in ca. 10 Min.) in den Darm einlaufen lassen. Die Einflussgeschwindigkeit wird mittels Klemme mit Rad gesteuert.
- Nachdem das Wasser eingelaufen ist, Konus entfernen. Damit die Ausscheidung nicht nach oben austreten kann, oberen Verschluss des Spülbeutels verschließen **(Abb. 7.6)**.
- Die Darmentleerung erfolgt etwa 10–15 Min. nach der Instillation des Wassers in Intervallen.
- Der Spülbeutel verbleibt nach der ersten Entleerung noch ca. 40–50 Min. am Patienten, da immer wieder kleinere Mengen Stuhlflüssigkeit ausgeschieden werden.

Der Stomaträger ist in der Zeit nach der gröbsten Darmentleerung mobil und kann die verbleibende Zeit z. B. mit Lesen verbringen **(Abb. 7.7)**.

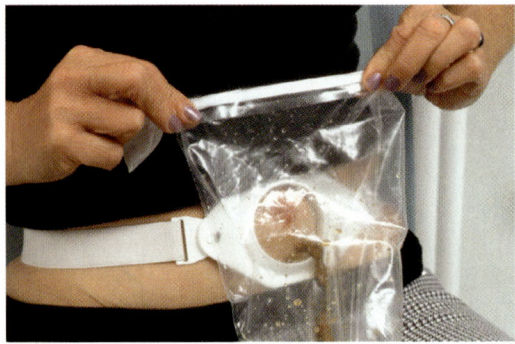

Abb. 7.6 ▪ Verschließen der Klammer. Es entleert sich eine Stuhlsäule. Die Stomaträgerin verschließt den Beutel mit einer Klammer, damit kein Stuhlwasser nach oben verspritzen kann (Produkte Fa. Coloplast).

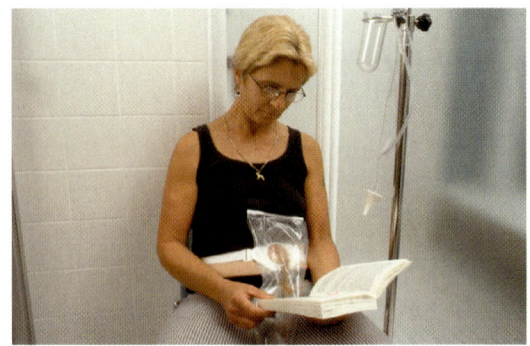

Abb. 7.7 ▪ Entleerung. Während der Entleerung hat die Stomaträgerin Zeit ein Buch zu lesen (Produkte Fa. Coloplast).

 Um die Inhalte zu vertiefen, können Sie sich das Video „Irrigation" ansehen.

7.1.4 Nachbereitung

Eine Stunde nach Beginn der Irrigation wird der Spülbeutel direkt in die Toilette entleert. Anschließend kann die Trägerplatte mit dem Spülbeutel abgenommen werden. Die Irrigation ist beendet. Das Stoma wird mit Wasser gereinigt und die normale Stomaversorgung (S. 70) angelegt.

Der Konus und die Trägerplatte werden mit Wasser gereinigt, der Wasserbehälter zum Trocknen aufgehängt. Der Spülbeutel ist Einwegmaterial, er wird mit Wasser abgespült und danach entsorgt.

Zuhause sollten, im Gegensatz zum Krankenhaus, zur Reinigung keinerlei Desinfektionsmittel verwendet werden, weil diese das Material schnell spröde werden lassen.

7.1.5 Komplikationen

Mögliche Komplikationen, die vor oder während der Irrigation auftreten können, deren Ursache und Lösungsmöglichkeiten werden in **Tab. 7.1** dargestellt.

Tab. 7.1 ▪ Komplikationen, Ursachen und Lösungsmöglichkeiten bei der Irrigation

Komplikation	Ursache	Lösung
▪ das Wasser läuft nicht ein	▪ die Richtung des Konus stimmt nicht	▪ korrigieren
▪ der Stomaträger hat einen gespannten Bauch	▪ Stomaträger ist aufgeregt	▪ Stomaträger beruhigen, damit er sich entspannen kann
▪ harte, mit dem Finger tastbare, Stuhlsäule	▪ evtl. zu wenig Flüssigkeitszufuhr	▪ anspülen, um damit den Stuhl aufzuweichen

Tab. 7.1 ⋮ **Fortsetzung**

Komplikation	Ursache	Lösung
■ der Stuhl läuft in das Schlauchsystem zurück	■ Peristaltik setzt ein	■ Irrigation trotzdem weiterführen
■ Bauchkrämpfe	■ Massenperistaltik setzt ein	■ Irrigation trotzdem weiterführen, der Dickdarm muss sich erst an die Irrigation gewöhnen
	■ Wasser ist zu kalt	■ handwarmes Wasser verwenden (ca. 37 °C)
	■ zu schnelles Einfließen des Wassers	■ langsamer einfließen lassen (ca. 10 Min. für ca. 1½ l Wasser)
■ die Entleerung ist nicht komplett	■ der Darm kann sich nach unten gerichtet haben (Siphonbildung)	■ durch Röntgenkontrasteinlauf abklären ■ Irrigation abbrechen und unterlassen bis endgültige Ursache geklärt
■ Sturzentleerung ca. 2–3 Std. nach der Irrigation	■ Wasser zu schnell eingelaufen ■ zu viel Wasser verwendet, das bis zum Dünndarm läuft	■ Aufklären über korrekte Durchführung

7.2 ⋮ Kolostomieverschluss

 Der Kolostomieverschluss („Stöpsel") dient der zeitlich befristeten Kontinenzerhaltung. Er besteht aus einer flachen Kappe und einem Schaumstofftampon.

Statt der konventionellen Beutelversorgung wird hierbei eine Stomakappe mit einem Polyurethanschaumstofftampon 35–45 mm in das Stoma eingeführt, um das Stoma abzudichten **(Abb. 7.8)**.

Um die Inhalte zu vertiefen, können Sie sich das Video „Anwendung einer Stomaverschlusskappe" ansehen.

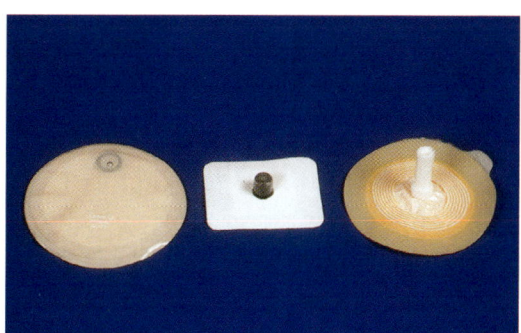

Abb. 7.8 ■ **Stomakappen.** Verschiedene Stomakappen mit integriertem Filtersystem (Produkte Fa. Convatec, Braun, Coloplast).

7.2.1 ⋮ Voraussetzung

Der Verschluss eignet sich für Menschen mit endständiger Sigmakolostomie (S. 18) ab der 6.–8. postoperativen Woche und normalgeformten Ausscheidungen. Der Stomaträger muss in der Lage sein, eine konventionelle Kolostomie (S. 18) zu versorgen, egal ob er die Irrigation (S. 81) beherrscht oder nicht. Des Weiteren ist es nötig, dass er seinen Darm darauf trainiert hat zu festgelegten Uhrzeiten Stuhl zu entleeren (max. 3 Stuhlentleerungen in 24 Stunden).

Vorteile

Der Stomaträger kann unbeschwert an gesellschaftlichen und persönlichen Aktivitäten (z.B. Theater, Schwimmbad, Sexualleben) teilnehmen, ohne direkt als Stomaträger aufzufallen. Die Stomakappe sieht aus wie ein Pflaster und trägt auch unter der Kleidung nicht auf. Weitere Vorteile sind:
- der weiche Schaumstofftampon sorgt für ein nahezu geräuschloses Entweichen der Darmgase,
- der integrierte Aktivkohlefilter (8–12 Std. aktiv) neutralisiert Gerüche,
- Bauchmieder können über dem Stoma getragen werden (z.B. zur Hernien- bzw. Stomaprolapsprophylaxe).

7.2.2 Vorbereitung

Ab der vierten postoperativen Woche wird der Stomaträger angehalten seine Stuhlentleerung zu beobachten, d. h., er trägt in einen Wochenplan ein, wie oft er Stuhl ausscheidet und welche Konsistenz der Stuhl hat **(Abb. 7.9)**. Zur Stuhlbeobachtung gehört auch, dass der Stomaträger weiß, welche Lebensmittel und Getränke die Stuhlkonsistenz beeinflussen. So führt beispielsweise Buttermilch bei einigen Menschen zu Durchfall (Diarrhö), andere reagieren gar nicht darauf.

7.2.3 Durchführung

Der Stomatherapeut schaut sich den erstellten Wochenplan an und entscheidet dann gemeinsam mit dem Stomaträger, wann es möglich ist, einen Kolostomieverschluss zu benutzen.

Vor dem ersten Einbringen des Kolostomieverschlusses wird das Stoma ausgetastet, um den Verlauf des Darmes festzustellen. Das kann vom Stomaträger selbst bzw. vom Stomatherapeuten durchgeführt werden. Der Schaumstofftampon wird unmittelbar vor dem Einführen angefeuchtet oder mit einem Gleitgel benetzt, damit

er beim Einführen keine Schmerzen oder Verletzungen verursacht.

Der Schaumstofftampon dehnt sich nach ca. 1 Std. durch die Feuchtigkeitswirkung der Darmschleimhaut aus und passt sich dem Darmlumen an. Ausscheidungen werden sicher zurückgehalten. Anfangs sollte der Verschluss nicht länger als eine Stunde getragen werden. Abhängig vom Ausscheidungsrhythmus kann die Tragezeit später auf mehrere Stunden ausgedehnt werden **(Abb. 7.10)**.

M *Spätestens nach 12 Stunden sollte der Kolostomieverschluss entweder entfernt und das Stoma mit einem Beutel versorgt werden, oder der Kolostomieverschluss erneuert werden. Bei starken Blähungen oder Gerüchen erfolgt der Wechsel des Polyurethantampons früher.*

Stuhlentleerung. Wird ein Stomabeutel angelegt, weil es dem normalen Entleerungsrhythmus entspricht, ist es möglich, dass der Stuhl sich erst nach ca. 20–30 Min. entleert. Dauert die Zeit zwischen Entfernen des Kolostomieverschlusses und Stuhlentleerung länger als 60 Min., kann der Verschluss 60 Min. länger belassen werden. Kommt es außerhalb des normalen Rhythmus zu einer frühzeitigen Stuhlentleerung, hat der Stomaträger

	MO	DI	MI	DO	FR	SA	SO	MO	DI	MI	DO	FR	SA	SO
06:00														
07:00			●		●			●				●		
08:00	●	●		●		●	●		●	●	●		●	●
09:00														
10:00														
11:00														
12:00														
13:00														
14:00														
15:00														
16:00														
17:00														
18:00														
19:00														
20:00		●		●	●		●	●		●	●			
21:00	●		●			●						●	●	●
22:00														
23:00														
24:00														
01:00														

Conseal Einsatz

Abb. 7.9 ▪ Wochenplan. In einen Wochenplan trägt der Stomaträger die Häufigkeit und Konsistenz seiner Ausscheidung und den Einsatz des Stomaverschlusses ein (Produkte Fa. Coloplast).

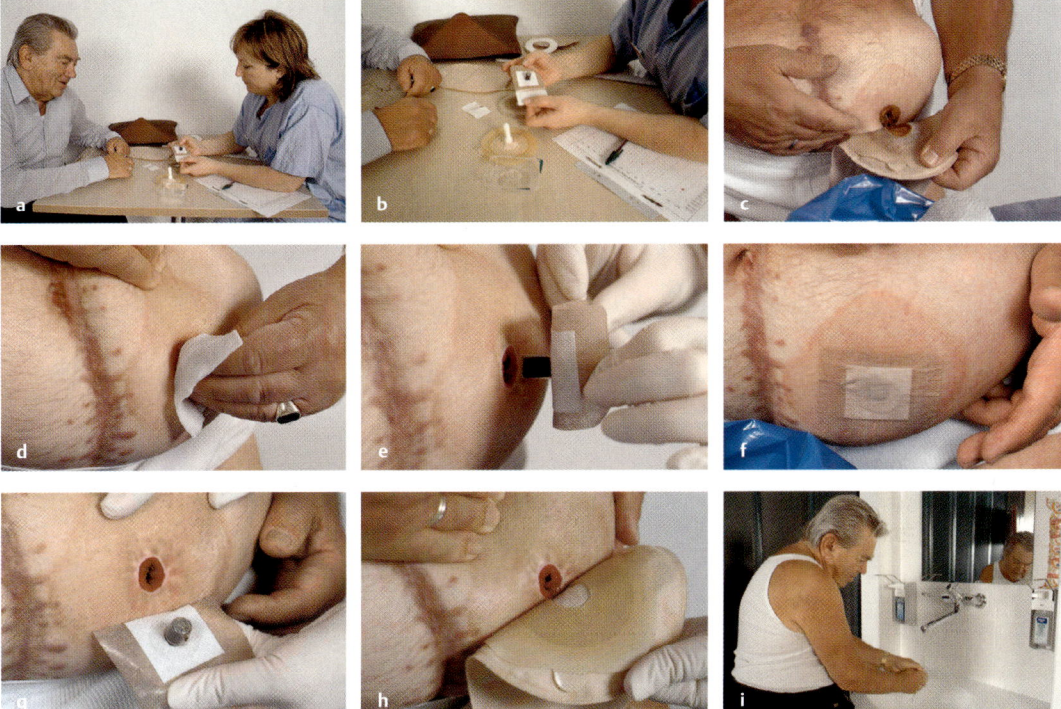

Abb. 7.10 ▪ **Anwenden eines Stomaverschlusses. a** Die Stomatherapeutin zeigt dem Stomaträger verschiedene Stomaverschlüsse. **b** Sie erklärt ihm die Handhabung der Stomaverschlüsse. **c** Der Stomabeutel wird vorsichtig entfernt, dabei wird darauf geachtet, dass die peristomale Haut nicht verletzt wird. **d** Mit einer weichen Kompresse erfolgt nun die Reinigung der peristomalen Haut. **e** Der Stomaverschluss wird in das Stoma eingebracht. **f** Der angelegte Stomaverschluss trägt nicht auf und kann so auch gut beim Sauna- oder Freibadbesuch genutzt werden. **g** Nach spätestens 12 Std. sollte der Stomaverschluss entweder entfernt oder erneuert werden. **h** Bei diesem Stomaträger wird das Stoma mit einem Beutel versorgt. **i** Nach einer Manipulation am Stoma sollte der Stomaträger es sich zur Gewohnheit machen seine Hände zu waschen (Produkte Fa. Dansac, Coloplast, Braun).

genügend Zeit um einen Stomabeutel anzubringen, da sich der Kolostomieverschluss nicht sofort abhebt, sondern erst eine Beule bildet.

 Um die Inhalte zu vertiefen, können Sie sich das Video „Anwendung einer Stomaverschlusskappe" ansehen.

8 ┊ Stomaversorgung bei Säuglingen und Kindern

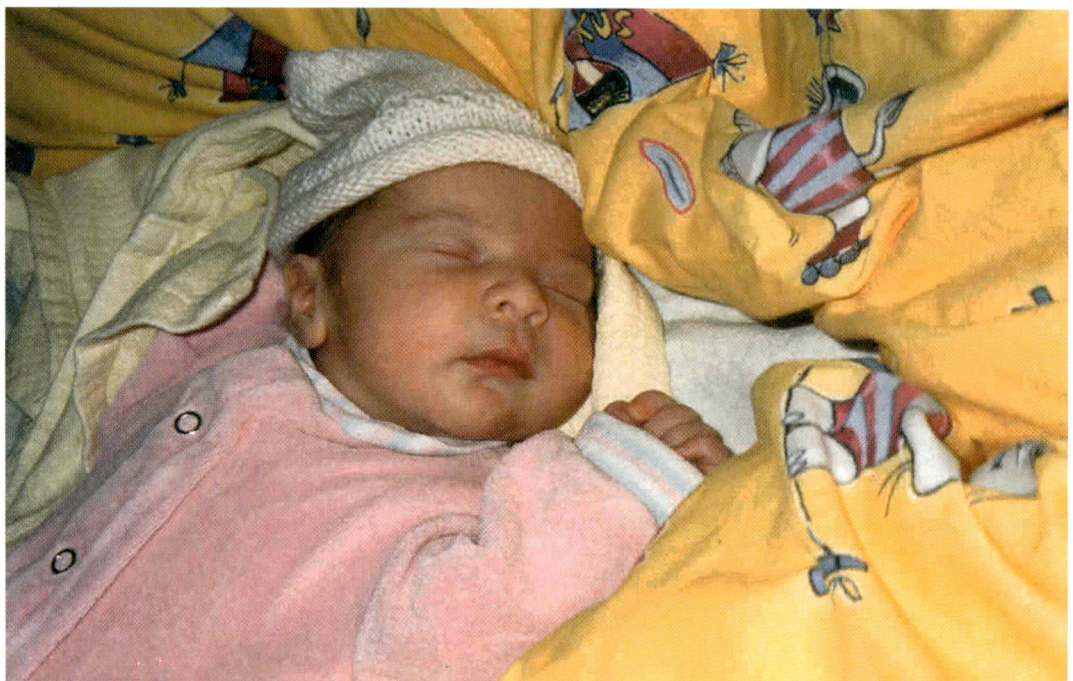

❯❯ Meine Schwangerschaft erlebte ich als etwas Wunderbares, es gab selten etwas in meinem Leben, was mich so fasziniert hatte. Mein Bauch wuchs und ich war mir sicher, dass mein Baby gesund zur Welt kommen würde. Dann war es endlich so weit: An einem regnerischen Tag im November wurde mein Sohn Louis per Kaiserschnitt geboren. Leider war er nicht so gesund, wie ich mir das in meinen Träumen ausgemalt hatte. Luis hatte eine angeborene Analatresie. Noch heute habe ich Probleme dieses Wort überhaupt auszusprechen. Bereits am ersten Lebenstag musste ihm ein Ileostoma angelegt werden. Ich war erschüttert und am Boden zerstört: Würde mein Sohn immer mit einem Stoma leben müssen? Nach anfänglichen Ängsten arrangierte ich mich mit der Situation. Die Versorgung des Ileostomas bereitete mir kaum noch Probleme, ich hatte z. B. herausgefunden, dass die Platte ca. 3 Tage hielt, wenn ich den Beutel 4 × tgl. wechselte. Louis entwickelte sich prächtig, mit 12 Monaten konnte er bereits laufen. Jetzt ist er 17 Monate alt und unser behandelnder Arzt sagte, dass einer Rückverlegung nun nichts mehr entgegenstehen würde. Nächste Woche ist es so weit, Louis wird operiert. Ich hoffe, dass alles gut geht und Louis dann ein normales Leben führen kann. ❮❮

8.1 Entwicklung des Menschen

D *Die Entwicklung des Menschen vom Neugeborenen bis zum Greis ist ein lebenslanger Prozess des Wachsens, Reifens und Lernens (Kellnhauser, 2004).*

Der Mensch entwickelt sich im Laufe seines Lebens zu einem einzigartigen und unverwechselbaren Individuum. Er besitzt bis zum hohen Alter die Fähigkeit, sich wechselnden Lebenssituationen anzupassen oder diese in seinem Sinne zu verändern.

8.1.1 Entwicklungsfaktoren

Die Entwicklung eines Menschen wird durch endogene (innere) und exogene (äußere) Faktoren ausgelöst und auch beeinflusst.

Endogene Entwicklungsfaktoren

Die endogenen Entwicklungsfaktoren, die auch als „Reifungsvorgänge" bezeichnet werden, sind besonders in den ersten Jahren von Bedeutung. Sie zeichnen sich durch eine typische Reihenfolge von Entwicklungsschritten aus (z.B. die motorische Entwicklung beim Kind).

Exogene Entwicklungsfaktoren

Die so genannten „Umweltfaktoren" können die Entwicklung eines Menschen positiv oder auch negativ beeinflussen. So wirken z.B. elterliche Liebe und Fürsorge positiv beeinflussend und z.B. mangelnde Unterstützung und Lieblosigkeit negativ auf die Entwicklung des Kindes. Die professionelle Pflege kann ebenso zu den exogenen Entwicklungsfaktoren gezählt werden: Durch Aufklärung, Information und Anleitung wird der kleine Patient positiv in seiner Entwicklung unterstützt.

8.1.2 Entwicklungsstadien

In der Entwicklungspsychologie existieren drei Modelle, die darstellen sollen, wie sich die Entwicklung eines Menschen vollzieht. Allen drei Modellen gemeinsam ist, dass Veränderungen beschrieben und Regelmäßigkeiten festgestellt werden können. Bei den drei Modellen handelt es sich um:

- das Persönlichkeitsmodell von Freud,
- das Entwicklungsmodell von Piaget und
- die Theorie der Persönlichkeitsentwicklung nach Erikson.

Die Phasen der psychosozialen Entwicklung des Menschen nach Erikson und Entwicklungsaufgaben nach Flammer (1996) und Faltermaier (2002) sind beispielhaft in **Tab. 8.1** dargestellt.

Tab. 8.1 **Phasen der psychosozialen Entwicklung und Entwicklungsaufgaben** (Kellnhauser, 2004)

Lebensphase	Psychosozialer Konflikt nach Erikson	positive Bewältigung	negative Bewältigung	Entwicklungsaufgaben nach Havighurst
Säuglingsalter	Vertrauen vs. Misstrauen	▪ Grundlegendes Sicherheitsbewusstsein	▪ Unsicherheit, Angst, Rückzug	▪ Gehen lernen, ▪ Lernen von Nahrungsaufnahme, ▪ beginnende Sprachentwicklung
Frühe Kindheit	Autonomie vs. Selbstzweifel	▪ Sich selbst als Handelnden wahrnehmen, ▪ Körperbeherrschung, ▪ Austesten von Grenzen	▪ Zweifel an eigenen Fähigkeiten zur Kontrolle von Ereignissen, ▪ Gefühl von Hilflosigkeit, zu etwas gezwungen werden	▪ Erwerb der Geschlechtsrolle, ▪ Lernen von sozialer Kooperation, ▪ Lernen von Basiskompetenzen im Lesen, Schreiben, Rechnen, ▪ Entwicklung von Moral und Werten
Kindheit	Initiative vs. Schuld	▪ Vertrauen auf eigene Initiative und Kreativität ▪ Erfolgserlebnisse haben	▪ Gefühl fehlenden Selbstwertes, gehemmt sein	

Fortsetzung Tabelle 8.1 ▶

Tab. 8.1 Fortsetzung

Lebensphase	Psychosozialer Konflikt nach Erikson	positive Bewältigung	negative Bewältigung	Entwicklungsaufgaben nach Havighurst
Schulalter	Kompetenz vs. Minderwertigkeitsgefühl	■ Vertrauen auf angemessene soziale u. intellektuelle Fähigkeiten, ■ Begabungen und Leistungsfähigkeit entdecken, ■ sich selber einordnen	■ Mangelndes Selbstvertrauen, ■ Gefühle des Versagens, ■ fehlende Entscheidungsfreudigkeit; ■ Trägheit, Langeweile	
Adoleszenz	Identität vs. Rollenkonfusion	■ Lernen sich selbst zu verstehen; ■ festes Vertrauen in die eigene Person	■ Wahrnehmung des eigenen Selbst als bruchstückhaft, ■ schwankendes unsicheres Selbstbewusstsein, Zurückweisung, Verwirrung	■ Akzeptieren der körperlichen Reifung, ■ Erwerb einer Geschlechtsrollen-Identität, ■ Gestalten von Peer-Beziehungen
Frühes Erwachsenenalter	Intimität vs. Isolierung	■ Fähigkeit zur Nähe und zur Bindung an jemand anderen, ■ vom „Ich" zum „Wir" kommen, ohne sich selbst aufzugeben	■ Gefühl der Einsamkeit, ■ Leugnung des Bedürfnisses nach Nähe, ■ pathologische Exklusivität und Extravaganz	■ Partnerwahl/Ehe, ■ Familiengründung/Kinder, ■ Beginn einer Berufskarriere ■ Kindererziehung, ■ Entwicklung der Berufskarriere
Erwachsenenalter	Generativität vs. Stagnation	■ Interesse an Familie und künftigen Generationen (über persönliche Belange hinaus), ■ aktive Teilnahme am Gesellschaftsprozess	■ selbstbezogenes Interesse, ■ fehlende Zukunftsorientierung ■ ablehnende Grundhaltung	■ Übernahme sozialer und öffentlicher Verantwortung
Hohes Alter	Ich-Integrität vs. Verzweiflung	■ Gefühl der Ganzheit, ■ Grundlegende Zufriedenheit mit dem Leben	■ Gefühl der Vergeblichkeit und Enttäuschung, ■ Selbstverachtung	Anpassung an ■ Pensionierung ■ Nachlassen von Körperkräften ■ Tod von Lebenspartnern

8.2 Stomata bei Frühgeborenen und Säuglingen

In den meisten Fällen wird bei Frühgeborenen und Säuglingen eine Rückverlegung des Stomas geplant. Daher wird der peristomalen Haut- und Stomapflege eine besondere Bedeutung beigemessen (**Abb. 8.1**).

M *Von den Pflegenden und den Stomatherapeuten muss von Beginn an auf eine korrekte Stomapflege und -versorgung geachtet werden, um Haut- und Stomairritationen (S. 102) zu vermeiden.*

Ist es nicht möglich eine Versorgung anzubringen, rinnt der Stuhl über die Haut und es können Hautirritationen (S. 102) entstehen. Nur mit viel Aufwand und Zeit kann dann der entstandene Circulus vitiosus unterbrochen werden.

D *Ein Circulus vitiosus bezeichnet das Zusammentreffen verschiedener Krankheitsprozesse in einem Organismus, welche sich gegenseitig ungünstig beeinflussen (Duden, 2003).*

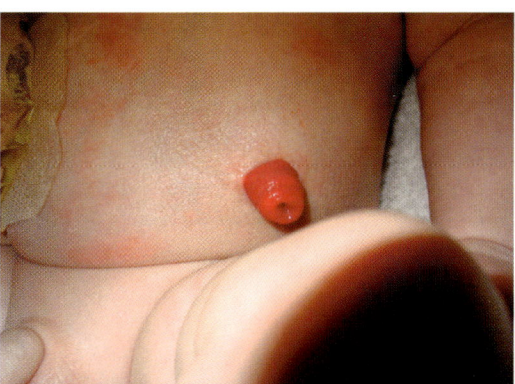

Abb. 8.1 ▪ **Option der Rückverlagerung.** Die meisten Stomata, die bei Säuglingen angelegt werden, können zurückverlegt werden. Deshalb muss besonders auf die peristomale Haut geachtet werden.

8.2.1 Medizinische Aspekte

Bevor auf die spezielle Stomaversorgung und die pflegerischen Aufgaben bei Neugeborenen und Säuglingen eingegangen werden kann, sollen eingangs einige medizinische Aspekte dargestellt werden. Es handelt sich dabei um Folgende:

- Indikationen,
- Stomaarten,
- Stomaanlage und
- Stomakomplikationen.

Indikationen

Eine operative Versorgung mit Stomaanlage wird bei Neugeborenen und Säuglingen dann notwenig, wenn gastrointestinale Erkrankungen aufgrund erblich bedingter Fehlbildungen vorliegen oder direkt postpartal (nach der Entbindung) auftreten. Solche Erkrankungen können Folgende sein:

- Mekoniumileus,
- Analatresie,
- Morbus Hirschsprung,
- nekrotisierende Enterokolitis.

Die Entstehung so genannter erworbener Erkrankungen hängt im Wesentlichen von verschiedenen Risikofaktoren ab, die häufig schon in den ersten Lebensstunden auftreten.

Stomaarten

Bei Neugeborenen und Säuglingen werden folgende Stomaarten angelegt:

- Ileostoma,
- Kolostoma.

Die Stuhlbeschaffenheit der jeweiligen Stomaanlage ist in **Tab. 8.2** dargestellt.

 Um die Inhalte zu vertiefen, können Sie sich das Video „Stomaarten" ansehen.

Stomaanlage

Die Anlage erfolgt selten einläufig. In den meisten Fällen wird das Stoma doppelläufig endständig über einen Reiter (Brücke) angelegt.

Doppelläufiges Stoma. Der Nachteil dieser Möglichkeit besteht darin, dass Stuhl von einem Stomaschenkel zum anderen überlaufen kann, was vor allem bei Kindern mit Analatresie oder einer Fistel in den Harnwegen unerwünscht ist. Vorteilhaft wirkt sich wiederum aus, dass für die Versorgung nur eine Platte und ein Beutel notwendig ist.

Getrennt angelegtes Stoma. Hierbei werden die beiden Stomaschenkel durch eine Hautbrücke voneinander getrennt. Stuhl kann nicht von einem zum anderen Schenkel überlaufen. Diese Variante eignet sich für Patienten mit Analatresie und Fisteln im Harntrakt, weil eine Kontamination der Harnwege mit Darmbakterien vermieden wird **(s. Abb. 8.3)**.

Je nach Anlage der beiden Stomaschenkel kann die Versorgung evtl. schwierig sein. Da die Naht zwischen den Stomaschenkeln vernarbt und dadurch Vertiefungen und Unebenheiten entstehen, hält die Basisplatte schlechter. Problematisch ist die Versorgung auch bei sehr kleinen oder mageren Kindern durch das fehlende Fettgewebe, die vielen Hautfalten und die fettige Haut.

Stomakomplikationen

Wie bei jeder anderen Operation auch, können verschiedene Komplikationen auftreten.

Intraoperativ. Während der Operation sind z. B. folgende Komplikationen möglich:

- Verletzung benachbarter Organe,
- Probleme, den Darm adäquat durch die Bauchdecke auszuleiten.

Tab. 8.2 ▪ Stuhlbeschaffenheit

Stomaanlage	Stuhlbeschaffenheit
▪ Ileostoma	▪ dünn ▪ aggressiv für die parastomale Haut
▪ Kolostoma	▪ breiig ▪ weniger aggressiv
▪ Transversostoma	▪ breiig ▪ mäßig aggressiv

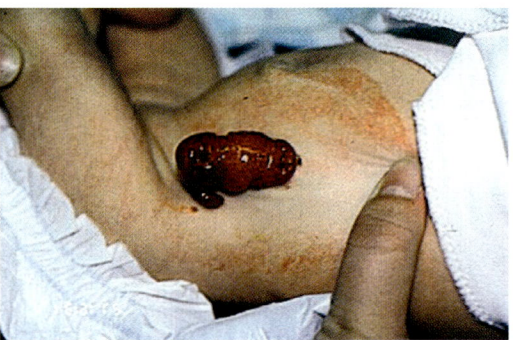

Abb. 8.2 ▪ **Kolostomieprolaps.** Auch bei Säuglingen können Komplikationen wie z. B. ein Prolaps auftreten.

Postoperativ. Nach der Operation sind z. B. folgende Komplikationen möglich:

- Nachblutung,
- Ödeme der Darmwand,
- Durchblutungsstörungen,
- Infektionen.

Beim Neugeborenen und Säugling können dieselben Früh- (z. B. Retraktion des Stomas, Stomastenose) und Spätkomplikationen (z. B. parastomale Hernie, Darmprolaps) auftreten, wie sie in Kap. 9, S. 109 beschrieben werden **(Abb. 8.2)**. Weitere Komplikationen können sein:

- Störung des Wasser- und Elektrolythaushaltes,
- Hautreizungen,
- Infektion – Soor,
- lokale Entzündungen,
- Schleimhautblutungen,
- Fistelbildungen,
- Ileus (Strangulationsileus).

8.2.2 Stomaversorgung und Hilfsmittel

Um eine optimale Stomaversorgung beim Neugeborenen und Säugling zu gewährleisten, müssen die folgenden beeinflussenden Faktoren berücksichtigt werden:

- kleine Hautoberfläche zur Fixierung der Stomaversorgungsbeutel **(Abb. 8.3)**,
- dünne, zarte Haut, bei Frühgeborenen unreife Haut,
- Bewegungsdrang und Unruhe der Babys,
- keine verbale Empfindungsäußerung des Kindes möglich (z. B. über Schmerzen und Ängste),
- Inkubatorpflege bei Neugeborenen (z. B. wird bei vorhandenem Soor eine Soordermatitis durch die Feuchtigkeit im Inkubator begünstigt),
- häufige Stühle (durch die Muttermilchernährung),
- vorhandene Nabelschnurreste,
- vorhandene Laparatomienarbe,
- erhöhter intraabdominaler Druck fördert Stuhlmengen (z. B. durch Schreien).

Diese Faktoren behindern die Stomaversorgung ungemein, weil der Beutel sehr häufig pro Tag gewechselt werden muss. Das führt häufig dazu, dass Hautirritationen entstehen. Das Neugeborene bzw. der Säugling muss schon in jüngsten Lebenstagen lernen mit Schmerzen umzugehen. Die Eltern sollten trotz der hohen psychischen Belastung in alle Schritte der pflegerischen Behandlung miteinbezogen werden, so können sie eine emotionale Bindung zu ihrem kranken Kind aufbauen. Außerdem erlernen die Eltern die korrekte Stomaversorgung, damit sie diese später selbstständig durchführen können.

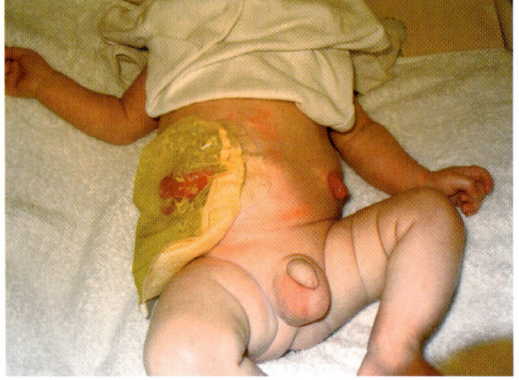

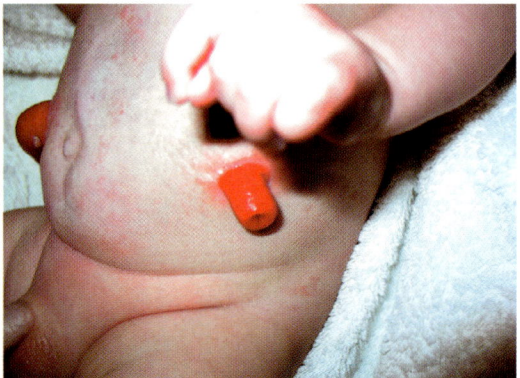

Abb. 8.3 ▪ **Hautschutz.** Aufgrund der kleinen Auflagefläche müssen die Stomaversorgungsartikel korrekt angepasst werden, um Komplikationen vorzubeugen (Produkte Fa. Dansac).

Kriterien der Versorgungsauswahl

Die Stomaversorgung bei Neugeborenen und Säuglingen wird nach folgenden Kriterien ausgewählt:

- Stomaart,
- Hautzustand,
- Größe und Alter des Kindes,
- Stuhlkonsistenz und
- evtl. vorhandene Komplikationen.

Stomaart. Welche Art Stoma wurde beim Neugeborenen bzw. Säugling angelegt **(Abb. 8.4)**: eine Kolostomie, Ileostomie oder Transversostomie?

Hautzustand. Wie werden Hautfarbe, Hautspannung, Hauttemperatur und Hautoberfläche des Frühgeborenen bzw. Säuglings beurteilt?

Größe und Alter des Kindes. Wie groß sind der Bewegungsdrang und die Vitalität des Neugeborenen bzw. Säuglings? Kann ein neugieriges Erkunden der Umwelt registriert werden? Ist das Kind angemessen gekleidet?

Stuhlkonsistenz. Wie ist die Stuhlbeschaffenheit, ist er weich und breiig oder flüssig und dünn? Wie häufig scheidet das Neugeborene bzw. der Säugling aus, ist die Frequenz höher als die eines Erwachsenen? Welche Farbe hat der Stuhl, ist er durch die Muttermilchernährung gelblich gefärbt?

Evtl. vorhandene Komplikationen. Sind intra- oder postoperativ Komplikationen aufgetreten? Leidet das Neugeborene oder der Säugling schon an Frühkomplikationen, wie z.B. einer parastomalen Hernie, Fisteln, Stomaretraktionen oder Hautirritationen?

 Die pflegerischen Grundsätze und Anforderungen an die Stomaversorgung bei Neugeborenen und Säuglingen gleichen denen der Erwachsenenversorgung (S. 61).

Um die Inhalte zu vertiefen, können Sie sich die Videos „Postoperative Stomaversorgung", „Stomaversorgung mit

Ausstreifbeutel", „Stomaversorgung mit einteiligem System" und „Stomaversorgung mit EasyFlex bei Ileostomie" ansehen.

Arten von Hilfsmitteln

Seit Jahren fordern Kinderkrankenschwestern und -pfleger sowie Stomatherapeuten, dass Neugeborene und Säuglinge eigens für sie entwickelte Stomaversorgungen und andere Hilfsmittel für die Stomaversorgung benötigen. Die Stomaversorgungen für Erwachsene sind nicht geeignet, weil sie durch ihre überdimensionale Größe zu Hautschäden beim Kleinkind führen können und in den meisten Fällen auf dem kleinen Körper des Neugeborenen nicht halten. Diese Marktlücke wurde in den letzten Jahren auch von verschiedenen Herstellerfirmen erkannt, die ihr Sortiment um Stomaversorgungen und spezielle Hilfsmittel für Kinder erweiterten.

Stomaversorgungen. Zurzeit bieten verschiedene Herstellerfirmen folgende Stomaversorgungen für Neugeborene und Säuglinge an **(Abb. 8.5)**:

- Einteil- oder Zweiteilversorgungssysteme (offene oder geschlossene Beutel),
- konvexe Systeme,
- Stomahaesivplatten,
- kleine Drainagebeutel, die einen kontinuierlichen Abfluss gewährleisten.

Spezielle Hilfsmittel. Zurzeit bieten verschiedene Herstellerfirmen folgende Hilfsmittel für Neugeborene und Säuglinge an:

- Stomahaesivpaste und –puder,
- Ausgleichspasten und Ringe,
- fettendes SofraTüll,
- weiche Klemmen,
- Varihesive extradünn,
- Gleitgel ohne Zusätze von Lokalanästhetika,
- Caviloncreme.

 Um die Inhalte zu vertiefen, können Sie sich das Video „Produktinformationen" ansehen.

8.2.3 Pflegerische Aufgaben

Zu den pflegerischen Aufgaben bei kleinen Patienten mit Stomaanlage zählen Folgende:

- postoperative Pflege,
- Grundpflege,
- Stomaversorgung,
- rektales Anspülen und
- Umfüllen des Darminhaltes.

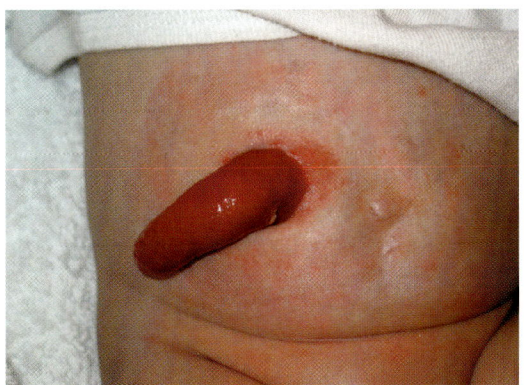

Abb. 8.4 ▪ **Stomaarten.** Ileostoma bei einem Frühgeborenen mit einer leichten Hautirritation.

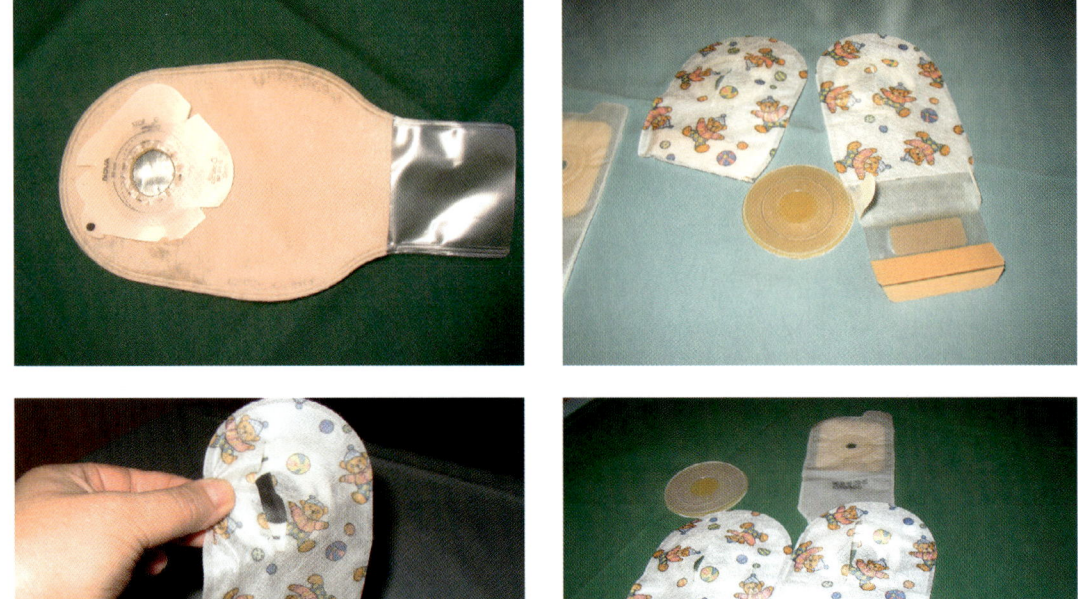

a

b

c

d

Abb. 8.5 · Kinder-Artikel. Verschiedene Firmen bieten diverse Stomaversorgungsartikel für Kinder an. **a** Kinderbeutel speziell geschnitten (Produkt Fa. Dansac), **b** flexibles 2-teiliges System für Kinder (Produkte Fa. Coloplast, **c** Kinderbeutel mit Schlitz im Beutelvlies (Produkte Fa. Coloplast), **d** weitere Kinderbeutel (Produkte Fa. Coloplast).

Postoperative Pflege

In den ersten Stunden nach der Operation wird eine offene Stomapflege durchgeführt, weil kein Stuhl erwartet werden muss. Um Haut und Schleimhäute feucht und elastisch zu halten, wird das Stoma mit SofraTüll abgedeckt. Dadurch wird eine optimale postoperative Inspektion der Wunde und des Stomas ermöglicht. Komplikationen können frühzeitig erkannt und therapiert werden. Wird ein Beutel angebracht, muss dieser exakt an die Stoma- und Körpergröße des Kindes angepasst werden. Auf die Pflege der peristomalen Haut ist ein besonderes Augenmerk zu richten, damit sie intakt und geschmeidig bleibt und keine Hautirritationen auftreten.

Stuhlproduktion. Das Neugeborene bzw. der Säugling bleibt nüchtern, bis das erste Mal Stuhl aus dem proximalen Schenkel des Stomas ausgeschieden wird. Der erste Stuhl, der produziert wird, ist meist Mekonium oder ein so genannter „Hungerstuhl". Um Magen und Darm zu entlasten, erhält das Kind intraoperativ eine Magensonde, die bis zum ersten Stuhlgang geöffnet bleibt.

Grundpflege

Für die Grundpflege eines Neugeborenen oder Säuglings mit Stomaanlage sollten nicht die sonst üblichen Pflegemittel verwendet werden. Es empfiehlt sich das Kind mit klarem warmem Wasser oder mildem, pH-neutralem Badezusatz (z. B. Kamillentee) zu waschen. Gesicht, Oberkörper, Extremitäten und Gesäß können auch mit einer milden Seife oder Badelotion gereinigt werden. Die Abdomen- und Stomapflege sollte mit Kamillentee oder lauwarmem Wasser durchgeführt werden. Zur Hautpflege werden fettfreie Salben und Lotionen sowie Hautschutzcremes (z. B. Cavilon) angewandt. Um Klebereste der alten Stomaversorgung zu entfernen, ist es sinnvoll einen Kleberestentferner, z. B. Convacare Tücher einzusetzen.

Bäder. Ein Säugling mit Stomaanlage kann auch gebadet werden. Je nach Allgemeinzustand des Kindes wird ein Voll- bzw. Teilbad durchgeführt. Der Badezusatz richtet sich nach dem jeweiligen Hautstatus. Dabei kann Folgendes als Badezusatz verwendet werden:
- nicht rückfettende Badelotion,
- Kamillenblütentee (wirkt entzündungshemmend),

- Eichenrinde gerbt die Haut (z. B. bei Hautirritationen – Produkt: Tannosynt), darf jedoch nicht am Stoma verwendet werden.

Soor. Leidet das Neugeborene oder der Säugling an Soor, können therapeutisch nach ärztlicher Anordnung folgende Medikamente verabreicht werden:
- als Badezusatz: z. B. Mycopol oder Canesten,
- als orale Suspension: z. B. Dactarin-Gel oder Mycostatin,
- lokal im Stomabereich: z. B. Dactarin.

M *Bei der Pflege von Neugeborenen und Säuglingen dürfen Benzin, Alkohol, Äther, Wasserstoff, Schwamm, Öl und fettende Pflegemittel nicht verwendet werden.*

Stomaversorgung

P *Die Stomaversorgung bei Neugeborenen bzw. Säuglingen sollte nach Möglichkeit in einer stuhlfreien Zeit durchgeführt werden. Am besten geeignet ist die Zeit nach dem Essen.*

Alle Materialien, die für die Stomaversorgung benötigt werden, müssen zusammengetragen werden. Der Stomatherapeut sollte auf Ruhe achten und Hektik sowie Unruhe vermeiden. Das Zimmer, indem die Stomaversorgung stattfinden soll, muss eine angenehme Raumtemperatur haben. Die Stomaversorgung wird entweder von zwei Stomatherapeuten bzw. Pflegenden durchgeführt oder das Kind muss durch ein Spielzeug oder einen Schnuller abgelenkt werden, damit es ruhig liegen bleibt.

Durchführung. Nachdem der Stomatherapeut sich Handschuhe angezogen hat, legt er das Kind auf eine Schutzunterlage. Die alte Versorgung wird behutsam von oben nach unten abgelöst, dabei wird die Haut zum Schutz vorsichtig zurückgehalten. Die Reinigung der peristomalen Haut erfolgt mit klarem, lauwarmem Wasser und wird spiralförmig (von außen nach innen) durchgeführt. Anschließend muss die Haut vorsichtig trockengetupft werden. Ein Reiben der Haut ist zu vermeiden, da hierdurch Mikroläsionen entstehen können. Ist die Haut intakt, kann nun entweder die Platte des zweiteiligen Systems oder der einteilige Beutel von unten nach oben faltenfrei aufgeklebt werden. Zur Sicherheit wird noch mal geprüft, ob die Stomaversorgung dicht ist. Ist dies der Fall, kann die Windel angelegt und locker über dem Stoma verschlossen werden. Abschließend müssen noch alle benötigten Materialien entsorgt und der Versorgungswechsel dokumentiert werden **(Abb. 8.6)**.

M *Kleidung und Windeln sollen nicht direkt am Stoma anliegen, um keine Schleimhautdefekte zu initiieren. Das Windelhöschen sollte über das Stoma reichen.*

Rektales Anspülen

Vor Beginn der oralen Ernährung kann der Darm nach ärztlicher Anordnung rektal angespült werden. Dies dient dazu:
- die Lumengröße anzugleichen,
- vorhandene Stuhlreste zu entfernen und
- die Darmperistaltik anzuregen.

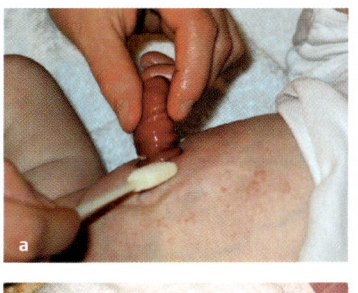
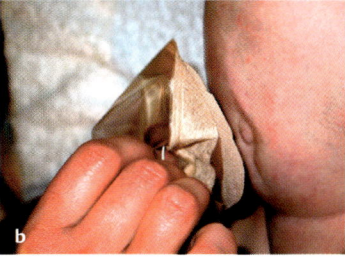
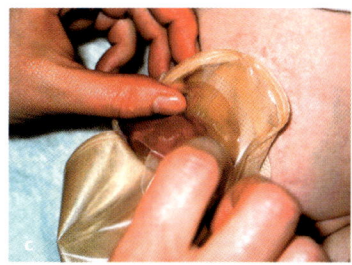
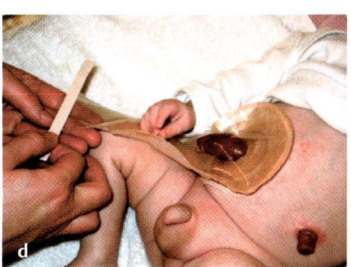
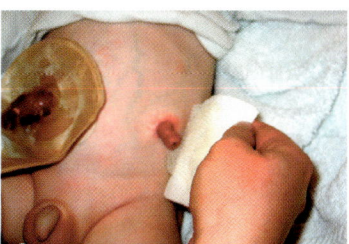
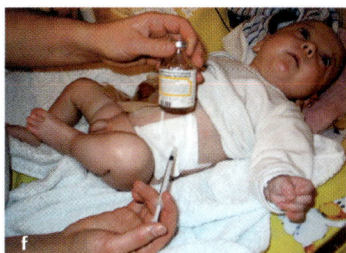

Abb. 8.6 ▪ **Versorgungswechsel. a** vorsichtiges Reinigen der peristomalen Haut mit klarem, lauwarmem Wasser, **b** ist die Haut komplett getrocknet, kann der neue Beutel auf das Stoma angebracht werden, **c** Überprüfen des Beutels auf Dichtheit, **d** Anbringen des Beutelverschlusses bei Aussteifbeuteln, **e** Reinigen des aboralen Stomas von außen nach innen, **f** Versorgen des aboralen Stomas mit Fettgaze und feuchten Kompressen (Produkte Fa. Dansac).

Durchführung. Dabei wird mit einem kleinen Katheter eine Spüllösung in das Rektum eingebracht. Als Spülflüssigkeit kann Folgendes verwendet werden:

- Kamillentee,
- Ringerlösung,
- Mucomyst (z. B. bei Meconiumileus) oder
- Gastrografin.

Umfüllen des Darminhaltes

Die Anordnung zum Umfüllen des Darminhaltes stellt der behandelnde Arzt. Die Methode wird bei Neugeborenen oder Säuglingen mit entgleistem Elektrolythaushalt eingesetzt, um den Elektrolytverlust einzuschränken und die Darmperistaltik anzuregen.

Durchführung. Das Kind wird auf eine wasserfeste Unterlage gelegt, dann zieht sich der Stomatherapeut Handschuhe an. Mit einer Spritze und einem Katheter wird nun Stuhl aus dem Stomabeutel aspiriert. Anschließend führt der Stomatherapeut / die Stomatherapeutin einen kleiner weichen Katheter vorsichtig in das Ende des distalen Stomaschenkels ein, um den aspirierten Stuhl aus der Spritze langsam einzubringen. Zum

Schluss wird das Stoma versorgt, alle Materialien entsorgt und die Maßnahme dokumentiert.

8.2.4 Beratung der Eltern

Wenn das Kind unmittelbar nach der Geburt ein Stoma angelegt bekommt, ist es oft notwendig den Eltern Zeit zur Trauerarbeit zu geben **(Abb. 8.7)**. Ihnen muss auch die Zeit und Möglichkeit gegeben werden sich mit ihrer Wut und Selbstanklage (Warum gerade wir?) emotional auseinander setzen zu können. Die Eltern des kranken Neugeborenen bzw. Säuglings werden informiert und beraten hinsichtlich:

- der Erkrankung des Kindes und des geplanten Operationsverlaufs,
- des sich anschließenden Krankenhausaufenthaltes,
- der ambulanten Nachbetreuung.

M *Eine optimale Betreuung des Kindes kann nur gewährleistet werden, wenn das interdisziplinäre Team und die Eltern vertrauensvoll zusammenarbeiten.*

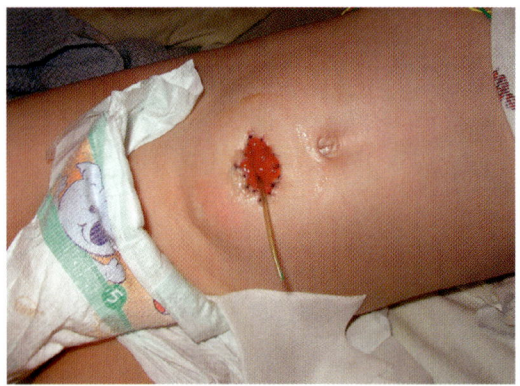

a

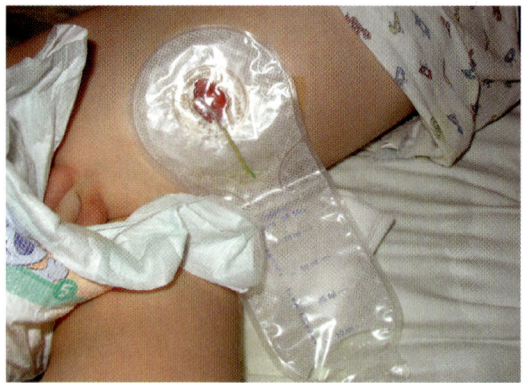

b

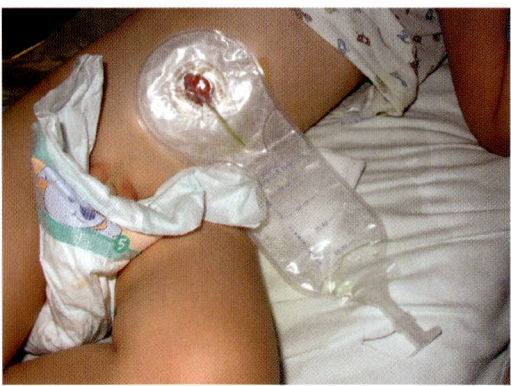

c

Abb. 8.7 ▪ **Stomaanlage nach der Geburt. a** Urostoma mit Drainage in der Harnröhre, **b** Versorgung des Urostomas mit einem Beutel, **c** Urostomiebeutel mit Messskala und Bodenauslass zur Harnmessung.

Erkrankung und Operation

Der zuständige Arzt klärt die Eltern des kleinen Patienten genau über die Erkrankung des Kindes (S. 91), die geplante Operationstechnik (S. 91) und deren mögliche Komplikationen (S. 91) auf. In diesem Gespräch wird auch auf die voraussichtliche Krankenhausaufenthaltsdauer eingegangen. Wenn geplant ist, dass das Stoma zurückverlegt werden soll, ist auch das den Eltern mitzuteilen. Dabei sollte auch ein möglicher Zeitrahmen vorgegeben werden, damit die Eltern eine Vorstellung von der Dauer der Stomaanlage haben.

 Um die Inhalte zu vertiefen, können Sie sich das Video „Stomaarten" ansehen.

Krankenhausaufenthalt

Die Eltern werden in die Stomaversorgung integriert, wenn sie sich mit der Situation arrangiert haben und ihnen das Stoma etwas vertrauter ist. Die Angst Schmerzen zuzufügen oder Ekelgefühle können nicht Grundlage des Erlernens der Stomaversorgung sein. Den Eltern wird Mut zugesprochen, damit sie merken, dass ihre Sorgen und Ängste ernstgenommen werden.

Oft ist es für die weitere Genesung des Kindes hilfreich, wenn ein Elternteil während der Krankenhausbehandlung ebenfalls mitaufgenommen wird. So hat das Kind immer eine Bezugsperson um sich herum, und die Eltern können jederzeit bei der Stomaversorgung und allen anderen pflegerischen Maßnahmen dabei sein.

Es ist auch besonders darauf zu achten, dass beide Elternteile in die Pflege ihres Säuglings miteinbezogen werden, damit auch der Vater später mit der selbstständigen Versorgung des Stomas zurechtkommt. Der Stomatherapeut sollte im Umgang mit den Eltern auch immer deren Umfeld und familiäre Situation berücksichtigen. Geschwister dürfen nicht ignoriert werden. Sie sollen vom Stomatherapeuten oder ihren Eltern altersentsprechend aufgeklärt und in die Pflege ihres kranken Geschwisterchens einbezogen werden.

Entlassung. Bevor der Säugling mit seinen Eltern aus dem Krankenhaus entlassen wird, werden diese hinsichtlich folgender Aspekte vom Stomatherapeuten beraten:
- Körperpflege,
- Selbsthilfegruppen (Kontakt zu anderen betroffenen Eltern wird hergestellt, Informationsmaterial),
- Produktvielfalt und
- Beschaffung der Stomaversorgung.

Ambulante Nachbetreuung

Auch nach der Krankenhausentlassung stehen die Eltern mit ihrem Kind nicht allein da. Ein Stomatherapeut vor Ort begleitet und hilft den betroffenen Eltern. Sie können die Stomasprechstunde aufsuchen, wenn sie z.B. Probleme mit der Handhabung vom Stomaprodukten haben oder beim Kind Haut- oder Ausscheidungsprobleme auftreten (**Abb. 8.8**). Der Stomatherapeut berät auch hinsichtlich der Bekleidung und Ernährung. Er gibt Tipps zum Heben und Tragen des Säuglings und zur Finanzierung von Stomaversorgungsmaterialien.

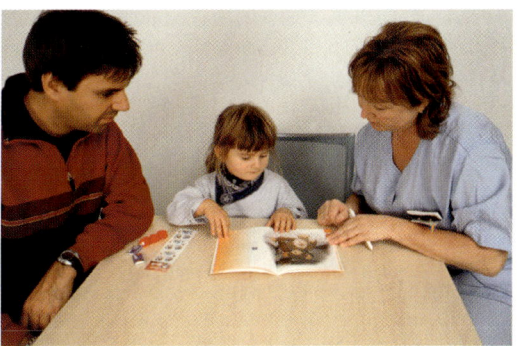

Abb. 8.8 ▪ **Stomaberatung.** Die Stomatherapeutin berät in der Stomaambulanz auch nach der Krankenhausentlassung kompetent bei Ausscheidungs- und Hautproblemen (Produkte Fa. Dansac).

8.3 ⋮ Stomata bei größeren Kindern

Die Stomaanlage verändert das Körperbild eines Menschen. Die zumeist mit Scham besetzte körperliche Ausscheidung wird zunächst in den Lebensmittelpunkt gestellt und zwingt das Kind und dessen Eltern zur täglichen Auseinandersetzung damit. Wächst ein Kind mit einem Stoma auf, weil eine Rückverlagerung nicht möglich ist, erlebt es diese Art der Ausscheidung als selbstverständlich und hat weniger Probleme damit als Kinder, die ihr Stoma erst später erhalten. Für größere Kin-

der oder Jugendliche ist die Stomaanlage oft eine Katastrophe.

8.3.1 ⋮ Medizinische Aspekte

Größere Kinder werden nach den gleichen Gesichtspunkten wie Erwachsene behandelt und informiert. So werden sie vom behandelnden Arzt hinsichtlich ihrer Er-

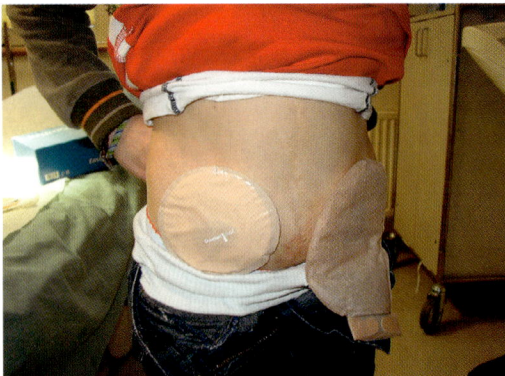

Abb. 8.9 ▪ **Jugendliche mit Stomaanlagen.** Links: Ileostoma, das mit einem 2-teiligen System mit Ausstreifbeutel versorgt wird. Rechts: Harnreservoir, welches nach der Entfernung mit einer Urokappe versorgt wird (Produkte Fa. Coloplast).

krankung, Therapiemaßnahmen usw. aufgeklärt. Die jeweilige Stomaart richtet sich nach der Grunderkrankung des Kindes **(Abb. 8.9)**. Die verschiedenen Möglichkeiten von Stomaanlagen und Operationstechniken werden detailliert in Kap. 2, S. 17 beschrieben und deshalb hier nicht noch einmal aufgeführt.

 Um die Inhalte zu vertiefen, können Sie sich das Video „Stomaarten" ansehen.

Indikationen

Eine Stomaanlage bei größeren Kindern ist bei Darmerkrankungen notwendig, wenn die Darmpassage gestört und eine physiologische Defäkation nicht mehr reibungslos möglich ist. Die häufigsten Ursachen für eine Stomaanlage im Kindes- oder Jugendlichenalter sind Folgende:

- Morbus Crohn,
- Colitis ulcerosa,
- Darmwandperforation,
- Entzündungen des Dickdarmes,
- Veränderungen des Dickdarmes (z. B. durch Tumoren),
- Ileus,
- Inkontinenz (z. B. nach Traumen).

8.3.2 ⋮ Pflegerische Aufgaben

Die Aufgaben der Pflege sind adaptiert an die Versorgung von erwachsenen Menschen. Sie können in Kap. 6, S. 61 nachgelesen werden. Das präoperative Stomamarkieren wird in Kap. 5, S. 55 beschrieben.

Stomaversorgung

M *Ein großes Ziel der Pflege ist es, dass das größere Kind sobald als möglich sein Stoma selbstständig versorgen kann.*

Die Stomaversorgung wird ausführlich in Kap. 6, S. 61 beschrieben. Deshalb finden Sie hier nur eine Kurzform.
Vorbereitung. Für die Stomaversorgung werden folgende Materialien benötigt:

- Stomabeutel,
- vorgefertigte Stomaöffnung,
- Schere,
- weiche Tupfer (vier trockene, vier mit Wasser befeuchtet),
- Convacare Tuch,
- Cavilonstäbchen,
- evtl. Hautschutzpaste und
- Müllbeutel.

Durchführung. Mit dem Convacare Tuch wird die Versorgung von oben nach unten abgelöst. Danach erfolgt die Hautreinigung mit den nassen Tupfern von außen nach innen. Die peristomale Haut muss gut abgetrocknet werden, damit sich keine Hautdefekte bilden. Am Stomarand wird das Cavilon auf die Haut aufgetragen. Anschließend kann der Stomabeutel von unten nach oben angeklebt werden. Zum Schluss werden Reinigungsutensilien und alte Stomaversorgung in den Müllbeutel verworfen und entsorgt.

 Um die Inhalte zu vertiefen, können Sie sich die Videos „Postoperative Stomaversorgung", „Stomaversorgung mit Ausstreifbeutel", „Stomaversorgung mit einteiligem System" und „Stomaversorgung mit EasyFlex bei Ileostomie" ansehen.

8.3.3 ⋮ Beratung des Kindes und der Eltern

Das Leben eines Kindes, welches ein Stoma erhält, verändert sich komplett. Eine Stomaanlage ruft beim betroffenen Kind und dessen Eltern Ängste, Unsicherheit und Probleme hervor. Durch eine gezielte Beratung kann dem Kind ein Teil seiner Ängste genommen werden. Auf jeden Fall ist zu beachten, dass bei der Beratung das Kind, abhängig vom Alter, im Mittelpunkt des Geschehens steht **(Abb. 8.10)**. Die Eltern sollen miteinbezogen werden, doch in erster Linie muss sich das Kind mit der neuen Situation arrangieren. Das Kind und dessen Eltern erhalten Empfehlungen hinsichtlich:

- der Ernährung und
- der verschiedenen Lebensphasen.

Da aus dem Kind auch irgendwann ein Erwachsener wird, sei zur Vertiefung des Wissens auch Kap. 11, S. 138 empfohlen, welches sich mit dem Stomaträger im Alltag beschäftigt.

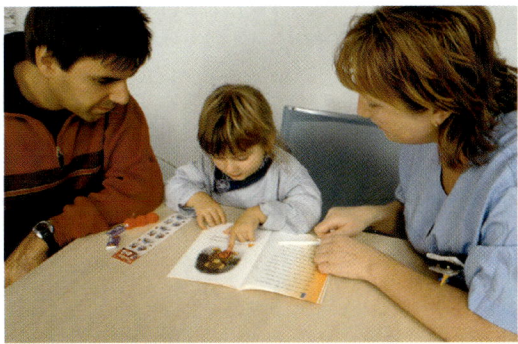

Abb. 8.10 ■ **Patient im Mittelpunkt.** Hat ein Kind ein Stoma erhalten, erfolgt die Beratung durch die Stomatherapeutin kindgerecht und auf die Bedürfnisse des Kindes abgestimmt (Produkte Fa. Dansac).

Ernährung

Sofern keine andere Erkrankung vorliegt, muss das Kind keine besondere Diät einhalten. Die Ernährung sollte ausgewogen und altersentsprechend zubereitet sein. Die Zubereitungsart der Speisen kann auf das Stoma Einfluss nehmen, deshalb sollten z. B. einige Nahrungsmittel eher gekocht statt gebraten oder gebacken werden (z.B. kein Wiener Schnitzel, sondern ein gedünstetes Kalbschnitzel). Beim Testen neuer Nahrungsmittel sollten zu Beginn immer nur kleinste Mengen ausprobiert werden. Nahrungsmittel, die nicht verträglich sind, führen häufig zu Obstipation (Verstopfung), eher selten kommt es zu Diarrhöe (Durchfall). Auf Nahrungsmittel, die beim Kind zu starken Blähungen führen (z.B. Zwiebeln oder Bohnen) sollte verzichtet werden. Bei Problemen muss nach alternativen Nahrungsmitteln gesucht werden, um daraufhin einen individuellen Speiseplan zu erstellen. Das Kind weiß nach einer gewissen Zeit, welche Nahrungsmittel es am besten verträgt. Wenn es sonst auf seine Lieblingsspeise verzichten müsste, wird das Kind wahrscheinlich auch ein paar Probleme hinnehmen, um das weiterhin zu essen, was es gern isst. Aus medizinischer und pflegerischer Sicht steht dem nichts entgegen.

Folgende Maßnahmen helfen, die Nahrungsverträglichkeit positiv zu beeinflussen:

- häufig kleine Mahlzeiten,
- Abendmahlzeit nicht zu spät zu sich nehmen,
- genügend Flüssigkeitszufuhr,
- sorgfältiges Kauen, um eine Stomablockade durch unverdaute Nahrungsbestandteile zu vermeiden (z.B. Nüsse, Spargel).

Kindergartenphase

Ein Kind im Kindergartenalter ist in vielen Dingen schon sehr selbstständig. Es ist sowohl grob- als auch feinmotorisch sehr geschickt, kann sich z.B. mit Hilfe an- und ausziehen und mit Messer und Gabel essen. Die meisten Kinder benötigen in der Kindergartenphase auch keine Windel mehr, sie können ihre Ausscheidungen selbstständig steuern. Durch die erlernte Sprache sind sie in der Lage ihre Bedürfnisse zu verbalisieren. Kindergartenkinder sind an ihrer Umwelt sehr interessiert, sie möchten alles genau wissen.

Für Kinder mit einem Stoma kann die Zeit im Kindergarten wertvolle Lebenshilfe sein, weil die anderen Kinder es nicht auslachen, sondern neugierig und interessiert nachfragen werden. Da die Kindergärtnerinnen jedoch nicht verpflichtet sind die Stomaversorgung durchzuführen, kann es sein, dass das Kind nicht im Kindergarten bleiben kann. Dadurch können sich beim Kind Gefühle des „Ausgestoßenseins" entwickeln.

Empfehlung. Ein Elternteil kommt zu festgelegten Zeiten in den Kindergarten und versorgt das Stoma, so dass die Kindergärtnerinnen nichts damit zu tun haben. Eine weitere Möglichkeit für das Kind wäre der Besuch in einem Integrations- bzw. Sonderkindergarten.

Schulphase

Schulkinder sind in der Lage, sich in ihrer Umwelt zurechtzufinden, ihnen sind Gewohnheiten und Regeln vertraut. Sie sind interessiert an den Alltags- und Berufswelten ihrer Eltern und imitieren diese im Rollenspiel. Ein wichtiger Aspekt im Schulkindleben ist der Bewegungsdrang. Schulkinder wollen mobil sein, sei es auf dem Fahrrad oder dem Skateboard (**Abb. 8.11**). Fast alle Sportarten begeistern sie. Für die erste Zeit nach der Stomaanlage erhält das Kind ein ärztliches Attest, welches ihm den zeitlich befristeten Ausschluss vom Turnunterricht bescheinigt.

Empfehlung. Das Schulkind sollte selbst entscheiden, ob es seinen Mitschülern etwas von seinem Stoma erzählt. Die Lehrer müssen involviert werden, um akzeptieren zu können, dass der Schüler auch einmal während des Unterrichts den Raum spontan verlässt, um sein Stoma zu versorgen. Ein großes Problem in Schulen ist, dass der Mangel an Toiletten dazu führt, dass dem Stomaträger nicht immer eine eigene Toilette zur Verfügung gestellt werden kann. Der Schüler wird jedoch Wege finden seine Stomaversorgung durchzuführen, ohne andere daran zu beteiligen.

Beim Schulkind gibt es kaum Gründe für eine Einschränkung der Beweglichkeit. Im Turnunterricht kann er einen Gürtel tragen, wenn Bedenken bestehen, dass der Beutel hält. Das Kind kann nahezu jede Sportart ausüben, sollte jedoch Disziplinen, die die Bauchmuskula-

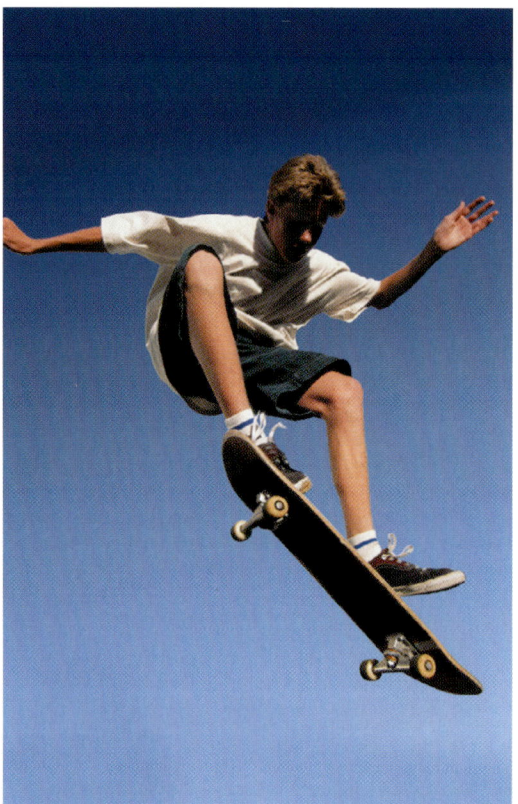

Abb. 8.11 ▪ **Schulkinder.** Sie wollen mobil sein und sich bewegen (Hoehl, 2002).

tur sehr beanspruchen (z. B. Leistungssport, Bauchübungen), vermeiden. Zum Schwimmen kann das Kind eine Stomakappe (S. 85) tragen. Diese dichtet das Stoma für die Zeit des Schwimmens ab.

 Um die Inhalte zu vertiefen, können Sie sich das Video „Anwendung einer Stomaverschlusskappe" ansehen.

Pubertäre Phase

Die Phase der Pubertät ist in jeder Hinsicht eine Zeit des Umbruchs und Wechsels. Aus dem Jungendlichen wird ein Erwachsener, biologisch-physiologische und psychische Veränderungen finden statt. Die Zeit kann schon für gesunde Jugendliche und deren Umgebung „die Hölle" sein. Pubertierende haben ein ausgeprägtes Schamgefühl, sie fühlen sich in ihrer eigenen Haut nicht wohl; ein Blick in den Spiegel kann über den ganzen Tag entscheiden.

Deshalb ist es für Jugendliche oft eine Katastrophe, wenn bei ihnen ein Stoma in dem Alter angelegt werden muss. Der Jugendliche ekelt sich vor sich selbst und seinen unkontrollierten Ausscheidungen und ist überzeugt davon, dass sich seine ganze Umwelt ebenso vor ihm ekelt und Abscheu empfindet.

Empfehlung. In der pubertären Phase ist es ganz wichtig, dass dem Jugendlichen gegenüber viel Einfühlungsvermögen und Verständnis aufgebracht wird. Das gilt gleichermaßen für das familiäre Umfeld wie auch für die professionelle Pflege. Der Stomatherapeut sollte mit dem Jugendlichen alle Möglichkeiten der Stomaversorgung besprechen, ihn intensiv anleiten und ihm zeigen, wie diskret eine Stomaversorgung sein kann. Dem Pubertierenden sollte es selbst überlassen werden, ob er seine Mitmenschen darüber informieren will, dass er Stomaträger ist. Wichtig ist auch, dass die Familie die Ausscheidungsform ihres Kindes nicht in den Vordergrund stellt und kränkende Bemerkungen vermeidet.

Kontakte zu Selbsthilfegruppen und eine regelmäßige Betreuung durch den Stomatherapeuten unterstützen den Jugendlichen und seine Eltern in dieser besonderen Situation.

9 Stomakomplikationen

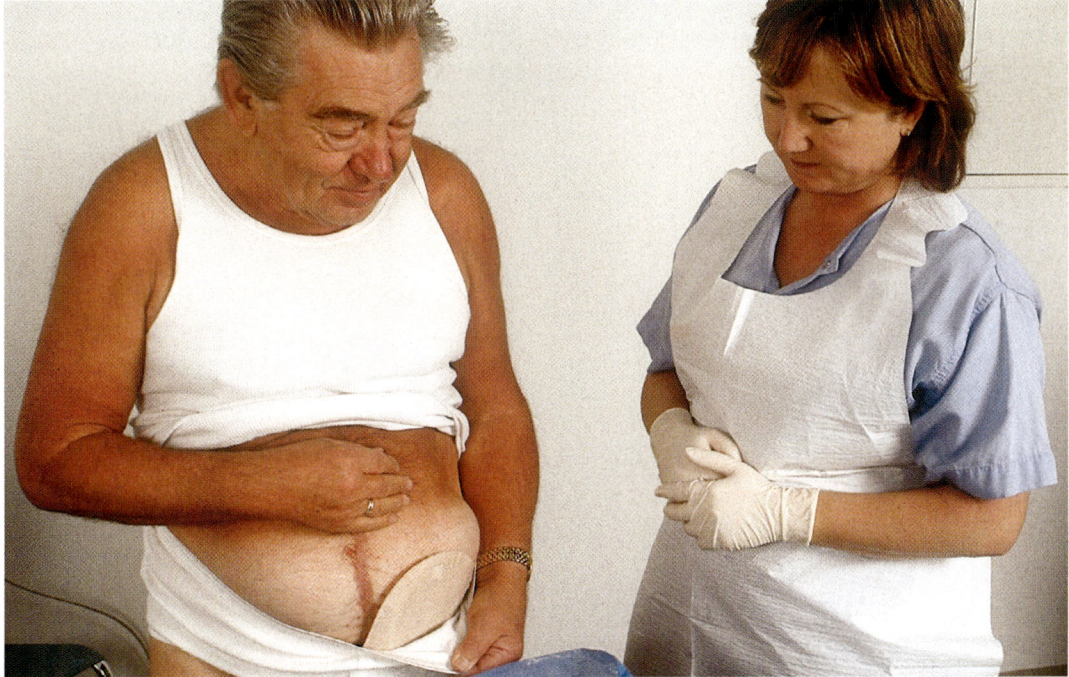

》 Seit nunmehr 15 Jahren habe ich ein Ileostoma. Es wurde mir aufgrund meines Morbus Crohn angelegt. Ich habe mich mit der Situation arrangiert und komme mit der Versorgung des Stomas sehr gut zurecht. Das war aber nicht immer so. Anfangs wechselte ich ständig die zweiteilige Stomaversorgung, weil ich Angst hatte, dass sie undicht sein könnte, unangenehme Gerüche nach außen dringen oder „Pannen" passieren könnten. Die Auswirkung war, dass die Haut so stark beansprucht wurde, dass sie sich rötete und zunehmend schmerzte. Als die Haut auch noch zu nässen begann, wandte ich mich an meinen Stomatherapeuten. Er erklärte mir die Ursachen und empfahl die Basisplatte ruhig 2 – 3 Tage auf dem Stoma zu belassen, um die Haut nicht unnötig zu belasten. Seine Tipps zur Vermeidung von peinlichen Situationen halfen mir dabei mein Stoma anzunehmen und es mit der Stomaversorgung nicht zu übertreiben. 《

9.1 Frühkomplikationen

Frühkomplikationen können schon kurz nach der Stomaanlage auftreten. Zu den wichtigsten Komplikationen zählen:

- das Kontaktekzem,
- die Hautirritation – Hautmazeration,
- die Follikulitis,
- die Stomaretraktion,
- der parastomale Abszess,
- die Stomablutung,
- die Stomastenose,
- die Stomanekrose,
- das postoperative Stomaödem.

9.1.1 Kontaktekzem

Das Kontaktekzem ist ein Hautausschlag. In der Stomatherapie wird unterschieden zwischen allergischem und toxischem Kontaktekzem.

Allergisches Kontaktekzem

Ursachen und Symptome
Das allergische Kontaktekzem entsteht durch eine Überempfindlichkeit gegen verwendete Pflege- und/oder Versorgungsartikel **(Abb. 9.1)**. Ein allergisches Kontaktekzem ist gekennzeichnet durch:

- Rötungen der betroffenen Hautstellen,
- Knötchenbildung,
- Bläschen und
- begleitendem Juckreiz, Schmerzen oder Brennen.

Behandlung
Treten diese Symptome auf, muss die Stomaversorgung gewechselt werden. Reagiert der Stomaträger auf das Plastikmaterial des Stomabeutels, kann ein Baumwollüberzug Abhilfe schaffen.

Toxisches Kontaktekzem

Ursachen
Das toxische Kontaktekzem kann entstehen bei:

- einer zu groß gewählten Beutelöffnung (S. 68),
- ungeeigneten Hautschutzmaßnahmen (S. 65) oder
- einer aggressiven Ausscheidung bei Ileostomien (S. 22) und in den ersten postoperativen Tagen.

 Um die Inhalte zu vertiefen, können Sie sich das Video *„Postoperative Stomaversorgung"* ansehen.

Symptome und Behandlung
Ein toxisches Kontaktekzem ist gekennzeichnet durch eine scharf begrenzte nässende Hauterosion und evtl. Schmerzen. Die vorhandene Hauterosion bildet sich zurück, wenn die Ursachen beseitigt und präventive Maßnahmen berücksichtigt werden (S. 102).

Prävention
Kontaktekzeme können vermieden werden, wenn der Stomaträger die Versorgung seines Stomas komplett beherrscht und Anzeichen einer Veränderung identifizieren kann. Sind ihm Allergien bekannt, sollte er sich darüber informieren, ob sich diese Allergene in seinen Hilfsmitteln befinden.

9.1.2 Hautirritation – Hautmazeration

Ursachen und Symptome
Eine Hautirritation oder -mazeration kann auftreten durch eine mechanische Reizung der Haut **(Abb. 9.2)**. Diese entsteht meist durch klebende Versorgungssysteme oder zu häufiges Wechseln der Stomaversorgung.

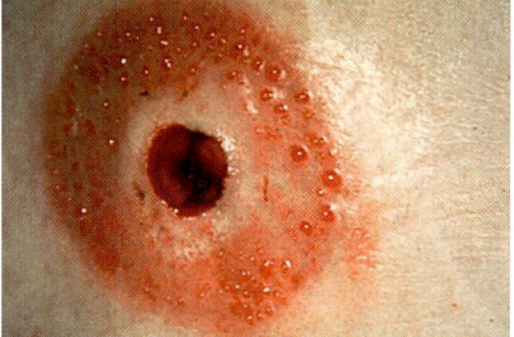
a

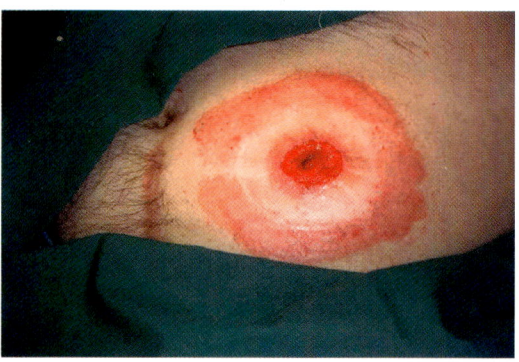
b

Abb. 9.1 ▪ **Allergisches Kontaktekzem. a** Allergie auf Hautschutzmaterial, **b** allergische Reaktion auf die Mikroklebefläche „Pflasterallergie".

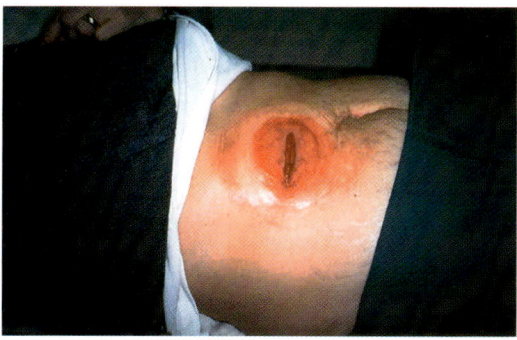
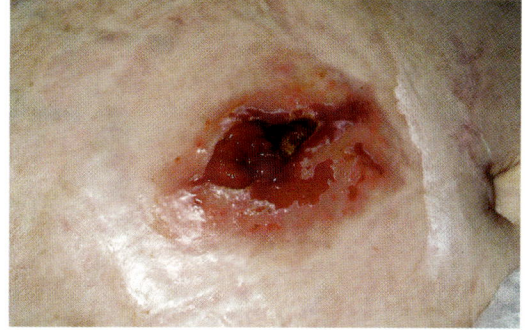
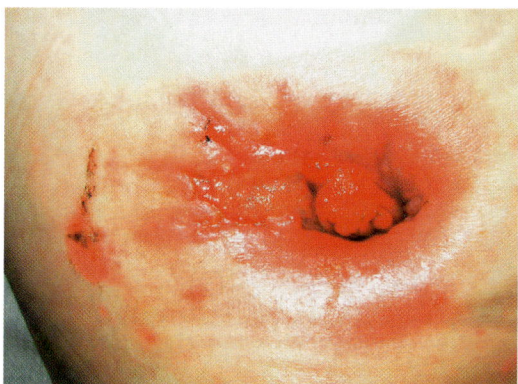
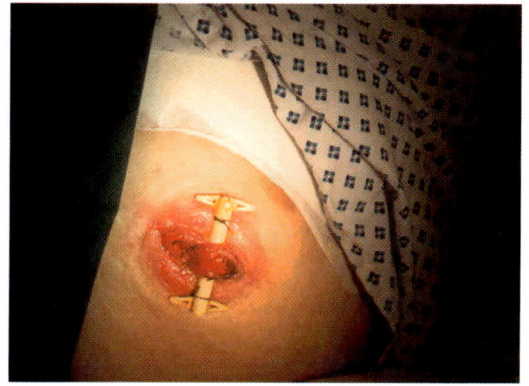

Abb. 9.2 ■ Hautirritation – Hautmazeration. a durch Alkohol bedingte Hautirritation, **b** Hautmazeration bei Stomaretraktion durch zu häufigen Beutelwechsel, **c** Mazeration und Retraktion, **d** Irritation und Hautmazeration bei angenähtem Reiter.

Die Hautirritation bzw. –mazeration ist gekennzeichnet durch:

- eine Rötung der Haut, die auch nach längerer Zeit nicht rückläufig ist,
- nässende Hautdefekte mit Hautablösung und
- evtl. Schmerzen.

Behandlung
Durch die Beseitigung der Ursachen bilden sich die Symptome zurück. Bis zur Abheilung der Hautdefekte sollte ein zweiteiliges Versorgungssystem mit durchgehendem Hautschutz verwendet werden. Dieses System kann bis zu zwei Tage belassen werden, weil die austretende Gewebeflüssigkeit durch die integrierte Hautschutzplatte aufgenommen wird.

Prävention
Um eine Hautirritation oder Hautmazeration zu vermeiden ist es wichtig, dass der Stomaträger ausführlich über alternative Stomaversorgungen und Indikationen zum Versorgungswechsel informiert wird.

9.1.3 Follikulitis

Ursachen
Eine Follikulitis (Haarbalgentzündung) beim Stomaträger wird meist verursacht durch eine mechanische Reizung der Haarbälge, wenn die Haare im peristomalen Bereich nicht entfernt wurden. Beim Ablösen der Stomaversorgung werden vorhandene Haare herausgerissen, was zu lokalen Verletzungen und zur anschließenden Entzündung führen kann.

Symptome und Behandlung
Eine Follikulitis ist gekennzeichnet durch:
- punktuelle Pusteln (Bläschen),
- Hautrötungen,
- kleine Abszesse und
- evtl. Schmerzen.

Meist heilt die Follikulitis spontan. Es reicht aus, wenn bis zur Abheilung der Hautschäden eine zweiteilige Stomaversorgung verwendet wird.

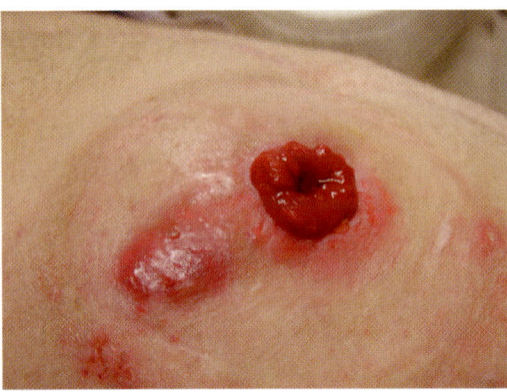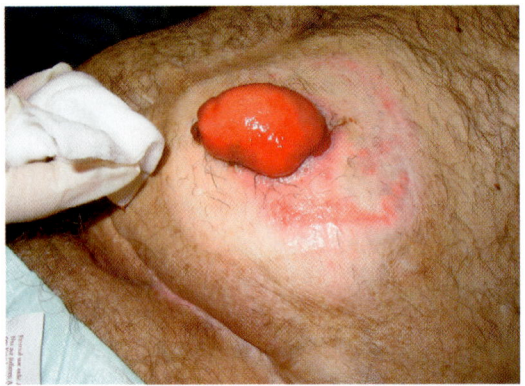

a   b

Abb. 9.3 ▪ **Follikulitits. a** Durch herausgerissene Haare kann eine Folikulitis entstehen. **b** Abgeheilte Hautirritation nach einer Follikulitis.

Prävention

Um eine Follikulitis zu vermeiden, sollten prophylaktisch regelmäßig die Haare im parastomalen Bereich entfernt werden **(Abb. 9.3)**.

9.1.4 ⋮ Stomaretraktion

Ursachen

Eine Stomaretraktion (lat.: Zurückziehen durch Schrumpfung) entsteht oft als Folge einer Stomanekrose (S. 106) oder eines parastomalen Abszesses (S. 105). Weitere Ursachen können sein:

- eine mangelnde Fixation infolge einer Hautmazeration (S. 102) des parastomalen Bereichs,
- traumatisch zu starker Zug durch zu geringe Mobilisation des Darmes oder
- Strahlenschäden des Darmes.

Symptome und Behandlung

Der Darm zieht sich weit unter das Hautniveau zurück **(Abb. 9.4)**. Damit besteht die Gefahr einer Peritonitis (Bauchfellentzündung). Mit einer konvexen Stomabasisplatte (S. 69) kann bei geringer Retraktion ausgeglichen werden. Ist die Retraktion stark ausgeprägt, muss das Stoma operativ neu angelegt werden.

Prävention

Um eine Stomaretraktion zu verhindern, können prophylaktisch folgende Maßnahmen durchgeführt werden:

- das verbleibende Darmrohr spannungsfrei und mit großzügigen Mobilisationsmöglichkeiten anlegen,
- widerstandsfähigen Hautschutz verwenden (S. 150),
- traumatisierende Untersuchungen vermeiden (z.B. digitales Austasten mit dem Finger).

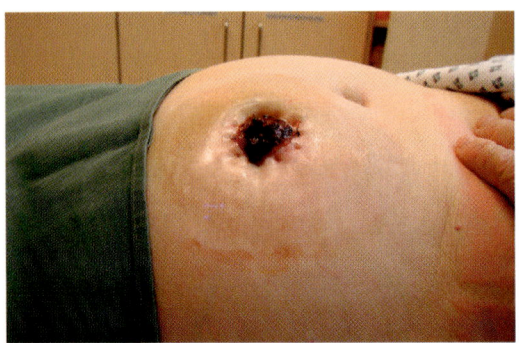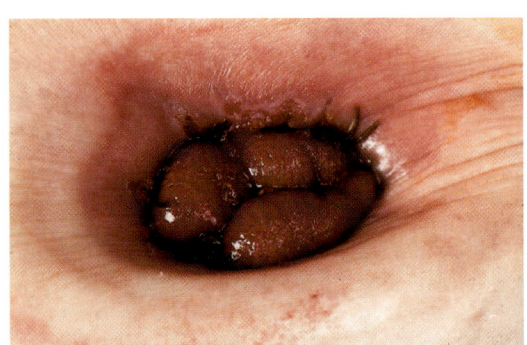

a   b

Abb. 9.4 ▪ Stomaretraktion. Stomaretraktionen entstehen häufig aufgrund von Stomanekrosen oder Abszessen. Der Darm zieht sich dabei weit unter das Darmniveau zurück.

9.1.5 : Parastomaler Abszess

Ursachen
Ein parastomaler Abszess (lat.: Eitergeschwür) wird verursacht durch Bakterien (meist Staphylo- und Streptokokken) durch:
- mangelnde Vorbereitung des Darmes präoperativ,
- unsteriles Arbeiten intraoperativ oder
- mangelhafte oder unsachgemäße Stomahygiene (z. B. keine Beutelversorgung oder zu häufiger Versorgungswechsel).

Symptome und Behandlung
Ein parastomaler Abszess ist gekennzeichnet durch typische Entzündungszeichen, wie z. B.:
- Rötung **(Abb. 9.5)**,
- erhöhte Temperatur im parastomalen Bereich und
- evtl. Schmerzen.

Zur Wunddrainage wird ein Abszess entweder punktiert oder gespalten. Der Einschnitt muss weit entfernt von Stoma erfolgen, damit die spätere Nachversorgung nicht durch Narben behindert wird. Im manchen Fällen wird das Stoma an eine andere Stelle verlegt.

Prävention
Um einen parastomalen Abszess zu vermeiden, können folgende prophylaktischen Maßnahmen durchgeführt werden:
- präoperativ eine orthograde Spülung zur Darmreinigung durchführen,
- das Stoma nach hygienischen Richtlinien anlegen,
- postoperativ die Grundsätze zur Stomaversorgung beachten.

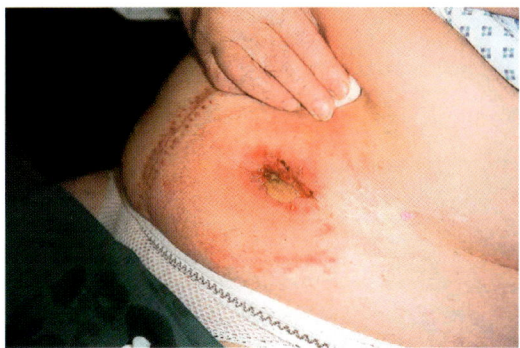

Abb. 9.5 ▪ **Abszess.** Ein parastomaler Abszess wird häufig durch Bakterien verursacht.

9.1.6 : Stomablutung

Es werden folgende Arten von Stomablutungen unterschieden:
- Blutung diffus aus der Darmschleimhaut,
- Blutung aus dem Darmlumen,
- Blutung aus einer isolierten Stelle,
- peristomale Vaskulitis,
- Blutung eines Pseudopolypen / Polypen.

Blutung diffus aus der Darmschleimhaut

Ursachen
Diffuse Blutungen aus der Darmschleimhaut können entstehen durch:
- Druck auf die Darmschleimhaut,
- raue Kompressen bei der Reinigung,
- Darmentzündung (Colitis, Morbus Crohn),
- Stomaödem,
- Irritation der Schleimhaut bei Radio- und Chemotherapie (Schleimhaut ist sehr empfindlich),
- Überdosierung von Gerinnungsmitteln.

Symptome
Die diffuse Blutung aus der Darmschleimhaut hat folgendes Aussehen:
- diffuse Blutung aus mehreren Stellen der Schleimhaut,
- hellrotes Blut, sichtbar auf Kompressen.

Behandlung und Prävention
Bei der Reinigung des Stomas sollte jeglicher Drucke vermieden werden. Zur Stomaversorgung wird eine weiche flexible Versorgung empfohlen.

Präventiv erfolgt eine sanfte Reinigung der Darmschleimhaut. Beim Trocknen von Stoma und peristomaler Haut soll nur getupft und nicht gerieben werden.

Blutung aus dem Darmlumen

Ursachen und Symptome
Eine Blutung aus dem Darmlumen tritt häufig aufgrund einer gastrointestinalen Blutung auf. Diese Blutung kann sich durch folgende Anzeichen äußern:
- große Mengen von Blut, vermischt zum Teil mit Stuhl, auch im Stomabeutel sichtbar,
- übler Geruch und
- evtl. Melaena (Blutstuhl).

Behandlung
Die Diagnose wird durch den Arzt gesichert. Folgende therapeutische Maßnahmen werden durchgeführt:
- evtl. Endoskopie – Darmspiegelung,
- lokale Blutstillung,
- Gastroskopie.

Blutung aus einer isolierten Stelle

Ursachen, Symptome und Behandlung

Eine Blutung kann auftreten aus:

- einem Darmgefäß (z. B. Divertikel) oder
- einem Hautgefäß.

Es ist gekennzeichnet durch eine sickernde bis spritzende Blutung aus einer erkennbaren Stelle. Die Blutung wird gestillt, indem entweder eine Umstechung oder eine chirurgische Sklerosierung vorgenommen wird.

Peristomale Vaskulitis

Ursachen und Symptome

Eine peristomale Vaskulitis kann verursacht werden durch:

- einen chronischen Druck aufgrund der Stomaversorgung (konvex),
- eine Blutung eines Gefäßes oder
- einen Hautdefekt, ausgelöst durch zu stark haftende Hautschutzmateralien.

Behandlung

Die peristomale Vaskulitis wird folgendermaßen therapiert:

- Blutstillung durch den Chirurgen,
- Stomaversorgung mit einem weichen, nicht zu stark haftenden Hautschutzmaterial,
- Vermeidung einer konvexen Versorgung.

Blutung eines Pseudopolypen / Polypen

Ursachen, Symptome und Behandlung

Pseudopolypen bzw. Polypen sind meistens sehr stark durchblutet. Deshalb kann eine zu starke Reibung bei der Versorgung zu heftigen Blutungen führen. Ist eine Blutung aufgetreten wird sie wie folgt therapiert:

- sanfte Reinigung des Stomarandes,
- Blutstillung durch den Arzt und

- evtl. Polypektomie oder Lapisierung mit Silbernitrat-Kaliumnitrat.

9.1.7 Stomastenose

Ursachen und Symptome

Eine Verengung des Stomas (Stomastenose) kann als Folge eines Einheilungsproblems des Stomas auftreten oder einer chronischen Hautmazeration (S. 102) entstehen, besonders wenn eine Stomaanlage in Hautniveau erfolgte. Eine weitere Ursache ist die erhebliche Gewichtszunahme eines Stomaträgers. Die Stomastenose ist gekennzeichnet durch bleistiftförmige Stühle.

Behandlung

Als therapeutische Maßnahme ist das Mittel der Wahl die chirurgische Stomakorrektur (Neuanlage des Stomas). Ein Aufbougieren (Aufdehnen) des Stomas ist nicht immer erfolgversprechend, es kann eher zur Verschlimmerung der Stomastenose führen.

Prävention

Um eine Stomastenose zu vermeiden, ist es notwendig mittels moderner Stomachirurgie das Stoma über dem Hautniveau anzulegen. Eine Aufklärung des Stomaträgers führt zur Früherkennung dieser Komplikation.

9.1.8 Stomanekrose

Ursachen und Symptome

Bei den Nekrosen muss zwischen Nekrosen des Darmes aufgrund von Druck, Zug, thermischen Schäden oder Durchblutungsstörungen, sowie Hautnekrosen im Umgebungsbereich der Stomata differenziert werden.

Stomanekrosen. Häufige Ursache von Stomanekrosen sind (**Abb. 9.6 u. 9.7**):

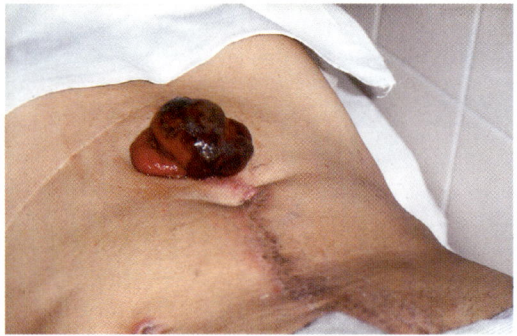
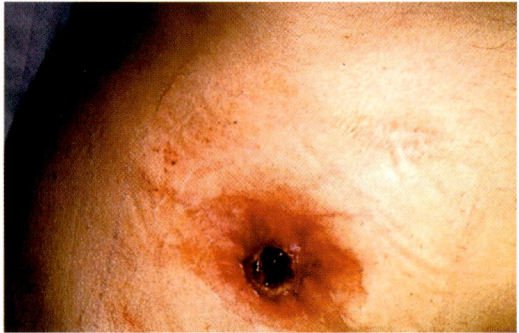

a   b

Abb. 9.6 ■ **Stomanekrose. a** Teilnekrose am 9. postoperativen Tag nach Querkolostomie. **b** Stomastenose, die noch passierbar ist für 12 Ch-Katheter.

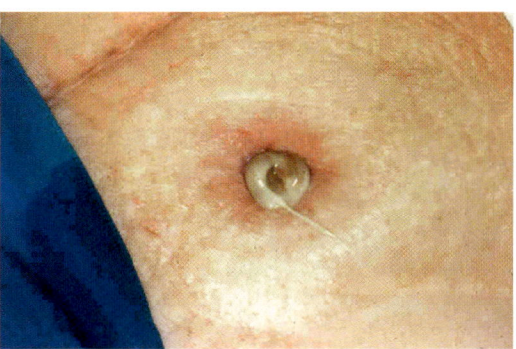
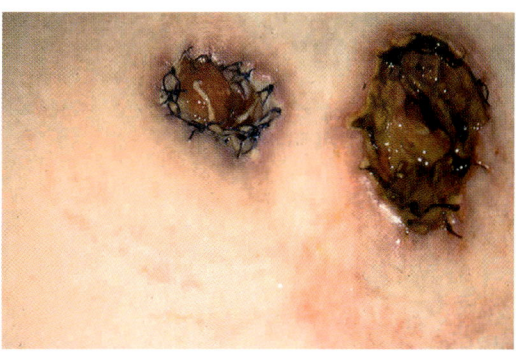

a

b

Abb. 9.7 ▪ **Stomanekrosen. a** Als Beispiele haben wir die Totalnekrose eines Ileumconduits, wobei die Ursache sicherlich eine Durchblutungsstörung war. Häufig kommt es durch Zug am versorgenden Mesenterialgefäß zu dieser schweren Komplikation. **b** Bei diesem getrennt ausgeleiteten, doppelläufigen Stoma kam es infolge eines sehr schlechten Allgemeinzustandes bei fortgeschrittener Tumorerkrankung in Kombination mit einer Chemotherapie zu ausgedehnten Schleimhautnekrosen, wobei auch die überaus eng gestochenen Nähte die lokale Durchblutungssituation noch verschlechtert haben.

- Durchblutungsstörungen, welche aufgrund von operationstaktischen Fehlern auftreten können,
- Einnaht von endständigen und doppelläufigen Stomata unter Zug,
- zu enge Faszienlücken oder
- Druck auf das Stoma von außen.

Hautnekrosen. Ursachen für Hautnekrosen kommen häufig als Dekubitalulzera bei Anwendung von Konvexversorgung und Gürtelanwendung zustande. Durch einen starken Druck von außen – häufig auch nach Gewichtszunahme – kommt es zu ganz charakteristischen Nekrosen und Ulzerationen um das Stoma. Um solche Ulzerationen und Nekrosen auszuheilen, ist ein weicher, flexibler Hautschutz für mindestens 8–12 Monate notwendig. Des Weiteren werden Hautnekrosen häufig nach der Anwendung von zirkulären Stapleranastomosen beobachtet **(Abb. 9.8)**. Da es durch starken Druck an der Haut sowie sehr eng liegenden Hautklammern häufig zu Irritationen und Nekrosen kommt, ist diese Stomaanlage – abgesehen von den hohen Kosten – abzulehnen. Außerdem kann aufgrund der Klammern die Sto-

maplatte nicht exakt angepasst werden. Die Entfernung der kleinen Klammern ist unbedingt erforderlich und äußerst schmerzhaft. Auch durch Hautmazeration aufgrund von falscher Pflege kann es zu Ulzerationen und Nekrosen kommen.

Behandlung

Jede der beschriebenen Nekrosen, sowohl am Darm, wie auch an der Haut, führt unweigerlich zu Stomastenosen. Um diese zu reparieren, bedarf es häufig einer ausgedehnten Laparotomie und Nachmobilisation, wobei gelegentlich die Anlage eines völlig neuen Stomas an einem vorher gewählten Ort ratsam ist.

Prävention

Da vor allem Ileostomien prominent angelegt werden sollten, um eine bessere Versorgung zu gewährleisten, ist gerade dabei auf eine ausreichende Länge der vorgelagerten Schlinge zu achten, welche sich dann immer spannungsfrei über dem Reiter legen lässt.

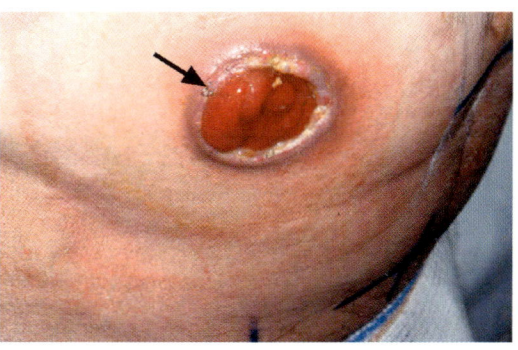
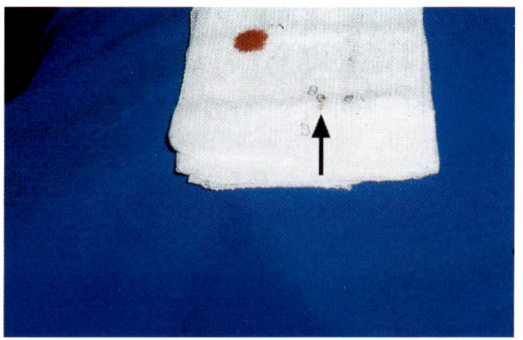

a

b

Abb. 9.8 ▪ **Hautnekrosen. a** Maschinelle Anastomose mit Metallklammern, **b** entfernte Metallklammern (peristomal).

9.1.9 Postoperatives Stomaödem

Ursachen

Eine ödematöse Veränderung entsteht durch vermehrte Gewebsflüssigkeit zwischen den Zellen. Weitere Ursachen eines postoperativen Stomaödems können Folgende sein:

- Leberzirrhose, Pfortaderthrombose, Eiweißmangel,
- Zunahme des intraabdominellen Drucks (durch Peritonitis, Karzinosis peritonei),
- Blut- / Lymphzirkulationsstörung an der vorgelagerten Darmschlinge durch zu enge Faszienlücke oder den „Reiter",
- Stomablockade von innen durch Bolus – falsche Ernährung (häufiger beim Ileostoma),
- zu eng gestochene Einzelknopfnähte am Stoma.

Symptome

Die ödematöse Darmschleimhaut ist hellrosa und stark glänzend, aufgequollen, aber gut durchblutet und nicht schmerzhaft. Durch den traumatischen Eingriff an Darm und Bauchdecke bildet sich eine Gewebsschwellung (Abb. 9.9). Diese ist einerseits eine ganz normale Wundreaktion, andererseits kommt es an den endständigen oder doppelläufig vorgelagerten Stomata auch zu einem Lymphstau. Die Schwellung – das Ödem bildet sich in den ersten 4 – 6 postoperativen Tagen zurück.

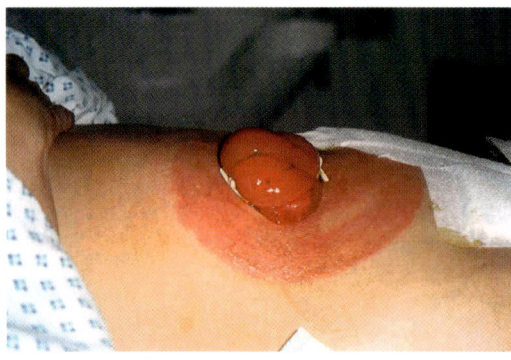

Abb. 9.9 ▪ Stomaödem. Es entsteht aufgrund von vermehrter Gewebsflüssigkeit zwischen den Zellen.

Behandlung

Als Unterstützung einer schnelleren Flüssigkeitsreduktion aus der Darmschleimhaut können auf einer feuchten, **weichen** Kompresse nach ärztlicher Anordnung abschwellende Augentropfen (z. B. Naphazolin 0,1 %)angewendet werden.

Kommt es im Rahmen einer Chemo- / Radiotherapie (S. 78) zu einem Stomaödem, ist ein besonderes Augenmerk auf Folgendes zu legen:

- keine zu eng angelegte Versorgung, Beutel oder Plattenöffnung muss größer ausgeschnitten werden,
- kein Druck auf das Stoma, z. B. durch OP-Hemd oder PCA–Pumpe,
- Stomaversorgung nicht zu häufig wechseln.

> **M** *Kommt es trotz Schonung und Vorsichtsmaßnahmen zu Druckgeschwüren, muss der Darm regelmäßig und in kurzen Intervallen durch den Arzt kontrolliert werden.*

Prävention

Um eventuelle entzündliche Veränderungen oder Komplikationen frühzeitig feststellen zu können, ist die tägliche Beobachtung und Dokumentation der Entwicklung des Stomas erforderlich. Dehnungen und digitale Austastung sollten in den ersten postoperativen Tagen unterlassen werden. Vor allem der erste Einlauf muss möglichst schonend durchgeführt werden.

Einlauf. Zur Durchführung eines Einlaufes wird ein mit Kathetergel gleitfähig gemachter, nicht zu dünner Harnblasenkatheter mit Nelatonspitze verwendet. Der erste postoperative Einlauf wird vom Chirurgen durchgeführt, der das Klysma vorsichtig in das Stoma einführt, wobei alle paar Zentimeter etwas Klysmenflüssigkeit ausgepresst werden. Ziel ist es, das häufig mit Stuhlresten verklebte, durch das Ödem verengte Darmlumen zu passieren und das Vorwärtsgleiten des Katheters zu fördern.

> **P** *Die postoperative Beobachtung kann, ohne den Beutel abzunehmen, durch den transparenten Post-OP-Beutel erfolgen. Veränderungen werden dem Chirurgen mitgeteilt.*

K. P. Kretschmer beschrieb in „Der künstliche Darmausgang" von 1975 die Anforderungen an die postoperative Stomaversorgung wie folgt: „Um etwas Raum für das postoperative Ödem zu lassen, soll der Ring des Beutels im Durchmesser 2 mm weiter als das Stoma sein" (S. 68).

9.2 Spätkomplikationen

Manche Komplikationen treten erst nach längerer Zeit bzw. nach Jahren bzw. Jahrzehnten auf. Dazu gehören:

- die pseudoepitheliale Hyperplasie,
- der Stomaprolaps,
- die parastomale Hernie,
- die Stomablockade beim Darmconduit und
- die Urinkristallbildung.

9.2.1 ⋮ Pseudoepitheliale Hyperplasie

Ursachen
Durch chronische Feuchtigkeit bei zu großer Beutelöffnung können in die Oberhaut ragende Plattenepithelien (pseudoepitheliale Hyperplasie – PEH) entstehen **(Abb. 9.10)**. Besonders häufig kommt dies bei Pelottenträgern vor.

D Als Pelotte (frz.: Ballen) wird ein ballenförmiges Druckpolster bezeichnet, z.B. am Bruchband zum Zurückdrängen des Bruchs (Duden, 2003).

Symptome und Behandlung
Die pseudoepitheliale Hyperplasie ist gekennzeichnet durch:
- eine aufgequollene Haut,
- vermehrte Granulation,
- häufige Superinfektionen und
- Warzenbildung.

Die Therapie erfolgt durch Beseitigung der Ursachen. Um die betroffene Haut zu trocknen, wird für mehrere Tage ein hygroskopischer Hautschutz verwendet. Des weiteren erhält der Stomaträger einen Beutel, der mit einem Gürtel getragen wird und einen Druck auf die PEH ausübt. In manchen Fällen muss das hyperplastische Gewebe verätzt werden.

9.2.2 ⋮ Stomaprolaps

Ursachen
Ein Stomaprolaps kann verursacht werden durch:
- eine unzureichende Fixation das Darmes während der Stomaanlage,
- eine Überbeanspruchung der Bauchdecke (z.B. durch eine starke Körpergewichtszunahme) oder
- eine fehlerhafte Stomaversorgung (z.B. durch zu große Beutel- oder Miederöffnungen).

Symptome und Behandlung
Der Darm tritt ca. bis 20 cm rüsselartig aus dem Stoma heraus **(Abb. 9.11)**. Der Damvorfall wird je nach Ausdehnung konservativ oder chirurgisch therapiert. In manchen Fällen ist es möglich den Darm wieder in den Bauch zurückzumassieren (Reponieren des Darmes).

Der prolabierte Darmanteil kann auch chirurgisch abgetrennt werden, doch meist reicht das nicht aus, und es

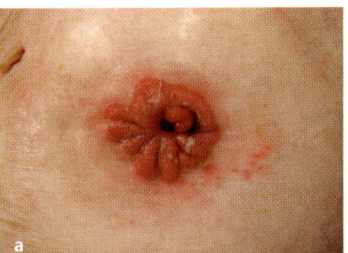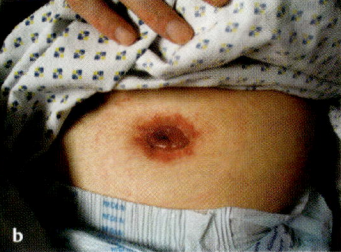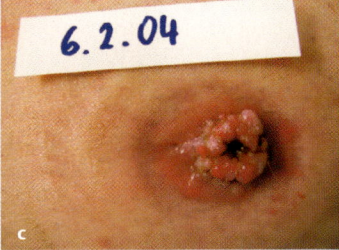

Abb. 9.10 ▪ **Pseudoepitheliale Hyperplasie. a** PEH mit Retraktion nach Stomateilnekrose, **b** Hyperplasie als Folge chronischer Feuchtigkeit bei zu großer Versorgung, **c** Warzenbildung bei PEH.

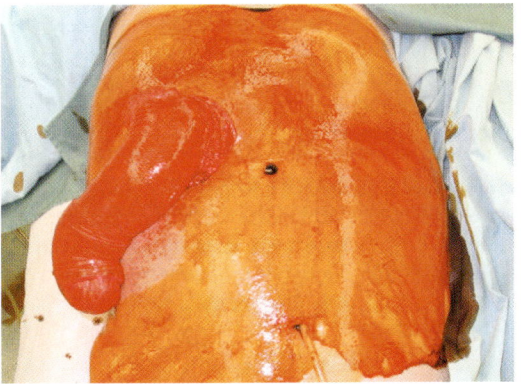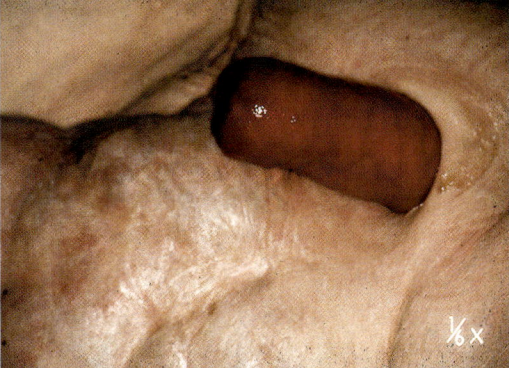

Abb. 9.11 ▪ **Stomaprolaps.** Hierbei tritt der Darm rüsselförmig aus der Bauchdecke heraus.

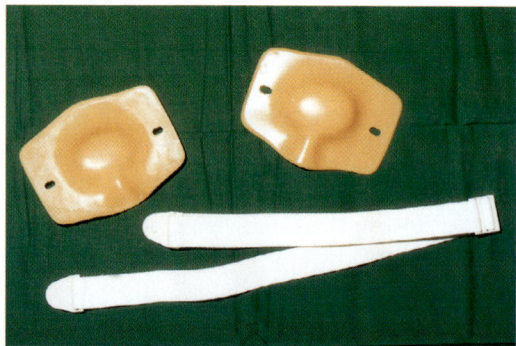

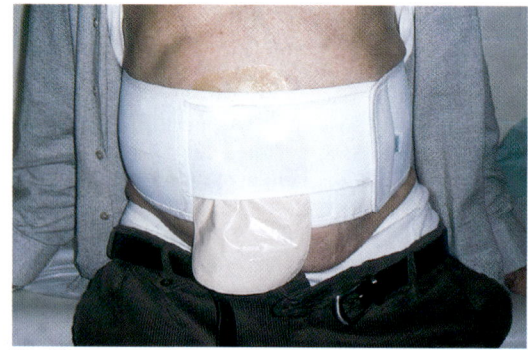

a

b

Abb. 9.12 ▪ **Prävention des Stomaprolapses. a** Eng umschließende Mieder oder Gürtel verhindern das Auftreten von Stomaprolapsen. **b** Früher wurden häufiger Prolapskappen zur Vorbeugung empfohlen.

entsteht ein Rezidiv. In diesen Fällen oder bei stark ausgeprägtem Prolaps wird eine Relaparotomie zur erneuten Stomafixation durchgeführt.

Prävention
Um einen Stomaprolaps zu vermeiden, muss die chirurgische Stomafixation nach modernen chirurgischen Erkenntnissen erfolgen. Der Stomaträger sollte über die Entstehungsfaktoren informiert sein und eng umschließende Stomaversorgungen tragen (z. B. Öffnung im Mieder so klein wie möglich , die Anpassung sollte durch einen Fachmann erfolgen).

Früher wurde häufig eine Stomaplatte empfohlen. Sie sollte das erneute Heraustreten des Darmes verhindern. Nachgewiesenermaßen ist die Stomaplatte eher nicht geeignet, weil sie Druckstellen verursacht. Sie findet deshalb heute kaum noch Anwendung **(Abb. 9.12)**.

9.2.3 ┊ Parastomale Hernie

Ursachen
Eine parastomale Hernie (Austritt des Darms durch das Bauchdeckenloch neben dem Stoma) wird verursacht durch:
- eine chirurgisch zu groß angelegte Durchtrittspforte,
- eine Stomaanlage in der Laparatomienarbe und
- eine Überbeanspruchung der Bauchdecke (z. B. durch starke Körpergewichtszunahme).

Symptome und Behandlung
Im parastomalen Bereich wölbt sich die Bauchdecke unterschiedlich stark nach außen **(Abb. 9.13)**. Die Bruchpforte lässt sich tasten.

In leichten Fällen bekommt der Stomaträger ein Mieder verordnet, das eine Aussparung für die Stomaversorgung beinhaltet. Dabei ist zu beachten, dass der Durchmesser der Aussparung die Größe des Rastringes nicht

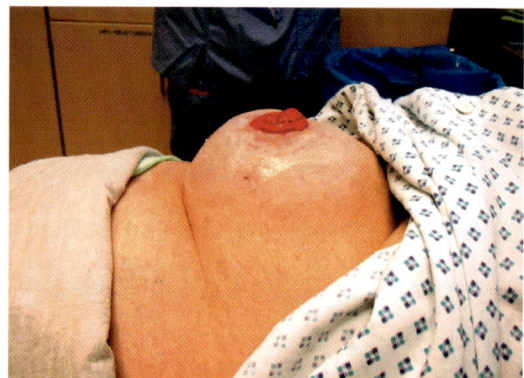

Abb. 9.13 ▪ **Parastomale Hernie.** Bauchwandbruch durch Anlage des Stomas in der Laparotomiewunde.

überschreiten sollte. Weiterhin erhält der Stomaträger mindestens 6 Monate gezielt Physiotherapie zur Stärkung der Bauchmuskulatur und eine schonende und aufbauende Gymnastik nach Pilatus.

Ist die Hernie sehr stark ausgeprägt oder verursacht Schmerzen wird das Stoma operativ an eine andere Stelle verpflanzt und die Hernie primär verschlossen. Wird die parastomale Hernie ohne Stomaverlagerung verschlossen, beträgt die Rezidivrate fast 100 % und ist deshalb nicht zu empfehlen.

Prävention
Um eine Hernie zu vermeiden, sollte schon intraoperativ darauf geachtet werden, dass die Bauchdecke zwei-finger-breit geöffnet bleibt und die Stomaanlage durch den Musculus rectus abdominis erfolgt. Auch spielt für die Hernienprophylaxe die Aufklärung eine wesentliche Rolle. Der Stomaträger sollte:
- keine Sportarten ausüben, welche die Bauchmuskulatur stark beanspruchen,

- nicht über 10 kg heben,
- bei anstrengenden Arbeiten (z. B. Hausarbeiten) das maßangefertigte Mieder tragen.

9.2.4 Stomablockade beim Darmconduit

Ursachen und Symptome

Das Stoma beim Darmconduit wird am häufigsten durch Darmschleim blockiert. Die Stomablockade ist gekennzeichnet durch:

- eine reduzierte Harnmenge trotz ausreichender Flüssigkeitszufuhr,
- Schmerzen im Nierenlager (Flankenschmerzen),
- Fieber und
- weißlichen Belag am Stomaeingang.

Behandlung

Nach dem Entfernen der Stomaversorgung wird der Schleimpfropfen ausgedrückt. Dabei wird im Abstand von 5 cm um das Stoma herum mit dem Finger auf das Conduit gedrückt. Reicht dies nicht aus wird der Schleim mit einem sterilen weichen Katheter und 10 ml NaCl (Natriumchlorid 0,9%) langsam ausgespült.

9.2.5 Urinkristallbildung

Ursachen

Zur Urinkristallbildung beim Urostoma können folgende Faktoren führen:

- zu groß ausgeschnittene Hautschutzplatten,
- rezidivierende Harnwegsinfektionen (durch den alkalischen Urin fallen die phosphathaltigen Konkremente aus),
- ungenügende Flüssigkeitszufuhr,
- Urostomieversorgungen ohne Rücklaufsperre,
- nicht entfernte Klammern einer Stapler-Naht (eine maschinelle Anastomose),
- undichte Stomaversorgungen.

 Um die Inhalte zu vertiefen, können Sie sich das Video eines „Urostomas" ansehen.

Symptome

Die Urinkristallbildung äußert sich durch folgende Anzeichen **(Abb. 9.14)**:

- tastbare, an den Fingern schmerzende Kristalle, die zu einer Stenose des Urostomas führen können,
- leichte Blutungen von Haut und Schleimhäuten,
- sichtbare Ansammlungen von Konkrementen (aus dem Harn).

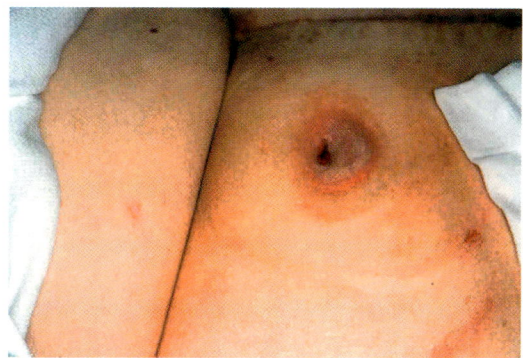

Abb. 9.14 ▪ Harnkristalle. Diverse Faktoren können zur Urinkristallbildung führen, die sich durch Schmerzen, Blutungen und Ansammlungen von Konkrementen bemerkbar machen.

Behandlung

Besteht zusätzlich ein Harnwegsinfekt muss dieser medikamentös (nach Anordnung des Arztes) behandelt werden.

M *Nur bei Harnkristallen werden Stoma und peristomale Haut in der akuten Phase tgl. für 2x20 Min. mit 5%iger Essiglösung umspült.*

P *Das Mischungsverhältnis für Essiglösungen zum Umspülen des Stomas beträgt 1 Esslöffel Tafelessig auf 4 Esslöffel Wasser. Die Essiglösung säuert den Urin an und löst die Harnkristalle auf.*

Des Weiteren ist auf eine korrekte und exakte Stomaversorgung zu achten. Manchmal ist es empfehlenswert, diätetische Maßnahmen einzuleiten, z. B.:

- Erhöhen der Flüssigkeitsmenge auf 3 l pro Tag,
- ansäuernde Speisen und Getränke empfehlen (z. B. Fisch, Käse, Fruchtsaft [2 × tgl. 250 ml]).

Prävention

Um eine Urinkristallbildung beim Urostoma zu vermeiden, können folgende Maßnahmen durchgeführt werden:

- Stomabeutel mit Rücklaufsperre verwenden,
- ausreichend Flüssigkeit zu sich nehmen,
- regelmäßig den ph-Wert des Urins kontrollieren (Ziel: ph-Wert 5,5),
- das Urostoma mit Essig umspülen,
- regelmäßig den Urin vom Urologen kontrollieren lassen,
- korrekt angepasste Stomaversorgungen verwenden und
- Ascorbinsäure zum Ansäuern des Urins.

10 | Gastrostomie zur Ernährung

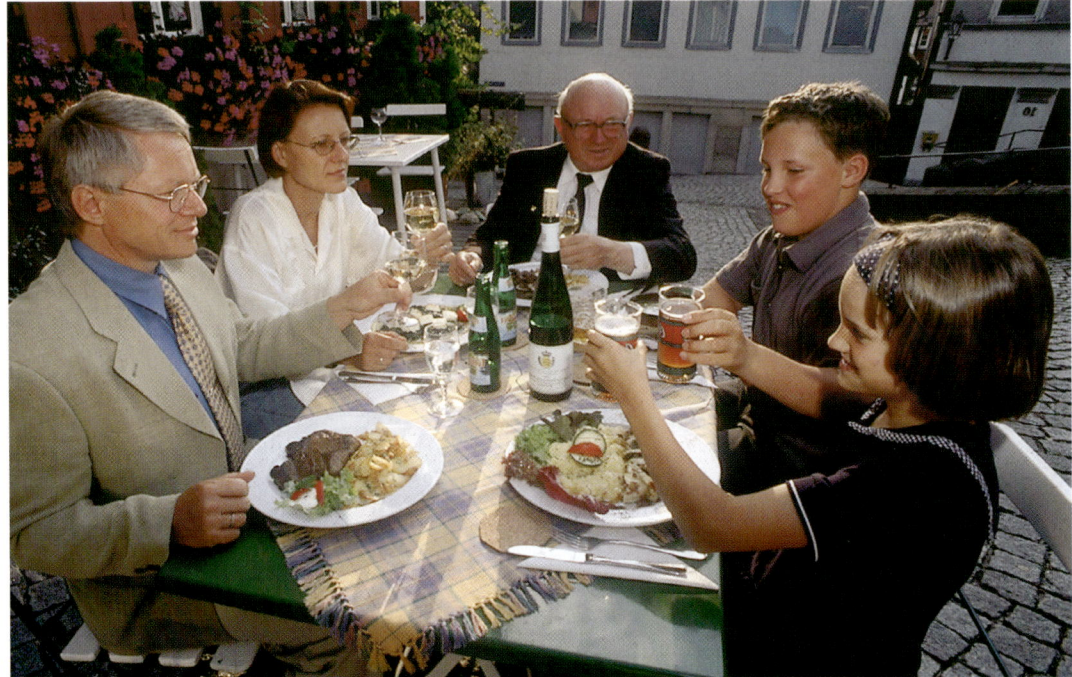

❯❯ Im Rahmen eines mehrwöchigen Krankenhausaufenthaltes bekam ich vor längerer Zeit eine PEG-Sonde gelegt. Das war zu diesem Zeitpunkt unumgänglich, da mein Allgemeinzustand äußerst schlecht war und mein Körpergewicht stetig weniger wurde und sich schon in einem sehr kritischen Zustand befand. Die Sonde wurde mir in sediertem Zustand gelegt, so dass ich mich nicht daran erinnern kann. Als ich aufwachte, spürte ich nur ein Kratzen im Hals und einen aushaltbaren Schmerz im Bereich der Einstichstelle am Bauch, welcher ca. drei bis vier Tage anhielt. An die ersten Male, an denen ich Sondennahrung erhielt, werde ich nur ungern erinnert: Mir wurde schlecht und ich hatte ständig einen schalen Geschmack im Mund. Ich wollte schon aufgeben. Doch dann nahm sich eine Ernährungsberaterin viel Zeit für mich und probierte mit mir verschiedene Sondennahrungsmöglichkeiten aus, so lange, bis wir die richtige gefunden hatten. Mein Allgemeinzustand verbesserte sich trotz meiner schweren Erkrankung, und ich nahm an Gewicht zu. Nun bin ich zuhause, und seit ungefähr drei Monaten auf mich gestellt. Aber es funktioniert: Ich weiß, welche Nahrung ich am besten vertrage, wie ich die PEG-Sonde spülen muss und führe regelmäßig den Verbandwechsel an der Einstichstelle der PEG-Sonde durch. Natürlich hoffe ich, dass ich die PEG irgendwann einmal nicht mehr brauchen werde, aber bis dahin arrangiere ich mich mit dem Stoma, denn ohne die PEG wäre ich wahrscheinlich nicht mehr hier. ❮❮

D *Definition* **M** *Merke* **P** *Praxistipp* **W** *Wissen* 🐞 *CD-ROM*

10.1 ⋮ Ernährungssonden

Die perkutane endoskopische Gastrostomie (PEG) ist eine einfache und schnelle Einlage eines Ernährungskatheters in den Magen. Dazu ist ein endoskopischer Eingriff notwendig, der Katheter wird durch die Haut hindurch (transkutan) platziert. Durch eine PEG wird eine langfristige und physiologische Nahrungszufuhr dann gewährleistet, wenn diese peroral noch nicht oder nicht mehr möglich ist.

Das Anlegen einer PEG kann im Rahmen einer stationären Aufnahme oder ambulant erfolgen, wenn qualifizierte Beobachtung gewährleistet ist. Eine Entfernung des PEG-Katheters sollte frühestens 2 Wochen nach der Einlage durchgeführt werden.

M *Die Anlage der PEG-Sonde wird bei Kindern stets in Vollnarkose, bei Erwachsenen in Sedierung gelegt. Die Anlage einer PEG kann auch intraoperativ im Rahmen einer anderen OP angelegt werden, z. B. bei polytraumatisierten Patienten oder Eingriffen im HNO Bereich.*

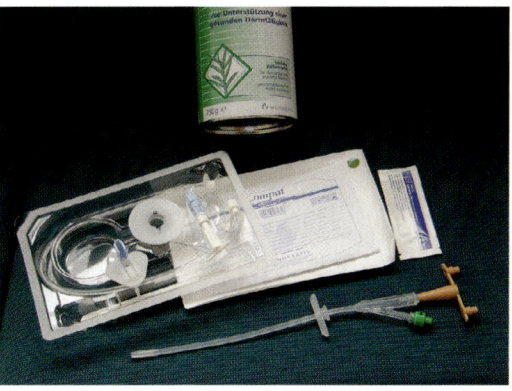

Abb. 10.2 ▪ **Durchzugsset.** Für PEG – nach Durchzugstechnik – stehen Sets von verschiedenen Firmen zur Verfügung (Produkte Fa. Novartis).

10.1.1 ⋮ Grundsätze der Versorgung

PEG-Sonden bestehen aus Polyurethan oder Silikonkautschuk, säureresistenten, flexiblen und hautfreundlichen Materialien. Die Sonden haben eine Länge von 35 cm, einen Durchmesser von 9 – 22 Charriére (Ch.) und besitzen außen eine Zahlenmarkierung. Die innere Halteplatte und die Sonden selbst sind röntgenkontrastgebend **(Abb. 10.1)**.

Durch die PEG-Sonde lässt sich eine weitere Sonde (Jejunalsonde) bis in den Dünndarm schieben. Das wird bei Patienten durchgeführt, die an folgenden Erkrankungen leiden:

- Magenausgangsstenosen,
- starker Reflux mit Aspirationsgefahr oder
- Dünndarmstenosen.

Ziel ist es dabei die Sondennahrung in den Dünndarm einzubringen. Die Länge der Dünndarmsonde beträgt ca. 120 cm, der Durchmesser ist dem der PEG-Sonde angepasst, zur Unterscheidung sind die Distalenden unterschiedlich geformt.

Sondenarten

Für die Anwendung in der Praxis gibt es verschiedene Sondensysteme:

- PEG-Set Direktpunktion,
- PEG-Set Durchzug **(Abb. 10.2)**,
- Jejunal–Set,
- perkutane gastrale Sonde mit Ballon und
- Button-Austauschsystem (S. 120).

Sondeneigenschaften

Die Größe der Sonden richtet sich je nach Anwendungsbereich. So gibt es z. B. kleine Sonden (9 Ch.) für Kinder. Die normalgroßen Sonden ab 15 Ch. sind auch geeignet zur Verabreichung von Medikamenten und selbst hergestellter Sondennahrung. Großlumige PEG–Sonden ab 22 Ch werden in Verbindung mit einer Jejunalsonde eingelegt.

10.1.2 ⋮ Pflegerische Aufgaben bei der PEG-Anlage

Die PEG wird von einem Arzt angelegt, wobei ihm die Pflegeperson assistiert. Die Aufgaben der Pflegenden sind dabei Folgende:

- Vorbereitung des Patienten und der Materialien,
- Assistenz bei der Durchführung,
- Nachbereitung und Entsorgung der Materialien.

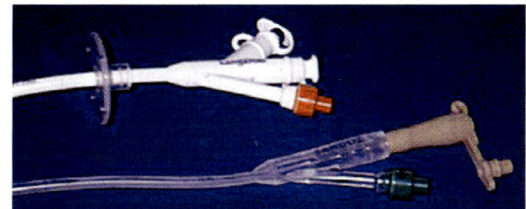

Abb. 10.1 ▪ **PEG-Sondenarten.** Sie bestehen meist aus säureresistenten, flexiblen und hautfreundlichen Materialien, sind ca. 35 cm lang und haben einen Durchmesser von 9 – 22 Ch (Produkte Fa. Novartis).

Vorbereitung

Bevor eine PEG angelegt werden kann, muss der Patient vom durchführenden Arzt über die bevorstehende Maßnahme aufgeklärt werden. Er bzw. beim Kind sein Erziehungsberechtigter müssen dem Eingriff zustimmen, indem eine Einverständniserklärung unterschrieben wird. Die Pflegeperson prüft vorab, ob alle notwendigen Unterlagen bereitgestellt sind (z. B. dokumentierte Patientenaufklärung, Zuweisung und Krankenunterlagen, Pflegeprotokoll, Patientenetiketten) und fordert gegebenenfalls fehlende an. Sie achtet darauf, dass für alle notwendigen Blutuntersuchungen die Ergebnisse vorliegen und bereitet einen sog. PEG-Pass für den Patienten vor.

Der Patient wird auf die PEG-Anlage ähnlich wie auf andere Operationen vorbereitet:

■ der Oberbauch des Patienten wird um den Bauchnabel herum (supraumbilikal) rasiert,
■ er muss nüchtern sein, darf mindestens 6 Std. vorher nichts zu sich genommen haben,
■ Patient wird gebeten vorab noch mal eine Mundpflege durchzuführen (besonders wichtig bei der Durchzugsmethode, um Infektionen zu vermeiden), oder die Pflegeperson führt eine Mundpflege durch,
■ evtl. vorhandene Zahnprothesen werden entfernt,
■ dem Patienten wird ein OP-Hemd (oder Spitalskleidung) angezogen,
■ bei Bedarf erhält der Patient ein Sedativum.

M *Bei einer Sedierung des Patienten ist eine Überwachung mit Pulsoxymeter oder Monitoring nötig. Es muss die Möglichkeit bestehen, dass der sedierte Patient bei Bedarf Sauerstoff erhalten und evtl. abgesaugt werden kann.*

Durchführung

Die PEG-Anlage wird meistens in der Endoskopieabteilung durchgeführt **(Abb. 10.3)**. Der Patient wird in Rückenlage gelagert, er sollte bequem liegen, um die Zeit

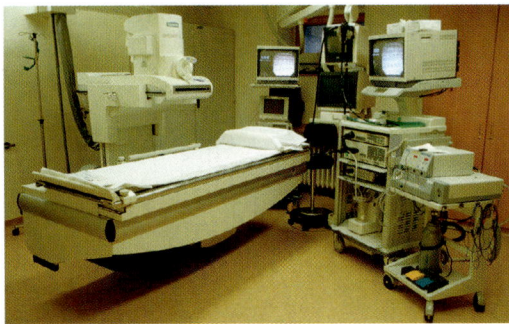

Abb. 10.3 ▪ Untersuchungsraum. Die PEG-Anlage erfolgt meist in der Endoskopieabteilung.

der Anlage in ruhigem Zustand verbringen zu können. Beide Arme werden seitlich fixiert. Das ist besonders bei sedierten Patienten zu beachten, damit Sterilität gewährleistet ist.

Nach Diaphanoskopie (Lichtschein des Endoskops durch die Bauchdecke wird sichtbar) und Markieren der Punktionsstelle wird eine Hautdesinfektion durchgeführt. Die Pflegeperson reicht dem durchführenden Arzt Lokalanästhetikum, Skalpell und Punktionsnadel an. Das weitere Vorgehen richtet sich je nach Technik. Dabei wird unterschieden zwischen:

■ Durchzugstechnik **(Abb. 10.4)** und
■ Punktionstechnik.

 Um die Inhalte zu vertiefen, können Sie sich das Video „Legen einer Ernährungssonde" ansehen.

Durchzugstechnik

Das weitere Vorgehen ist folgendermaßen:

■ Einbringen des Fadens durch die Punktionsnadel in den Magen.
■ Mit einer Schlinge wird der Faden gefasst und bei gleichzeitiger Entfernung des Endoskops beim Mund herausgeleitet.
■ Sicheres Verknoten des Fadenendes mit der Durchzugssonde.
■ Durch Zug am distalen Fadenende wird die Sonde peroral, durch den Ösophagus in das Mageninnere platziert und durch die Bauchdecke ausgeleitet.
■ Kürzen der Durchzugssonde und Anbringen des Spritzenansatzes.
■ Steriler Verband.

Punktionstechnik

Das weitere Vorgehen ist folgendermaßen:

■ Positionieren des Führungsdrahtes durch die Punktionsnadel und Entfernen der Punktionsnadel.
■ Bougieren von 12 – 18, Einführung des Peel-Away Bougies, Entfernen des Führungsdrahtes und des Obturators.
■ Instillieren von Gleitmittel und Einbringen der Ballonsonde, welche mit 5 ml 10%igem Glycerin geblockt wird.
■ Ballonanschluss mit Leukoplast (sichtbar) abkleben, um ein irrtümliches Öffnen oder Instillieren von Nahrung zu vermeiden.
■ Sterilen Verband anlegen.
■ Röntgen-Lagekontrolle des Ballonkatheter am nächsten Tag vor der Nahrungszufuhr.

Nachbereitung

Der Wundbereich wird von der Pflegeperson gereinigt, wobei Blut- und Sekretreste entfernt werden. Es erfolgt eine erneute Desinfektion der Einstichstelle (z. B. Isozid-

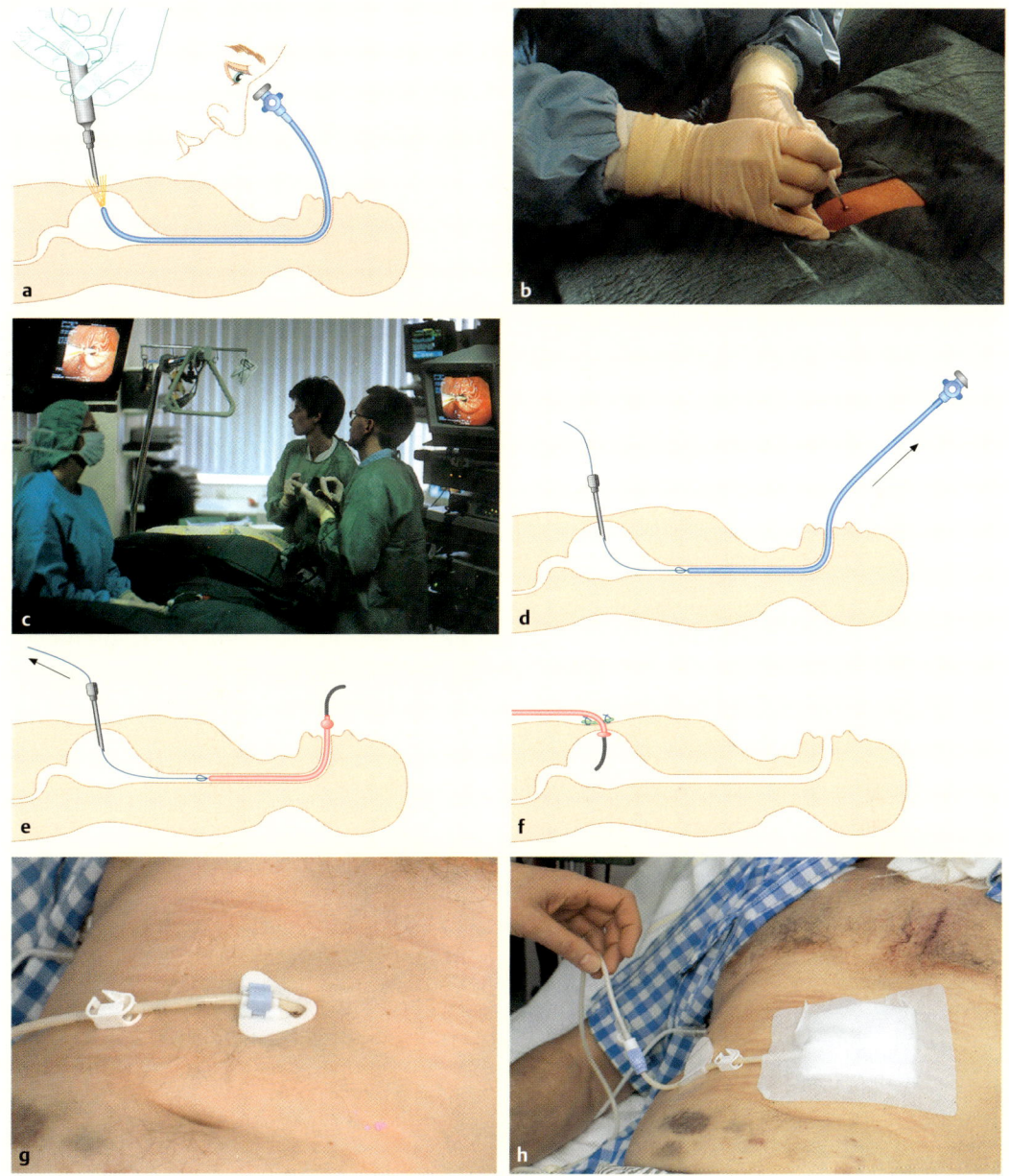

Abb. 10.4 ▪ **Durchzugstechnik.** Darstellung einer PEG-Anlage in Durchzugstechnik mit anschließendem Verbandwechsel (Paetz, 2004).

H). Nachdem die Haut getrocknet ist, werden sterile Schlitzkompressen um die Sonde gelegt und mit hautfreundlichem Pflaster fixiert **(Abb. 10.5)**. Für den weiteren Verbandwechsel können Verbandsets für PEG, z. B. nach Erlanger oder Hermann eingesetzt werden, die von verschiedenen Firmen angeboten werden. Der Patient

sollte noch ca. 2 Std. Bettruhe einhalten und auf der linken Seite liegen, um das Aspirationsrisiko zu minimieren.

Die Pflegeperson trägt die PEG-Anlage mit Größe und Art der PEG, verabreichten Medikamenten und evtl. aufgetretenen Besonderheiten in die Patientendokumenta-

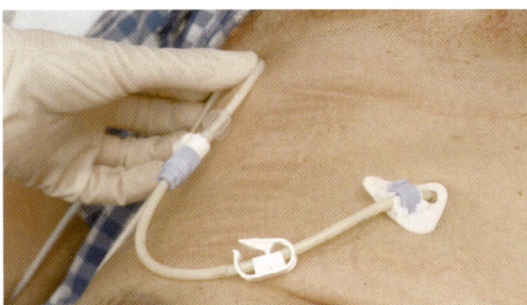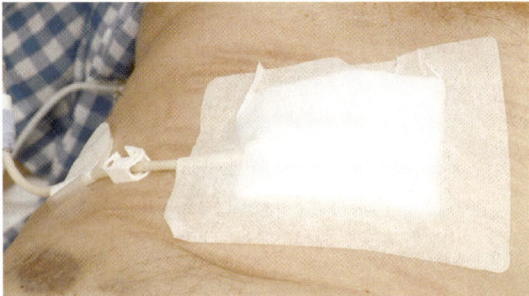

Abb. 10.5 ▪ **Verbandwechsel.** Nach der Reinigung der peristomalen Haut wird eine sterile Schlitzkompresse aufgebracht und diese mit einem Klebepflaster fixiert. Die PEG-Sonde darf nicht unter Zug stehen (Kellnhauser, 2004).

tion ein. Außerdem ist es ihre Aufgabe den PEG-Pass auszufüllen, ihm an den Patienten auszuhändigen und das Ernährungsteam über die PEG-Anlage zu informieren.

Komplikationen

Nach der PEG-Anlage können Früh- und Spätkomplikationen auftreten.
Frühkomplikationen. Sie treten in direktem zeitlichen Zusammenhang mit der Anlage auf, z. B.:

- Dislokation,
- Blutungen,
- Wundinfektionen,
- Aspiration,
- Hautirritationen oder
- nekrotisierende Fasziitis (Entzündung einer Faszie).

Spätkomplikationen. Sie können auch erst nach längerer Zeit auftreten:

- Dislokation nach innen oder nach außen,
- Hypergranulation,
- Abszessbildung,
- Hautirritationen und
- Migration (Einwachsen in die Magenwand) der Halteplatte.

10.1.3 Sondenpflege

Befinden sich Verkrustungen an der Sonde oder Halteplatte werden diese mit Wasser gereinigt und desinfiziert. Pflasterreste auf der Sonde können mit speziellen Pflasterlösungsmitteln entfernt werden. Besonders auf Defekte an der Sonde und am Ansatzstück ist zu achten. Bei Beschädigungen an der Sonde ist eine Reparatur (mit speziellen Reparatursets, **Abb. 10.6**) oder häufig sogar ein Austausch der Sonde erforderlich. Die Sonde darf nur mit eigens dafür vorgesehen Klemmen abgeklemmt werden.

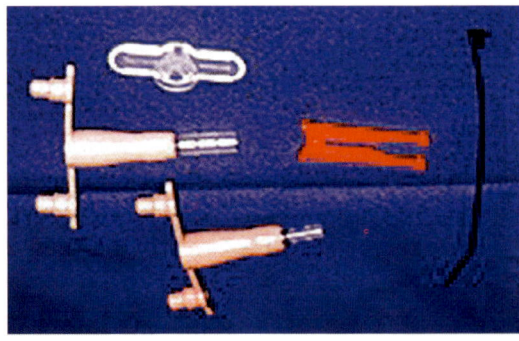

Abb. 10.6 ▪ **Reparaturset.** Kleinere Schäden an der Sonde oder ein defekter Sondenansatz können repariert werden (Produkte Fa. Novartis).

Verbandwechsel

Ziel des Verbandwechsels ist die Vermeidung einer Wundinfektion, weil diese die häufigste Komplikation nach einer PEG-Anlage darstellt **(Abb. 10.7)**. Um dieses Risiko so gering wie möglich zu halten, wird der Verband am 2. oder 3. Tag nach der Anlage täglich gewechselt. Ab der 2. Woche erfolgt der Verbandwechsel 1 – 2 mal wöchentlich, treten Hautreizungen auf, dann wird dementsprechend häufiger gewechselt.

Nachdem der alte Verband vorsichtig abgelöst wurde, wird die Halteplatte gelöst und waagerecht aufgestellt. Besonders in der ersten Woche wird die Wunde sorgfältig inspiziert auf **(Abb. 10.8)**:

- Rötungen,
- Hautirritationen,
- Absonderungen,
- Entzündungen oder
- Blutungen.

Dann erfolgt die Reinigung der Stomaumgebung mit warmem Wasser. Ab der zweiten Woche wird die Sonde während des Verbandwechsels leicht gedreht, damit die Halteplatte nicht einwächst. Zwischen Bauchdecke und

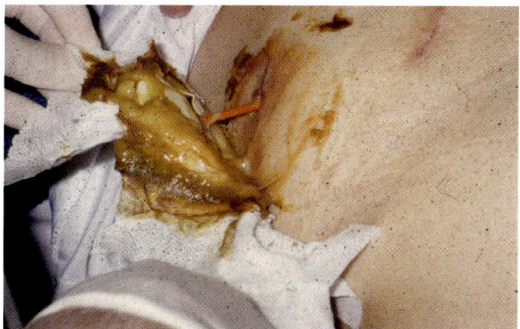

Abb. 10.7 ▪ Hautirritation. Aufgrund der zu geringen Verbandwechselfrequenz ist an der Einstichstelle der PEG-Sonde eine deutlich sichtbare Hautirritation entstanden.

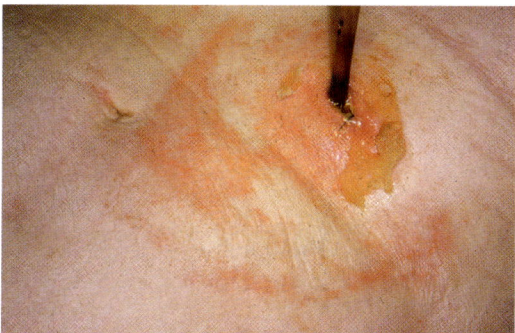

a

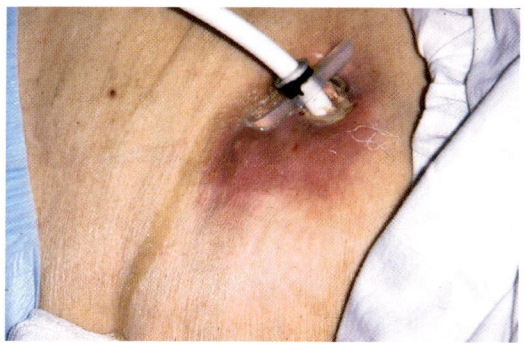

b

Abb. 10.8 ▪ Wundinspektion. Es können verschiedene Komplikationen auftreten, deshalb ist eine korrekte Wundinspektion beim Verbandwechsel unerlässlich. **a** Hautirritation durch Magensaft, **b** Bauchdeckenphlegmone.

Halteplatte wird **eine** sterile Schlitzkompresse gelegt und die Sonde mit einem Pflasterstreifen fixiert. Dabei ist darauf zu achten, dass die Sonde nicht abknickt. Der Verbandwechsel wird in den Patientenunterlagen mit Uhrzeit, Datum und Handzeichen dokumentiert.

10.1.4 Sondenwechsel

Die Liegedauer einer PEG-Sonde richtet sich nach der Beschaffenheit der Sonde. PEG-Set Durchzugssonden verbleiben maximal 12 Monate, der Patient muss zum Wechseln gastroskopiert werden. Ballon-Sonden können bis zu 4 Monaten verbleiben.

PEG-Sonden müssen außerdem dann gewechselt werden, wenn eins der folgenden Probleme auftritt:

- vollständige Okklusion der Sonde,
- therapieresistente Infektion der Sondenaustrittstelle oder
- Defekt an der Sonde (z.B. Perforation, Verschleiß).

Durchführung bei einer Durchzugssonde

Der Patient muss nüchtern sein. Nach erfolgter Händedesinfektion wird der PEG-Verband abgelöst. Im Rahmen einer Gastroskopie wird mit der Schlinge oder Fasszange die innere Halteplatte gefasst, die Sonde von außen an der Haut mit einer Schere durchtrennt. Halteplatte und restlicher Sondenanteil werden mit dem Gastroskop aus dem Magen durch den Ösophagus entfernt. Durch das Stoma wird die neue Gastrostomiesonde eingeführt, die mit Gleitgel bestrichen ist. Der intragastrale Ballon muss mit 5 ml Glycerinlösung 10% geblockt werden. Abschließend wird ein Verband mit sterilen Schlitzkompressen angelegt und die neue Sonde fixiert. Ist keine neue PEG notwendig, wird das Stoma mit einem trockenen Verband versorgt.

Durchführung bei einer Ballonsonde

Der Patient muss nüchtern sein. Nach erfolgter Händedesinfektion wird der PEG-Verband abgelöst und die liegende Sonde entfernt. Danach erfolgt eine Reinigung des Stomas und der peristomalen Haut von zentral nach peripher. Die Stomaumgebung wird auf Hautirritationen und Rötungen inspiziert. Sind keine Komplikationen erkennbar, kann die neue Gastrostomiesonde mit Ballon eingeführt werden. Der Ballon wird mit der jeweils vorgeschriebenen Flüssigkeitsmenge (5 oder 10 ml Glycerinlösung 10%) geblockt. Zum Schluss wird wieder ein steriler Verband angelegt und die Sonde mit Pflaster fixiert.

P *Der Ballonanschluss wird mit einem sichtbaren Pflaster abgeklebt, um ein versehentliches Instillieren von Nahrung zu verhindern.*

10.1.5 Sondenernährung

Die Ernährung eines Menschen mit Sondenkost setzt voraus, dass der Magen-Darm-Trakt intakt ist. Die künstlich hergestellte Nahrung wird durch die Ernährungssonde direkt in den Magen bzw. Dünndarm des Betroffenen appliziert.

 Mit einer Sondenkosternährung kann ca. 12 – 24 Std. nach der PEG-Anlage begonnen werden.

Vor dem Verabreichen der Sondenkost über die Ernährungssonde müssen folgende Parameter abgeklärt sein:
- Liegt die Sonde korrekt, wurde das kontrolliert?
- Wurde mithilfe einer Ernährungsberatung eine geeignete Sondennahrung für den Patienten gefunden?
- Hat das Ernährungsteam den benötigten Energie- und Flüssigkeitsbedarf ermittelt?
- Liegt ein individueller Ernährungsplan für den Betroffenen vor (evtl. durch Homecare oder ambulanten Dienst erstellt)?

Sondennahrung kann entweder in Spezialflaschen verabreicht werden, in Leerbehältern (mehrfachverwendbar) oder über Pumpen-Systeme.

Verabreichen der Sondennahrung

Der Patient wird möglichst in eine sitzende Lage gebracht (30°), um Aspirationsgefahr zu reduzieren. Dabei ist wichtig, dass der Patient bequem sitzt und keine Schmerzen hat. Die Pflegeperson, die die Sondenkost appliziert, desinfiziert sich vorab die Hände. Danach wird zur Anregung der Speichelsekretion eine Mundpflege durchgeführt, der Mund soll in den Ernährungsvorgang einbezogen werden. In der Zwischenzeit kann die Sondennahrung auf Zimmertemperatur erwärmt werden. Das Überleitungsgerät wird angebracht (das Schlauchsystem muss 24-stündlich gewechselt werden) und die Flasche oder der Beutel mit der Sondenkost angeschlossen **(Abb. 10.9)**. Nachdem das Schlauchsystem mit der PEG-Sonde verbunden ist, kann die Tropfgeschwindigkeit eingestellt werden, wobei ca. 1 Tropfen pro Sekunde appliziert werden sollte. Nach Beenden der Nahrungszufuhr wird die PEG-Sonde durchgespült (S. 113). Angebrochene Sondennahrung darf nicht länger als 24 Std. verwendet werden.

P *Bei einer gastralen Sonde muss vor jeder Nahrungsapplikation die korrekte Sondenlage überprüft werden.*

Komplikationen bei der Sondenernährung

Aufgrund einer Ernährung mit Sondenkost können folgende Komplikationen auftreten:
- Diarrhö (Durchfall),
- Obstipation (Verstopfung),
- Emesis (Erbrechen),
- Okklusion der Sonde,
- Leckage der Sonde.

Diarrhö. Durchfall kann verursacht werden durch:
- zu kalte Sondennahrung,
- zu hohe Tropfgeschwindigkeit bei der Nahrungszufuhr,
- zu schnellen Kostaufbau,
- Medikamente.

Obstipation. Verstopfung kann verursacht werden durch:
- Flüssigkeitsmangel,
- Ballaststoffmangel.

Emesis. Erbrechen kann verursacht werden durch:
- zu hohe Tropfgeschwindigkeit bei der Nahrungszufuhr,
- zu kalte Sondennahrung,
- zu flache Lagerung bei der Nahrungsaufnahme.

Okklusion der Sonde. Eine Verstopfung der Sonde kann verursacht werden durch:
- fehlendes oder unzureichendes Spülen der Sonde (S. 119),
- nicht sondengängige oder unzureichend zerkleinerte Medikamente.

Leckage der Sonde. Ein Defekt an der Sonde kann verursacht werden durch:
- Abnutzung oder Lockerung des Sondenansatzes,
- unsachgemäßes Abklemmen der Sonde.

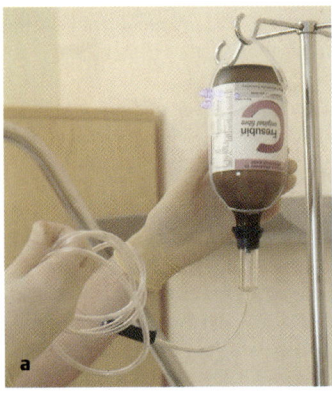
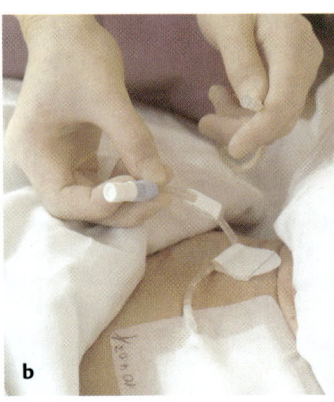

Abb. 10.9 ▪ Sondenernährung.
a Zuerst wird die Sondenkost mit einem Überleitungssystem verbunden und entlüftet. **b** Die Sonde wird mit dem Überleitungssystem verbunden (Kellnhauser, 2004).

Sondenspülung

Die Ernährungssonde wird ab ca. 12–24 Std. nach der Neuanlage regelmäßig gespült. Dabei können stilles Mineralwasser oder normales Wasser in einer Menge von ca. 20–40 ml verwendet werden. Die Sondenspülung wird durchgeführt:

- vor und nach jeder Nahrungsapplikation,
- vor und nach jeder Medikamentengabe und
- bei jeder Unterbrechung der Verabreichung von Sondenkost.

 Die Menge der Spülflüssigkeit muss mitbilanziert werden, deshalb darauf achten, dass diese auch eingetragen wird.

Patienteninformationen

Befindet sich ein Patient mit PEG-Anlage im Krankenhaus kann er sich bei Fragen zur Sondenernährung entweder an Mitarbeiter der Endoskopieabteilung, seiner Pflegestation oder an den Ernährungsberater des Hauses wenden. Diese können ihm Merkblätter mitgeben, auf denen sich weiterführende Informationen befinden. Außerdem kann er sich bei den Mitarbeitern des Krankenhauses über die Materialbestellung informieren (z. B. Reparatursets, oder Anschlüsse an der PEG). Bei Fragen bezüglich der Medikamenteneinnahme wendet sich der Patient am besten an einen Apotheker, der ihm mitteilen kann, welche Medikamente er wie applizieren muss (z. B. zermörsert oder aufgelöst).

PEG-Pass. Im PEG-Pass, den der Patient nach einer PEG-Anlage erhält, befinden sich Informationen zur:

- Art der Sonde,
- Pflege der Punktionsstelle,
- Ernährung,
- Sondenpflege bzw. Spülen der Sonde und
- der Termin für die nächste Kontrolluntersuchung.

Der spezielle PEG-Pass verbleibt beim Patienten **(Abb. 10.10)**.

Ernährungsumstellung. Ist beim Patienten eine Nahrungsumstellung vorgesehen, soll er z. B. eine andere Sondennahrung als die bisherige erhalten, muss der Patient darüber informiert werden, dass er besonders auf folgende Parameter achten muss:

- Gewichtszunahme,
- Ödeme (Wasseransammlungen im Gewebe),
- Stuhlverhalten,
- Flüssigkeitsbilanz (Ein- und Ausfuhr).

Der Patient sollte seine Beobachtungen dokumentieren und beim nächsten Arztbesuch seinem Arzt mitteilen.

AUSWEIS
für
PEG-SONDEN
und
KÜNSTLICHE ERNÄHRUNG

PATIENTENDATEN	PEG-DATEN
Name:	Sondenart: ....
Vorname:	Firma: ....
PH/Privat:	Indikation: ....
Straße:	Arzt: ....
PLZ/Ort:	gesetzt am: ....
Tel.:	Tel.: ....
HAUSARZT / PH	Rückfragen: ....
Name:	**SONDEN / NAHRUNG**
PH/Privat:	Firma: ....
Straße:	Diätberatung: ....
PLZ/Ort:	Besonderheiten: ....
Tel.:	
HAUSKRANKENPFLEGE	
Durch:	
Betreuer:	
Tel.:	

a

NACHVERSORGUNG

Datum	Befund	wiederbestellt am

b

Abb. 10.10 ▪ **PEG-Pass.** Sämtliche Daten werden in den Ausweis für PEG-Sonden und künstliche Ernährung eingetragen.

10.2 ⋮ Button-Austauschsystem

D *Ein Button-Austauschsystem (engl. Button = Knopf) ist eine 3 – 6 cm lange perkutane Sonde, die über ein bereits bestehendes Stoma in den Magen eingeführt wird. Sie ist im Mageninneren mit einem flüssigkeitsgefüllten Rückhalteballon an der Magenwand fixiert (Abb. 10.11).*

Button-Austauschsysteme sind weniger sichtbare und weniger störende Alternativen zur PEG-Sonde. Buttons setzen allerdings voraus, dass bereits ein Stoma vorhanden ist, d. h. ein Button kann erst dann implantiert werden, wenn im Vorfeld eine PEG-Anlage erfolgte.

10.2.1 ⋮ Indikationen und Vorteile eines Buttons

Ein Button wird implantiert bei:
- mobilen Patienten,
- Kindern und Jugendlichen,
- unruhigen und desorientierten Patienten, bei denen die Gefahr besteht, dass sie sich die PEG-Sonde selbstständig entfernen könnten.

Buttons, die meistens aus latexfreiem Silikon bestehen und in verschiedenen Charriére-Größen und Schaftlängen zur Verfügung stehen, haben wesentliche Vorteile für den Betroffenen. So haben Buttons z. B. eine wesentlich kleinere äußere Halteplatte und liegen nur noch minimal auf der Bauchdecke auf. Die Gefahr des versehentlichen Entfernens der Sonde, wie er bei einer PEG-Sonde gegeben ist, tritt hier weniger auf. Das Fremdkörpergefühl ist für den Patienten nicht ganz so groß, da keine lange Sonde mehr aus der Bauchdecke ragt **(Abb. 10.12)**. Das längere Sondensegment wird nur zur Nahrungszufuhr und zur Verabreichung von Medikamenten angeschlossen und danach wieder entfernt. So ist das Button-

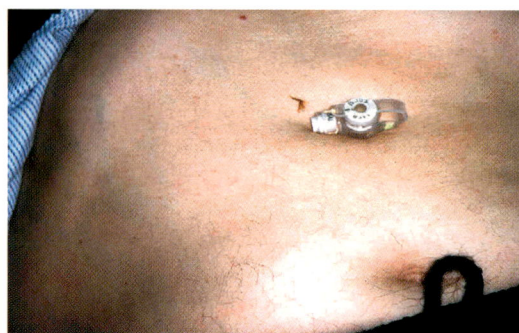

Abb. 10.12 ▪ **Button.** Das Button-Austauschsystem ist von außen kaum sichtbar, der Patient empfindet das Fremdkörpergefühl viel weniger (Produkte Fa. Nutrizia).

Austauschsystem von außen durch die Kleidung kaum sichtbar.

Button-Austauschsysteme erlauben dem Patienten eine hohe Bewegungsfreiheit z. B. beim Duschen oder Baden, sie ermöglichen besser, dass sich der Betroffene sportlich betätigen kann. Wie bei der Direkt-Punktions-PEG und Gastrotuben ist beim Wechsel des Systems keine Gastroskopie erforderlich. Dies verringert die körperliche und psychische Belastung des betroffenen Menschen.

10.2.2 ⋮ Umgang mit dem Button-Austauschsystem

Die Indikation und Erstanlage eines Buttons erfolgt durch einen Arzt. Jeder weitere Wechsel des Buttons kann an fachlich kompetente Pflegepersonen delegiert werden. Ein Button wird ungefähr alle 6 – 8 Monate gewechselt.

Buttonwechsel

Für den Buttonwechsel werden folgende Materialien benötigt:
- Messhilfe zur Bestimmung der Bauchdeckendicke,
- Button mit korrekt ermittelter Schaftlänge,
- Einmalspritzen,
- 10%ige Glycerinlösung,
- Gleitmittel.

Durchführung. Alle Materialien werden auf Vollständigkeit kontrolliert. Der Ballon des neuen Buttons wird nach der Ausmessung der Bauchdecke getestet, indem er mit Luft gefüllt und auf Dichtigkeit und gleichmäßige Füllung überprüft wird. Im Regelfall werden einfache Buttons ohne Einführhilfe verwendet, z.B. von den Fir-

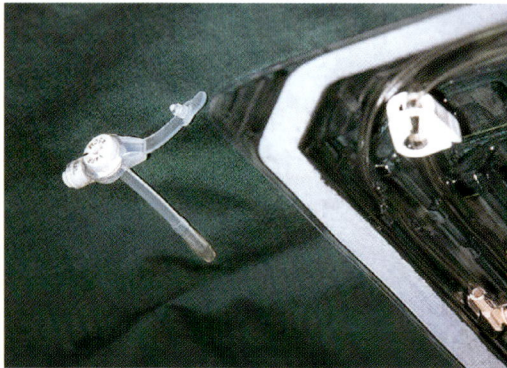

Abb. 10.11 ▪ **Button-Austauschsystem.** Es besteht meistens aus latexfreiem Silikon und wird in verschiedenen Größen und Schaftlängen angeboten (Produkte Fa. Nutrizia).

men Nutrizia, Fresenius. Der Ballon des alten Buttons wird entleert, die Einmalspritze verworfen. Dann kann der Button vorsichtig aus dem Stoma entfernt werden. Mithilfe einer so genannten Messhilfe wird die Bauchdeckenstärke gemessen, um die benötigte Schaftlänge für

den neuen Button zu ermitteln. Die Schaftlänge sollte ca. 3 – 5 mm länger sein als die Dicke der Bauchdecke. Sitzt der Button zu eng, kann der Ballon platzen oder zu Drucknekrosen an der Mageninnenwand führen.

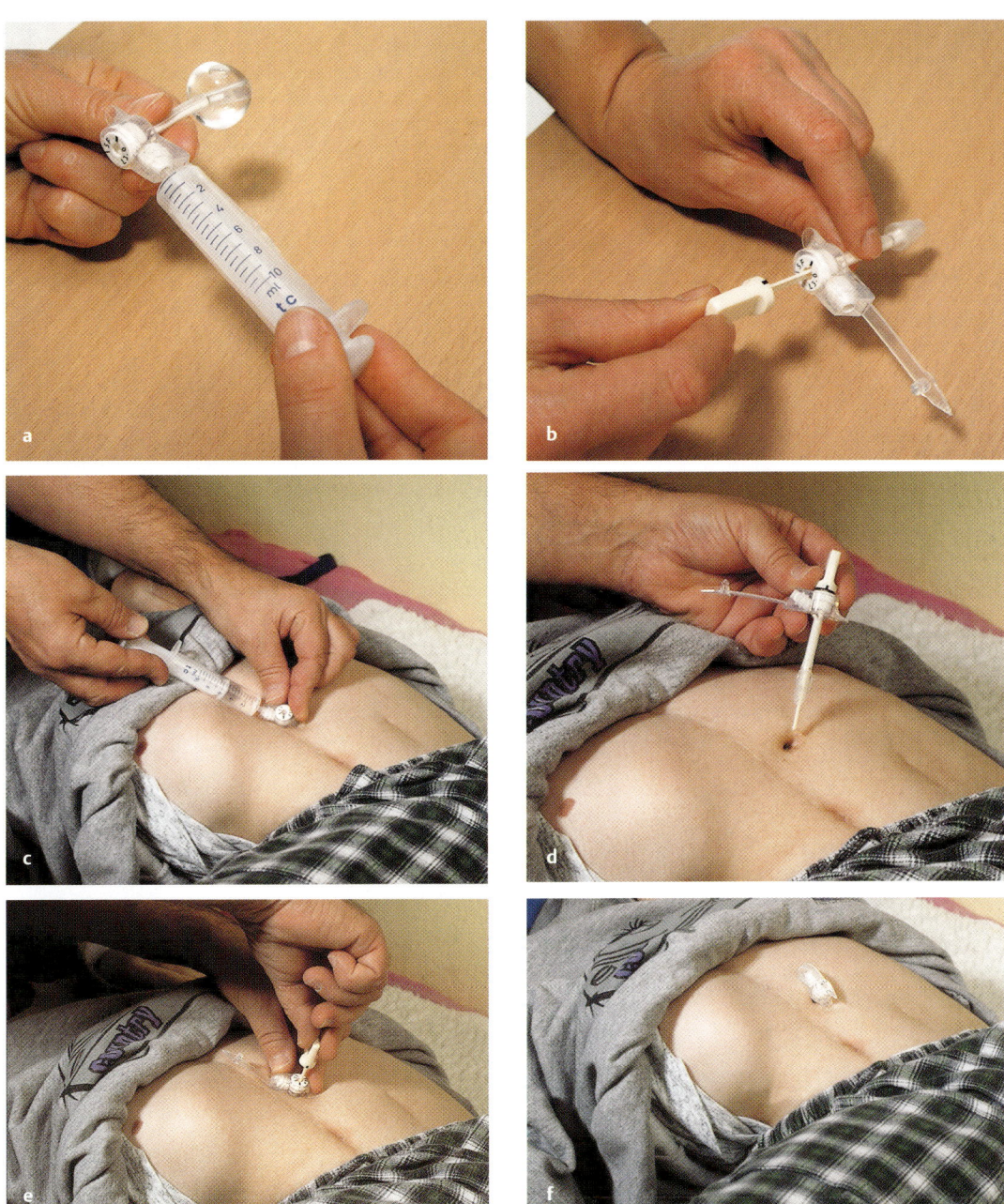

Abb. 10.13 ▪ Buttonwechsel. Durchführung eines Buttonwechsels (Lauber, 2003).

P *Die Bauchdeckenstärke muss bei jedem Buttonwechsel wieder neu ausgemessen werden, da die Dicke der Bauchdecke im Laufe der Zeit variieren kann.*

Der neue Button wird mit Gleitgel versehen und vorsichtig über das Stoma in den Magen eingeführt. Zur Fixierung des Buttons im Magen wird der Ballon mit der 10%igen Glycerinlösung gefüllt. Anschließend wird der Button von außen mit einer Lasche verschlossen. Wird für die Ballonfüllung NaCl 0,9% verwendet, muss der Ballon alle drei Monate neu gefüllt werden **(Abb. 10.13)**.

Buttonpflege

Eine reizlose Einstichstelle muss nicht mit einem Verband versorgt werden, sondern bleibt offen. Der Button wird täglich mit Wasser und Körperseife gereinigt. Die Reinigung der peristomalen Haut erfolgt mit feuchten Tupfern (z. B. Watteträger). Dazu muss der Button leicht angehoben werden. Um Verklebungen und Druckstellen zu vermeiden, sollte der Button bei der täglichen Pflege einmal vorsichtig um die eigene Achse gedreht werden.

Buttonkomplikationen

Bei der Verwendung von Button-Austauschsystemen können Leckagen am Button oder am Stoma sowie an Druckstellen auftreten. Weitere Komplikationen können chronische Feuchtigkeit oder Hautirritationen sein, die durch das Desinfektionsmittel (z. B. Octenisept) entstehen können.

Leckage am Button. Undichtigkeiten können direkt am Button und an der Konnektorstelle auftreten. Häufig treten sie auf, wenn das Rücklaufventil des Buttons z. B. durch unsachgemäßes Spülen mit nicht-passenden Ansätzen (z. B. mit einer Spritze) beschädigt wurde. Besteht eine Leckage am Button, muss dieser ausgetauscht werden.

Leckage am Stoma. Wenn der intragastrale Ballon die Magenwand nicht komplett abdichtet, kann das folgende Ursachen haben:
- zu langer Button durch Körpergewichtsreduzierung,
- falsche oder fehlende Ausmessung der Buttonlänge oder
- ungleichmäßige Füllung des intragastralen Ballons.

Durch Ausmessen der Bauchdeckenstärke und Neueinlage eines Buttons mit entsprechender Länge kann das Problem behoben werden. Ist die peristomale Haut durch den Magensaft irritiert, kann zur Abheilung eine hygroskopische Hautabdeckung verwendet werden.

Druckstellen. Druckstellen unter dem Button können auftreten durch:
- den permanenten Druck auf die Bauchdecke,
- zu kurze Button-Schaftlänge, entstanden durch falsches Ausmessen,
- Körpergewichtszunahme oder
- Bauchmuskelaufbau.

Behoben werden kann das Problem, indem die Bauchdeckenstärke neu ausgemessen und ein neuer Button mit korrekt angepasster Schaftlänge eingesetzt wird. Die peristomalen Druckstellen können mit Hydrogel und extradünnem hygroskopischem Hautschutz abgedeckt werden.

Patienteninformationen

Um eine gute und sichere Versorgung zu gewährleisten, ist es notwendig den Patienten bzw. seine Eltern in den Umgang mit dem Button einzuweisen.

Wenn nötig werden mehrere Schulungstermine vereinbart, damit der Patient bzw. seine Eltern die Buttonpflege auch selbstständig durchführen kann. Um den Betroffenen für die Beachtung auf evtl. Probleme zu sensibilisieren, werden ihm alle möglichen Komplikationen erklärt und Handlungsempfehlungen ausgesprochen **(Abb. 10.14)**. Der Patient erhält einen Stomapass, indem alle wichtigen Daten und eine Pflegeanleitung aufgeführt sind. Bei der Entlassung aus dem Krankenhaus oder Patienten, die nicht in der unmittelbaren Nähe eines Krankenhauses wohnen, wird ein Reserve-Button mitgegeben. Damit kann der Hausarzt den Button ohne Zeitverlust im Notfall rasch erneuern.

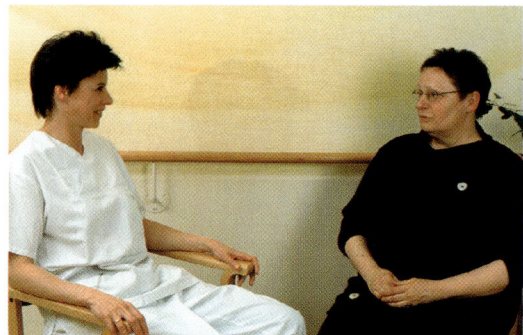

Abb. 10.14 ▪ **Entlassungsgespräch.** Dem PEG-Sonden-Träger werden Handlungsempfehlungen und Tipps für den täglichen Alltag mit auf den Weg gegeben.

III Gesundheitsberatung

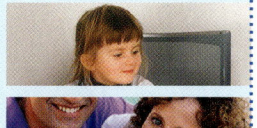
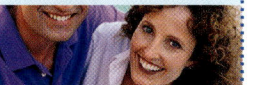
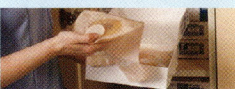

11 Professionelle Beratung

Annette Lauber

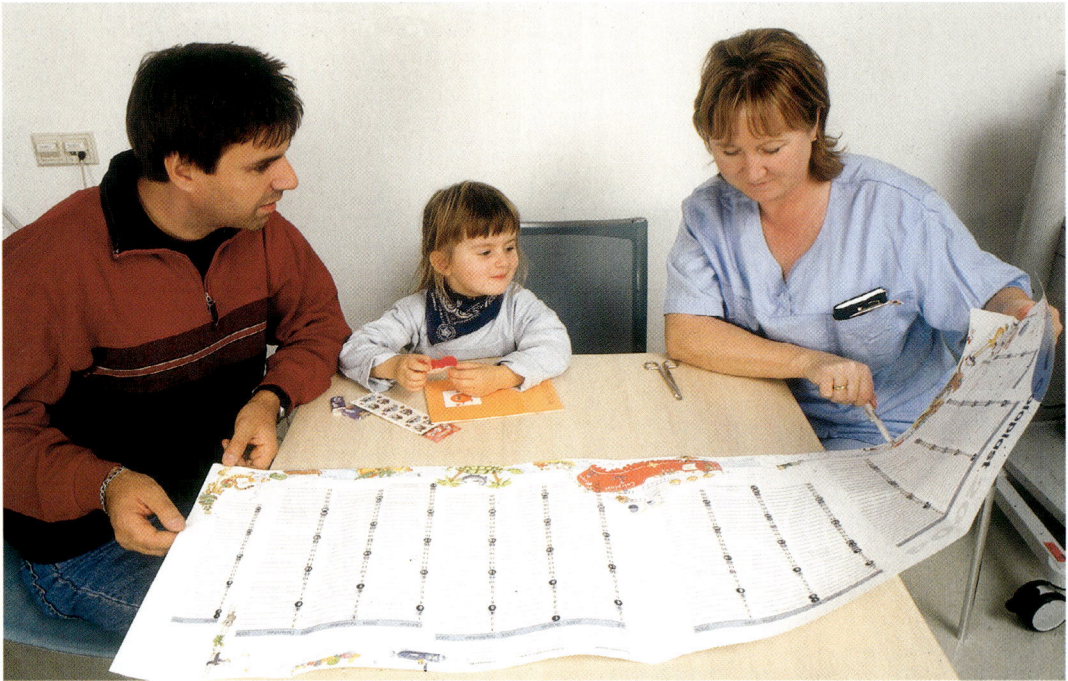

》 Meine Frau hat die Operation gut überstanden. Einiges in unseren Lebensumständen hat sich durch das Stoma verändert. Aber nichts von alledem, was wir in den ersten Tagen befürchtet haben, ist eingetreten. Dass wir diese Herausforderung mit so viel Zuversicht angenommen haben, ja überhaupt annehmen konnten, verdanken wird vielen Gesprächen mit Menschen, die das schon hinter sich hatten, was uns noch bevorstand. Und vor allem der Bereitschaft, uns von ihren eigenen Befürchtungen wie auch Erfahrungen zu berichten. Besonders haben uns auch die Gespräche mit unserer Stomatherapeutin geholfen, die erst regelmäßig in der Klinik durchgeführt wurden und später bei uns zu Hause. Sie hat uns Hilfe zur Selbsthilfe und wertvolle Praxistipps gegeben. Noch heute, wenn wir nicht weiter wissen, rufen wir sie an und verabreden uns mit ihr (ILCO, 2002). 《

D *Definition* **M** *Merke* **P** *Praxistipp* **W** *Wissen* 🔵 *CD-ROM*

11.1 Einleitung

Beraten ist eine Tätigkeit, die allen Menschen aus ihrem alltäglichen Leben vertraut ist. Unter beruflichen Bedingungen werden jedoch an eine Beratung und folglich auch an die beratende Person eine Reihe spezieller Anforderungen gerichtet. Beratung ist hier nicht mehr dem Zufall überlassen, sondern wird zum festen Bestandteil beruflichen Handelns, das prinzipiell strukturiert, methodengeleitet und geplant erfolgen muss. Dabei geht Beraten über Tätigkeiten wie Informieren und Anleiten in wesentlichen Punkten hinaus, da es den ratsuchenden Menschen konsequent in den Mittelpunkt des Handelns stellt.

11.1.1 Beratung im Gesundheits- und Sozialwesen

Im Gesundheits- und Sozialwesen kommt beratenden Tätigkeiten ein hoher Stellenwert zu, da diese in besonderem Maß die Eigenverantwortlichkeit, Unabhängigkeit und Selbstständigkeit des betroffenen Menschen fördern bzw. wieder herstellen und so ein weitestgehend selbstbestimmtes Leben ermöglichen.

Beruflich ausgeübte Beratung ist eine komplexe Tätigkeit, deren Umsetzung von der beratenden Person eine Vielzahl von Kompetenzen aus den unterschiedlichsten Bereichen verlangt, die vor allem über Übung und Erfahrungslernen im praktischen Anwendungsbezug erworben werden können.

11.2 Elemente von Beratung

Beratung kann unterschieden werden in:
- Alltagsberatung und
- berufliche Beratung.

11.2.1 Alltagsberatung

Eine Alltagsberatung kann sowohl im privaten wie im beruflichen Bereich stattfinden.

Privater Bereich

Beratungsprozesse sind allen Menschen aus ihrem täglichen Leben vertraut. Häufig werden Lebenspartner oder Freunde um Rat gebeten, wenn es um Entscheidungsprozesse (z. B. die Auswahl eines Geschenks), das Verhalten in einem persönlichen Konflikt oder auch den Kauf technischer Geräte geht. Diese Form der Alltagsberatung im privaten Bereich ist aus dem täglichen Leben von Menschen kaum wegzudenken. Sie besteht im wesentlichen aus hilfreichen Gesprächen und dem Ratgeben von Freunden, hat eine entlastende Funktion für den ratsuchenden Menschen und dient dem Austausch von Erfahrungen, Ratschlägen oder nützlichen Informationen. Auf diese Weise wird der ratsuchende Mensch beim Treffen einer möglichst guten Entscheidung für sein aktuelles Anliegen unterstützt.

Beruflicher Bereich

Auch im beruflichen Bereich spielen Formen der Alltagsberatung eine Rolle, z. B. wenn es um den kollegialen Austausch über Erfahrungen mit speziellen beruflichen Situationen oder den Einsatz von Arbeitstechniken geht.

M *Alltagsberatung findet situativ, ungeplant und außerhalb eines institutionellen Rahmens statt.*

11.2.2 Berufliche Beratung

Beruflich ausgeübte Beratung geht in wesentlichen Punkten über die Alltagsberatung hinaus.

M *Beruflich ausgeübte Beratung findet zielorientiert, methodengeleitet (geplant) und in einem institutionellen Rahmen statt.*

Ratsuchender Mensch und Berater begegnen sich folglich nicht zufällig, sondern in einem beruflichen Zusammenhang, in welchem der Ratsuchende eine Leistung anfordert und in Anspruch nimmt, die der Berater aufgrund seiner beruflichen Aufgabe und Qualifikation anbietet. Beratung im beruflichen Kontext unterliegt somit nicht der persönlichen Beliebigkeit des einzelnen, sondern verlangt vielmehr ein geplantes Vorgehen, bei dem bestimmte Beratungsziele durch den Einsatz spezieller Methoden erreicht werden sollen.

11.3 : Merkmale und Ziele von Beratung

D *Beratung lässt sich allgemein definieren als „ein vom Berater nach methodischen Gesichtspunkten gestalteter Problemlösungsprozess, durch den die Eigenbemühungen des Ratsuchenden unterstützt / optimiert bzw. seine Kompetenzen zur Bewältigung der anstehenden Aufgaben / des Problems verbessert werden" (Dorsch [1982] zitiert in Knelange, 2000).*

11.3.1 : Merkmale

Aus dieser Definition lassen sich mehrere Merkmale von Beratung ableiten:

- Beratung ist ein wechselseitiger zwischenmenschlicher, d. h. interaktiver Prozess zwischen einem ratsuchenden und einem beratenden Menschen,
- Beratung vollzieht sich als prozesshaftes Geschehen und verlangt vom Berater spezifische methodische Kenntnisse in der Gestaltung des Beratungsprozesses,
- Beratung unterstützt den ratsuchenden Menschen bei seinen eigenen Bemühungen bzw. im Erwerb von Kompetenzen, um die anstehende Aufgabe bzw. das vorliegende Problem selbst bearbeiten bzw. lösen zu können, kann also vereinfacht als „Hilfe zur Selbsthilfe" bezeichnet werden und
- Beratung erfolgt prinzipiell ergebnisoffen, d. h. nicht über die Präsentation vorgefertigter Lösungen, sondern vielmehr so, dass der betroffene Mensch bezüglich seines Problems eigene Lösungen finden bzw. Entscheidungen treffen kann.

11.3.2 : Ziele

Beratung zielt folglich darauf ab, einen Menschen in die Lage zu versetzen, seine Probleme, Schwierigkeiten und Entscheidungen selbst zu bearbeiten und zu lösen. Eine erfolgreiche Beratung führt dazu, dass der ratsuchende Mensch nach deren Abschluss anders bzw. besser mit der eingangs formulierten Problemstellung zurecht kommt. Während des Prozesses behält der ratsuchende Mensch folglich seine Unabhängigkeit bzw. Verantwortung oder aber erlangt sie durch die Beratung wieder. Der Berater übernimmt im Beratungsprozess überwiegend eine den ratsuchenden Menschen unterstützende und begleitende Funktion; er hilft dem ratsuchenden Menschen beispielsweise, Klarheit über seine Situation zu gewinnen, so dass dieser eine für ihn passende und gute Entscheidung treffen kann **(Abb. 11.1)**.

Dieses Verständnis von Beratung orientiert sich eng an einer Sichtweise vom Menschen, die davon ausgeht, dass ein Mensch selbst seine Schwierigkeiten erklären und bearbeiten sowie Lösungen für seine Probleme fin-

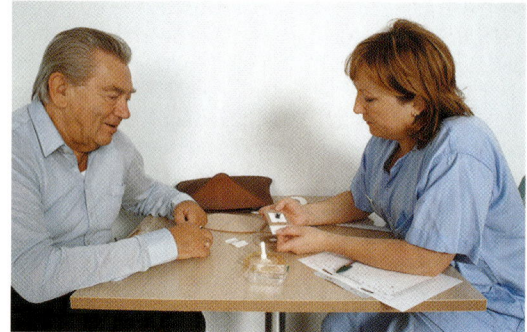

Abb. 11.1 ■ **Beratungsprozess.** Der Beratende übernimmt im Beratungsprozess eine unterstützende Funktion. Er hilft dem ratsuchenden Menschen bezüglich seines Problems eine eigene Entscheidung zu treffen (Lauber, 2004).

den kann, wie es u. a. in der Humanistischen Psychologie grundgelegt wird.

11.3.3 : Abgrenzung zu Information und Therapie

Beratung geht den genannten Merkmalen zufolge einerseits über die Information und Anleitung eines Menschen hinaus und versteht sich andererseits auch nicht als Therapie.

Information und Anleitung

Reine Information und Anleitung ist ausgerichtet auf das Vermitteln von Fakten und Kenntnissen über einen spezifischen Sachverhalt, z. B. über die erforderlichen pflegerischen Maßnahmen in der präoperativen Phase oder die Durchführung der Versorgung eines Urostomas (S. 76). Dabei ist die individuelle Bedeutung dieses Sachverhalts für den betroffenen Menschen, z. B. die emotionalen und sozialen Bezüge „Ich habe Angst vor dem operativen Eingriff" oder „Wird mich mein Partner mit dem veränderten Körper noch akzeptieren?" zumeist zweitrangig. Das Wissen bzw. die Fähigkeit zur Durchführung bestimmter Tätigkeiten muss jedoch aus Sicht des betroffenen Menschen als unabdingbare Voraussetzung bzw. Basis z. B. für eine anstehende Entscheidung betrachtet werden. Insofern sind Informieren und Anleiten Bestandteile einer Beratung.

 Um die Inhalte zu vertiefen, können Sie sich das Video „Versorgung eines Urostomas" ansehen.

Beratung geht jedoch über die Information und Anleitung eines Menschen hinaus: Sie setzt einerseits mehr am individuellen Problem eines Menschen an und unterstützt andererseits die Bewertung bzw. Einordnung der erhaltenen Informationen. Auf diese Weise regt sie eine kritische und reflexive Auseinandersetzung vor dem Hintergrund der individuellen Situation des ratsuchenden Menschen an.

Informieren und Anleiten können folglich einerseits Situationen darstellen, in denen ein Beratungsbedarf offensichtlich wird und die den Beginn eines Beratungsprozesses markieren sowie andererseits Aktivitäten eines Beraters im Rahmen einer Beratung sein. Beratung ist jedoch umfassender als Information und Anleitung, weil sie u. a. die individuelle emotionale und soziale Bedeutung eines Geschehens und die sich hieraus ergebenden Entwicklungsmöglichkeiten für den betroffenen Menschen berücksichtigt.

Psychotherapie

Beratung unterscheidet sich darüber hinaus auch in wesentlichen Punkten von Psychotherapie. Beratung gilt gegenüber der Therapie u. a. als stärker an den Ressourcen eines Klienten orientiert, während psychotherapeutische Verfahren mehr auf dessen Defizite und abweichendes bzw. abnormes Verhalten und dessen Ursachen ausgerichtet sind. Erziehung, Beruf und Bildung sind Themen, die in der Psychotherapie weniger, in der Beratung dagegen stärker thematisiert werden. Darüber hinaus erstreckt sich eine Psychotherapie häufig auch über einen längeren Behandlungszeitraum, da zumeist stärkere Störungen und Beeinträchtigungen des Klienten vorliegen.

11.4 Beratung als Prozess

Ziele und Methoden der Beratung, d. h. die Gestaltung des Beratungsprozesses, variieren in Abhängigkeit vom jeweils zugrunde gelegten Beratungskonzept. Bei aller Unterschiedlichkeit der einzelnen Beratungskonzepte lassen sich dennoch einige grundlegende Elemente des Beratungsprozesses herausarbeiten, die sich auf die Beratung in der Pflege übertragen lassen und im Folgenden näher beschrieben werden.

Problemlösungsprozess

Der Verlauf eines idealtypischen Beratungsprozesses weist eine große Ähnlichkeit zu den Schritten des Problemlösungsprozesses auf. Ausgehend vom individuellen Beratungsbedarf eines Menschen werden Beratungsziele und die zum Erreichen dieser Ziele als geeignet erscheinenden Interventionen festgelegt. Der Erfolg der Interventionen bzw. das Erreichen der Ziele wird laufend und abschließend evaluiert, d. h. geprüft und bewertet. Beratung findet folglich über einen zeitlich begrenzten Zeitraum statt, dessen Umfang in Abhängigkeit vom jeweiligen Beratungsanliegen steht.

Beziehungsprozess

Beratung darf jedoch nicht auf einen reinen Problemlösungsprozess beschränkt bleiben. Vielmehr spielt für eine gelungene Beratung immer und vor allem die Beziehung zwischen dem Berater und der ratsuchenden Person eine wesentliche Rolle. Sie wird in der Literatur übereinstimmend als wichtiger Hilfsfaktor für die Effizienz von Beratungsprozessen betrachtet. Der Beratungsprozess kann folglich ähnlich wie der Pflegeprozess sowohl als Problemlösungsprozess, der eine strukturierte analytische Betrachtung ermöglicht, als auch als Beziehungsprozess zwischen Berater und ratsuchender Person gesehen werden. Der Beziehungsaufbau bzw. die Qualität der Beziehung gilt als Voraussetzung, um überhaupt einen verstehenden Zugang zum Klienten erlangen zu können **(Abb. 11.2)**.

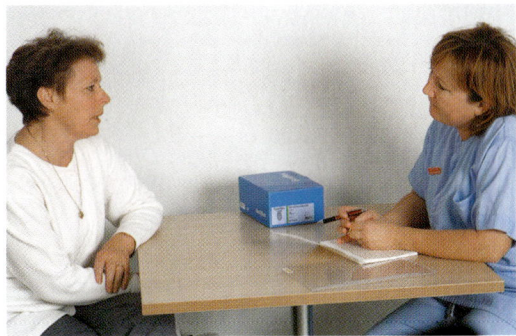

Abb. 11.2 ▪ **Verstehender Zugang.** Für eine gelungene Beratung spielt die Beziehung zwischen ratsuchendem Menschen und Beratendem eine wesentliche Rolle (Lauber, 2004).

11.4.1 ⋮ Beratungsauftrag

Entscheidend für den Beginn eines Beratungsprozesses ist die Tatsache, dass ein Beratungsauftrag formuliert wird. Der Beratungsauftrag kann grundsätzlich:

- implizit oder
- explizit erfolgen.

Explizit. Ein expliziter Beratungsauftrag liegt dann vor, wenn der ratsuchende Mensch um eine Beratung nachsucht, z. B. wenn es um pflegerische Unterstützungsmöglichkeiten bei der Rückkehr in die häusliche Umgebung nach einem Krankenhausaufenthalt geht.

Implizit. Ein impliziter Beratungsauftrag besteht, wenn einem Menschen Hilfs- und Unterstützungsangebote unterbreitet werden, die ihm nicht bekannt sind und die er ohne die Beratung nicht aktiv in Anspruch nehmen würde.

Wahrnehmen des Beratungsauftrags

Insbesondere implizite Beratungsaufträge – wie sie in der pflegerischen Berufspraxis häufig vorkommen – verlangen von der beratenden Person, dass der Beratungsauftrag bzw. das bestehende Beratungsbedürfnis der ratsuchenden Person überhaupt wahrgenommen und erkannt wird. Dieses kann sich nicht nur verbal, z. B. durch Äußerung von Unsicherheit in Bezug auf eine bestimmte Vorgehensweise, sondern auch nonverbal äußern, z. B. dann, wenn verbale Äußerungen („Danke, mir geht es gut") mit nonverbalen Verhaltensweisen (niedergeschlagener Blick, hängende Schultern, leise Stimme) nicht übereinstimmen.

Die Wahrnehmung solcher Inkongruenzen und die Bereitschaft, diese Widersprüche zu ergründen, kann häufig ein Beratungsbedürfnis des betroffenen Menschen offen legen.

Einlassen auf den Beratungsprozess

Neben dem Wahrnehmen und Erkennen eines Beratungsauftrags stellt auch die Bereitschaft des Beraters, sich auf den Beratungsprozess einzulassen, eine wesentliche Voraussetzung für den Beginn des Beratungsprozesses dar. Dies erfordert u. a., dass beratende Tätigkeit als Teil der Berufsausübung anerkannt wird. Vielfach spielt hierbei auch die Angst davor, mit einer „schlechten" Beratung Schaden anrichten zu können oder die Angst vor der eigenen Unsicherheit bzw. davor, dem Problem des ratsuchenden Menschen nicht gewachsen zu sein, eine große Rolle.

M *Der Beratungsauftrag bzw. die Fähigkeit des Beraters, den Beratungsbedarf des Klienten wahrzunehmen und seine Bereitschaft, sich auf den Beratungsprozess einzulassen, sind grundlegende Voraussetzungen für den Beratungsprozess.*

11.4.2 ⋮ Individueller Ansatz

Im Rahmen eines Beratungsprozesses steht das individuelle Problem eines Klienten im Mittelpunkt. Hierdurch wird zweierlei deutlich:

1. Es geht im Beratungsprozess zum einen darum, ein Problem des Klienten – und nicht etwa eines des Beraters – zu bearbeiten,
2. Es muss um das eigentliche Problem des Klienten gehen, das sich aus seiner individuellen emotionalen und sozialen Situation und damit seiner ganz subjektiven Lebenswelt und Sichtweise ergibt.

Situation erfassen

Für den Berater ist hierbei wichtig, dass er die Situation in ihrer subjektiven Bedeutung für den Klienten erfasst, nachvollzieht und versteht. Letztlich kann ein Beratungsprozess nur dann effektiv sein, wenn Ratsuchender und Berater ein gemeinsames Verständnis und eine gemeinsame Vorstellung über die Dinge haben, die Schwierigkeiten bereiten und das Problem ausmachen, sonst fehlt die Basis für alle weiteren Aktivitäten im Beratungsprozess. Formulierte Ziele und erarbeitete Lösungsstrategien müssen zwangsläufig ins Leere zielen.

Ziele erarbeiten

Gleiches gilt für das Erarbeiten von Zielen und möglichen Handlungsalternativen bzw. –strategien. Auch sie müssen sich an der individuellen Situation des Klienten, der konkreten Lebenswelt und Lebensgeschichte orientieren und Lebensumstände, Ressourcen jeglicher Art berücksichtigen, um realistisch, praktikabel und effektiv sein zu können. Ein wesentlicher Punkt hierbei ist zudem, dass Probleme, Ziele und Maßnahmen konsequent mit dem Klienten gemeinsam erarbeitet und festgelegt werden. Werden sie „am Klienten vorbei" formuliert, wird er sie kaum bearbeiten und umsetzen wollen.

M *Beratung basiert auf einem ausgesprochenen Arbeitsvertrag zwischen ratsuchendem Menschen und Berater, dem sog. Kontrakt. Er fungiert als Richtschnur für die gemeinsame Arbeit und stellt sicher, dass der Beratungsprozess als Kooperation und nicht etwa als ein Geschehen, das dem Klienten durch einen Experten angetan wird, betrachtet wird. Damit wird die Eigenaktivität und Verantwortung des Klienten sowohl eingefordert als auch gewährleistet.*

Beziehung gestalten

Auch für die Gestaltung der Beziehung zwischen Berater und ratsuchendem Menschen ist dieser individuelle Ansatz entscheidend, denn er ermöglicht einen verstehenden Zugang zum anderen Menschen und ist damit auch Basis für Vertrauen. Beratungsprozesse berühren wesentliche emotionale und psychosoziale Bereiche eines Menschen und sind ohne ein gewisses Maß an Intimität nicht vorstellbar. Die Bereitschaft des Beraters, das Problem des ratsuchenden Menschen aus dessen Perspektive zu betrachten und gemeinsam mit ihm daran zu arbeiten, ist darum nicht nur wesentlich für die Effizienz der Problemlösung, sondern zugleich Basis für den Aufbau einer vertrauensvollen Beziehung. Eine Reihe von Kommunikationsregeln kann den individuellen Ansatz im Beratungsprozess unterstützen.

11.4.3 Anforderungen an den Berater

Die Komplexität der Beratungssituation **(Abb. 11.3)** stellt an den Berater eine ganze Reihe unterschiedlicher Anforderungen. Neben der bereits erwähnten Fähigkeit, den Beratungsbedarf wahrzunehmen und der Bereitschaft, sich auf den Beratungsprozess einzulassen, werden Fähigkeiten gefordert wie:
- kommunikative Kompetenz,
- personale Kompetenz,
- fachliche Kompetenz und
- das Einnehmen einer Haltung, die es dem Klienten ermöglicht, sein Problem selbstständig zu lösen.

Kommunikative Kompetenz

Beratung besteht zu einem wesentlichen Teil aus Interaktion und Kommunikation zwischen Berater und ratsuchendem Menschen. Aus diesem Grund müssen Berater über kommunikative Kompetenzen verfügen. Eine Hilfestellung bei der Analyse und Reflexion von Kommunikation im Rahmen der Beratung kann z. B. das Kommunikationsmodell nach Schulz von Thun geben.

Kommunikative Kompetenz im Rahmen der Beratung umfasst eine ganze Reihe von Fertigkeiten, die wesentlich zum Aufbau und zur Gestaltung der Beziehung zwischen Klient und Berater beitragen. Diese Fertigkeiten können nicht aus einem Lehrbuch gelernt werden, sondern müssen im konkreten Anwendungsbezug – nach Möglichkeit unter Hilfestellung und Anleitung durch eine in der Beratungstätigkeit erfahrene Person – eingeübt und trainiert werden. Eine Auswahl hilfreicher Fertigkeiten zeigt **Abb. 11.4**.

Optimale Beratung:

1. befasst sich zunächst mit den dringendsten Angelegenheiten;
2. liefert den KlientInnen eine sichere Grundlage durch Bereitstellung einer Umgebung und einer Atmosphäre, die angenehm, ruhig und durchgängig fördernd ist;
3. beinhaltet drei zentrale Dimensionen:
   - die Beratungsbeziehung selbst (zwischen KlientInnen und BeraterInnen),
   - die Beratungsphilosophie bzw. -theorie (die die Veränderungshypothese beinhaltet) und
   - Vorgehensweisen oder Rituale, die für die KlientInnen persönlich und emotional bedeutungsvoll sind;
4. ist auf das einzigartige Individuum orientiert und respektiert die Unterschiedlichkeit von KlientInnen in Bezug auf Geschlecht, Ethnizität, sexuelle Orientierung, Behinderungen, aber auch die biologischen, kulturellen, sozialen, zwischenmenschlichen, geistigen und religiösen Zusammenhänge, in denen die KlientInnen leben;
5. wird von BeraterInnen durchgeführt, die die persönliche Lebenswelt und Deutungswelt der KlientInnen respektieren und verstehen;
6. wird gestaltet durch BeraterInnen, die imstande sind, als Modelle für psychische Gesundheit, Wohlbefinden und Widerstandsfähigkeit zu dienen, gleichzeitig aber eigene Menschlichkeit (auch in Schwächen) zu akzeptieren;
7. wird gefördert durch die Sorge von BeraterInnen für sich selbst und die Offenheit und Fähigkeit, Hilfe von anderen zu suchen und zu akzeptieren;
8. ermutigt die Selbstexploration und den Ausdruck der gesamten Spannbreite von Emotionen der KlientInnen in einem Kontext, der sowohl selbstbezogen als auch sozial verantwortlich ist;
9. arbeitet mit den, statt gegen die Widerstände der KlientInnen;
10. hat das Ziel, den KlientInnen Verfügungsmacht und Kontrolle über sich und ihre Umwelt zu verschaffen, indem Achtung für individuelle Rechte auf Privatheit und Selbstbestimmung gezeigt wird;
11. beinhaltet eine intime, nicht sexuelle Beziehung zwischen den BeraterInnen und den KlientInnen, in dem die Bedürfnisse der KlientInnen vor denen des Beraters rangieren;
12. fördert Zuneigung, Nachsicht und Liebe sowohl bei den KlientInnen als auch bei den BeraterInnen für sich selbst und für andere;
13. anerkennt und respektiert das letztendliche Recht und die Verantwortlichkeit jedes Individuums, seine und ihre eigene Wahl zu treffen, soweit dies menschenmöglich ist;
14. unterstreicht die Erwünschtheit von primärer Prävention gegenüber korrektiver Intervention.

Abb. 11.3 ▪ **Komplexität der Beratungssituation.** Elemente optimaler Betreuung (nach Nestmann, 1997) (Lauber, 2004).

Fertigkeit	Erläuterung
Präsent sein: verbales und nonverbales Verhalten des Beraters signalisiert dem Klienten Interesse an dem, was er sagt	Präsenz bezieht sich auf: • **Körperhaltung:** sollte offen sein und Bereitschaft zum Zuhören ausdrücken • **Augenkontakt:** sollte dauerhaft und direkt sein, drückt Interesse aus • **Gesichtsausdruck:** sollte ruhig und konzentriert sein • **Sitzposition:** sollte in angemessener Entfernung vom Klienten (ca. 1–2 m) und auf gleicher Höhe sein
Beobachten: verbale und nonverbale Äußerungen des Klienten geben Aufschluss über seine Gefühlslage	• beobachtet werden z.B. Tonfall, Lautstärke, Mimik, Gestik etc., da sie wichtige Hinweise auf seine Gefühlslage geben können, auch dann, wenn sie nicht zueinander passen
Zuhören: bildet die Basis für das Verstehen des subjektiven Erlebens des Klienten	• aktives Zuhören kann durch Orientierung an konkreten Regeln unterstützt werden • Erfahrungen, Verhalten, Gefühle und Gedanken des Klienten können vom Berater in Erfahrung gebracht werden
Reflektieren: ermöglicht dem Berater einerseits zu prüfen, ob er die Perspektive des Klienten verstanden hat, ermutigt den Klienten andererseits zu weiteren Äußerungen	Reflektierende Fertigkeiten umfassen: • **Wiederholen:** einzelne Wörter oder Sätze werden vom Berater wiederholt und helfen, beim eigentlichen Thema zu bleiben • **Paraphrasieren:** Kerninhalte der Klientenaussagen werden vom Berater in seinen eigenen Worten wiedergegeben. Damit signalisiert er, dass er die Bedeutung der Klientenaussage verstanden hat • **Zusammenfassen:** Kernelemente des Beratungsgesprächs werden vom Berater strukturiert zusammengefasst. Damit kann z.B. ein Rückblick auf die Arbeit erfolgen, ein neues Beratungsgespräch eingeleitet und der Beratungsprozess vorangebracht werden
Sondieren: bezeichnet eine mehr direktive Aktivität des Beraters, der hierdurch Elemente thematisieren kann, die er für wesentlich hält. Aus diesem Grund sollten sondierende Fertigkeiten sparsam eingesetzt werden	Sondierende Fertigkeiten umfassen: • **Fragen:** Fragen sollten vom Berater direkt, knapp, klar und immer mit der Begründung, warum gefragt wird, gestellt werden, damit sie nicht wie ein Verhör wirken • **Feststellungen treffen:** helfen dem Berater, Informationen zu bekommen und können dem Klienten helfen, spezieller und konkreter zu werden
Konkretisieren: hilft dem Klienten, konkret über seine Gefühle und Erfahrungen zu sprechen, da nur so das eigentliche Problem ermittelt werden kann	• die Ermutigung durch den Berater, konkret zu werden, ermöglicht dem Klienten explizites und zielgerichtetes Denken, das die notwendige Voraussetzung für Handlungen und Veränderungen darstellt

Abb. 11.4 ▪ **Fertigkeiten im Beratungsprozess.** Zum Aufbau und zur Gestaltung einer Beziehung zwischen Klient und Berater muss der Beratende über kommunikative Kompetenzen verfügen (nach Culley, 1996) (Lauber, 2004).

Personale Kompetenz

Auch Persönlichkeitsmerkmale werden als Anforderung an den Berater formuliert. Hierzu gehört u. a., dass der Berater über eine gewisse Sicherheit im Handeln verfügt, d. h. Selbstvertrauen besitzt und sich angstfrei in eine Beratungssituation begeben kann. Wichtig ist auch, dass er fähig ist, eine Atmosphäre des Vertrauens in der Beratungsbeziehung zu schaffen. Nicht zuletzt gehört auch Mut dazu, sich in eine Beratungsbeziehung zu begeben, und Abhängigkeiten des Klienten zuzulassen,

auszuhalten und wieder aufzulösen. Dabei muss zudem auf eine angemessene Nähe bzw. Distanz zum Klienten geachtet werden.

Beratung verlangt also neben Fach-, Sozial- und Methodenkompetenz auch eine ganze Reihe personaler Kompetenzen, vor allem die Fähigkeit des Beraters, den Beratungsprozess, aber auch das eigene Handeln im Nachhinein von einer Metaebene aus zu reflektieren. Die gemachten Erfahrungen tragen auf diese Weise zur Weiterentwicklung der Beratungskompetenz und auch der eigenen Persönlichkeit bei. Dabei kann vor allem zu Beginn einer beratenden Tätigkeit die Unterstützung erfahrener Berater eine große Hilfe sein.

Fachliche Kompetenz

Neben dem bereits beschriebenen beratungsbezogenen Grundlagenwissen aus den unterschiedlichen Fachschwerpunkten (z. B. der Psychologie, der Soziologie, der Ethik, des Rechts usw.) verlangt erfolgreiches Beraten vom Berater auch solides und umfassendes Fachwissen aus dem Bereich, in dem er berät. Berater benötigen folglich einerseits die Fähigkeit zur Gestaltung der Beratungsbeziehung und des Beratungsprozesses, andererseits müssen sie auch über Spezialwissen und Erfahrung in ihrem Beratungsbereich verfügen. Dies sind bei der Beratung eines Menschen bezüglich der Inanspruchnahme von Rehabilitationsleistungen z. B. Kenntnisse rechtlicher, finanzieller und gesundheitlicher Aspekte.

Haltung

Beratung erfolgt grundsätzlich so, dass der ratsuchende Mensch bei seinen eigenen Bemühungen bzw. im Erwerb von Kompetenzen unterstützt wird, um die anstehende Aufgabe bzw. das vorliegende Problem selbst bearbeiten bzw. lösen zu können. Beratung zielt damit auf weitestgehende Unabhängigkeit des Klienten: Sie hilft dem ratsuchenden Menschen über einen gewissen Zeitraum mit dem Ziel, dass der Klient am Ende des Prozesses wieder selbstständig zurechtkommt.

Beratungsprozesse müssen also so gestaltet sein, dass der Klient entweder seine Unabhängigkeit während des gesamten Prozesses behält oder diese im Verlauf des Beratungsprozesses schrittweise zurückgewinnt. Umgekehrt bedeutet dies für den Berater, dass er sich schrittweise im Beratungsprozess zurücknimmt und konsequent so handelt, dass der ratsuchende Mensch eine eigene Entscheidung bezüglich seines Problems treffen kann.

Diese Beratungsprinzipien setzen einerseits eine Haltung des Beraters voraus, die dem Ratsuchenden grundsätzlich die Fähigkeit zuspricht, dass er seine Probleme selbst lösen kann. Andererseits muss eine Gesprächsatmosphäre gestaltet werden, die von einem Klima der Offenheit und des gegenseitigen Vertrauens geprägt ist.

Grundhaltung des Therapeuten

Hierbei kann die von dem amerikanischen Psychologen Carl Rogers im Rahmen der Gesprächspsychotherapie formulierte Grundhaltung des Therapeuten eine Hilfestellung für die Haltung des Beraters im Beratungsprozess darstellen. Sie umfasst im wesentlichen 3 Elemente, die ein Klima des Vertrauens und der Offenheit entstehen lassen:

- Echtheit,
- Akzeptanz und
- Einfühlsames Verstehen (Empathie).

Echtheit. Echtheit verlangt das Interesse an einer wirklichen Begegnung mit dem anderen Menschen und die Bereitschaft, sich auch mit seinen eigenen Gefühlen auseinander zu setzen.

Akzeptanz. Akzeptanz bezieht sich auf die Forderung, dem anderen das Gefühl zu vermitteln, dass ihm wertfrei begegnet wird. Dies zeigt sich u. a. darin, dass eine bedingungslose positive Wertschätzung und emotionale Wärme vermittelt wird.

Einfühlsames Verstehen. Einfühlsames Verstehen, häufig auch als Empathie bezeichnet, ist das Bemühen, sich in die Situation des anderen Menschen einzufühlen und hineinzuversetzen. Dies geschieht in erster Linie über aktives Zuhören, für das eine Reihe konkreter Regeln zum Umsetzen formuliert werden kann.

Die hier skizzierte Haltung trägt in Kombination mit den formulierten Hinweisen zur Gesprächsgestaltung entscheidend dazu bei, in Beratungssituationen eine Atmosphäre der Offenheit und des Vertrauens zu schaffen, die den Klienten ermutigt, offen über seine Anliegen zu sprechen und hilft, das individuelle Problem des Klienten mit seiner subjektiven Bedeutung zu verstehen.

11.5 ⋮ Beratung in der Pflege

Die bislang beschriebenen Merkmale von Beratung und Hinweise zur Gestaltung des Beratungsprozesses sowie die genannten Anforderungen an Berater beziehen sich im Wesentlichen auf die Gestaltung der Beratungsbeziehung, d. h. auf das „Wie" der Beratungssituation, und lassen sich prinzipiell auf Beratungssituationen in den unterschiedlichen Berufsfeldern übertragen.

Inhaltlich bzw. thematisch, d. h. in der Konkretisierung des Problembereichs, um den es geht, wird die Beratungssituation jedoch jeweils neu ausgestaltet. So unterscheiden sich Beratungssituationen zum Thema „Schwangerschaftsabbruch" von solchen mit dem Schwerpunkt „Schuldnerberatung" in der Gestaltung der Beratungsbeziehung, d. h. in der Interaktion zwischen Berater und Klient kaum voneinander – wohl aber in Bezug auf den thematischen Schwerpunkt.

Allgemeine Kompetenzen

Entsprechend haben die beschriebenen Beratungselemente für Beratungssituationen in der pflegerischen Berufsausübung Gültigkeit: Auch die Beratung in der Pflege gestaltet sich als interaktiver Prozess zwischen Berater (Pflegeperson) und Klient (pflegebedürftiger Mensch), verfolgt einen individuellen Ansatz, erfolgt ergebnisoffen und zielt darauf ab, den ratsuchenden Menschen beim Treffen einer eigenen Entscheidung zu unterstützen. Damit sind die bisher genannten Kompetenzen des Beraters im Beratungsprozess auch wichtig für beratend tätige Pflegepersonen.

Fachliche Kompetenzen

Darüber hinaus benötigen sie jedoch auch ein solides Wissen in Bezug auf den in der Beratung thematisierten Bereich der Pflege, um kompetent beraten zu können. Wendet sich ein pflegebedürftiger Mensch beispielsweise an seine pflegerische Bezugsperson, um ein für ihn „passendes" Versorgungssystem für sein Kolostostoma (S. 70) zu finden, so kann dieser Beratungsprozess nur dann effektiv verlaufen, wenn die Pflegeperson einerseits die Beratungsbeziehung gut gestaltet, andererseits auch pflegefachlich in Bezug auf Versorgungsmöglichkeiten von Kolostomien über spezielles Wissen verfügt und dieses Wissen stetig, z. B. über den Besuch von Fortbildungsangeboten, aktualisiert und weiterentwickelt.

> **M** Entscheidend für die Beratungsqualität in der Pflege ist neben Kenntnissen über die Gestaltung der Beratungsbeziehung auch pflegerisches Fachwissen der Pflegeperson über den Bereich, in dem beraten wird. Hierzu gehört auch, dass die Pflegeperson eigene Grenzen akzeptiert und andere Spezialisten hinzuzieht, wenn ihre eigenen Möglichkeiten erschöpft sind.

11.5.1 Beratung in speziellen Bereichen

Der enge Zusammenhang zwischen effizienter Beratung und fachlichem Expertentum wird z. B. daran deutlich, dass sich Pflegepersonen für bestimmte Beratungsbereiche weiterbilden können, z. B. im Bereich der Stomatherapie. Mittlerweile gibt es in einigen Einrichtungen auch Spezialisten für die Pflegeüberleitung, d. h. die Sicherstellung der Kontinuität der pflegerischen Versorgung bei dem Wechsel eines pflegebedürftigen Menschen von einer Institution in eine andere, z. B. bei der Entlassung aus dem Krankenhaus in die häusliche Umgebung oder dem Einzug in eine stationäre Einrichtung der Altenhilfe.

11.5.2 Beratung im Pflegeprozess

Beratung pflegebedürftiger Menschen findet jedoch nicht ausschließlich in den genannten „Spezialbereichen" statt, sondern spielt – in unterschiedlicher Ausprägung – in jedem Pflegeprozess eine wichtige Rolle.

Häufig begegnen Pflegepersonen pflegebedürftigen Menschen in einer Problem- oder Krisensituation, z. B. wenn diese mit der Diagnose einer chronischen Erkrankung konfrontiert werden oder sich mit der Tatsache auseinandersetzen müssen, dass sie künftig nicht ohne pflegerische Unterstützung in ihrem häuslichen Umfeld zurecht kommen etc. Alle diese Situationen sind letztlich für den betroffenen Menschen existentiell bedeutsam, d. h. sie bringen wesentliche Veränderungen in der Gestaltung des täglichen Lebens, der sozialen Kontakte usw. mit sich. Für den pflegebedürftigen Menschen ergeben sich hierdurch viele Unsicherheiten und Fragen, bei denen Pflegepersonen unterstützend zur Seite stehen können. In diesem Zusammenhang kann ein beratender Zugang der Pflegeperson zum pflegebedürftigen Menschen hilfreich sein, indem in gemeinsamen Gesprächen Unsicherheiten und Schwierigkeiten thematisiert und Handlungsalternativen und –perspektiven ausgelotet werden.

So könnten z. B. bei einem Menschen mit chronischer Erkrankung Ressourcen in Form von Bezugspersonen oder Selbsthilfegruppen, bei einer erforderlichen pflegerischen Versorgung verschiedene Versorgungsmodelle, z. B. durch einen ambulanten Pflegedienst oder Tages bzw. Nachtpflegeangebote thematisiert werden. Der pflegebedürftige Mensch kann in diesen Beratungsgesprächen einerseits seine emotionale Befindlichkeit, Ängste, Unsicherheiten, Sorgen in Bezug auf die neue Situation zur Sprache bringen, andererseits erhält er Informationen über konkrete Unterstützungsmöglichkeiten und kann so für seine individuelle Situation eine Perspektive entwickeln.

11.5.3 Beratung von Bezugspersonen

Beratung in der Pflege bezieht sich darüber hinaus jedoch häufig nicht nur auf den pflegebedürftigen Menschen selbst. Auch Bezugspersonen des pflegebedürftigen Menschen, wie z. B. Ehe- und Lebenspartner oder – im Falle von Kindern – die Eltern können Klienten im pflegerischen Beratungsprozess sein **(Abb. 11.5)**. Dies ist z. B. der Fall, wenn Eltern ein chronisch erkranktes oder behindertes Kind pflegen oder Angehörige einen pflegebedürftigen Menschen im häuslichen Umfeld selbst versorgen möchten. Vielfach können solche Situationen nur mit allen Beteiligten gemeinsam bearbeitet und zu einer tragbaren Lösung gebracht werden.

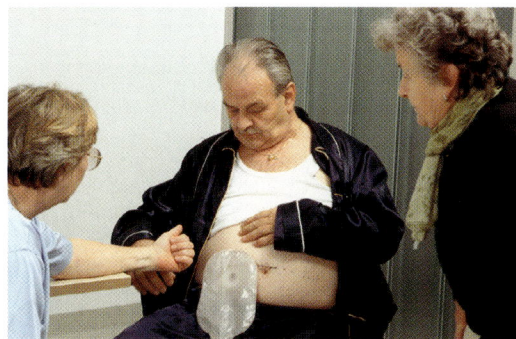

Abb. 11.5 ▪ Einbeziehen von Angehörigen. Die Ehefrau des Klienten wird in die Beratung einbezogen. So ist auch sie früher in der Lage sich mit der veränderten Lebenssituation auseinander zu setzen.

M *Beratung ist immanenter Bestandteil umfassenden und am pflegebedürftigen Menschen orientierten pflegerischen Handelns.*

12 Leben mit dem Stoma

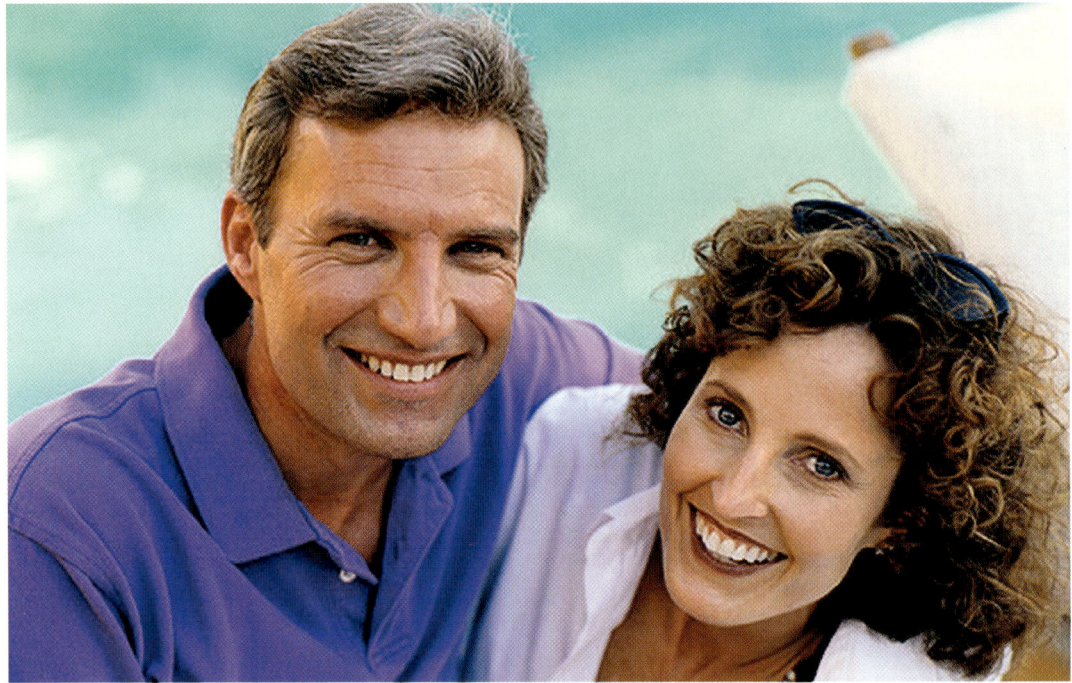

》 Ich bin 43 Jahre alt, gelernte Drogistin und arbeitete seit meinem 17. Lebensjahr ununterbrochen und so lange, bis ich krank wurde. Mein Ileostoma trage ich jetzt nun schon 5 Jahre. Ich brauchte diese lange Zeit, um mein neues Leben mit einem Stoma anzunehmen und die Versorgung so zu lernen, dass ich sagen konnte, jetzt beherrsche ich sie (fast) perfekt. Mein Mann hat mich all die Jahre unterstützt und mir immer wieder empfohlen wieder an meinen alten Arbeitsplatz zurückzukehren. Ich konnte es aber nicht, denn ich hatte Angst nicht mehr so leistungsfähig zu sein und als Stomaträgerin von meinen Kollegen nicht akzeptiert zu werden. Nun bin ich über meinen Schatten gesprungen, seit Anfang letzten Jahres arbeite ich in einer Drogerie mit vier Mitarbeiterinnen. Sowohl vormittags als auch nachmittags muss ich dreimal zur Toilette, um meinen Stomabeutel auszuleeren. Während dieser Zeit muss mich eine der Kolleginnen an der Kasse ablösen, wobei es immer wieder zu Diskussionen kam. Meine Kolleginnen fühlten sich gestört und provoziert, weil sie nicht verstehen konnten, warum man so oft die Toilette aufsuchen muss. Die psychische Belastung wuchs und bevor es zu einem großem Streit kam, beschloss ich, offen mit den Kolleginnen über meine Krankheit zu sprechen. Ich erklärte Ihnen, dass ich ein Stoma habe und einen Beutel am Bauch tragen müsse, der die Ausscheidungen auffängt und es nötig sei, diesen so häufig auszuleeren. Nach dem offenen Gespräch brachten mir die Kolleginnen Verständnis entgegen und die psychisch belastenden Diskussionen blieben aus. Heute gehe ich gern zur Arbeit und freue mich immer wieder aufs Neue darauf. 《

Ⓓ *Definition* Ⓜ *Merke* Ⓟ *Praxistipp* Ⓦ *Wissen* 🔴 *CD-ROM*

12.1 ⋮ Entlassung aus dem Krankenhaus

Bei der Entlassung aus dem Krankenhaus sollte der Stomaträger in der Lage sein, sich selbst und sein neu angelegtes Stoma zu versorgen **(Abb. 12.1)**. Um dieses Ziel zu erreichen, müssen Betroffener, Chirurg, Stomatherapeut und Angehörige des Betroffenen vertrauensvoll zusammenarbeiten. Ist eine Selbstversorgung durch den Patienten nicht möglich (z. B. aufgrund von Multimorbidität), sollte die zuständige Stomaschwester/-pfleger dafür sorgen, dass ein Familienangehöriger die Betreuung des Betroffenen und die Versorgung des Stomas übernimmt. Ist auch das nicht möglich, informiert der Stomatherapeut nach Rücksprache mit dem Stomaträger oder dessen Angehörigen eine ambulante Pflegestation (Hauskrankenpflege) und überträgt die Verantwortung und Durchführung der Stomaversorgung und Pflege des Betroffenen (für einen bestimmten Zeitraum) an diese.

12.1.1 ⋮ Vorbereitung auf die Entlassung

Die Vorbereitungen für eine geplante und strukturierte Entlassung beginnen schon ca. 3 Tage vor dem ärztlich anberaumten Entlassungstermin. Dabei ist schon vorab zu klären, ob der Patient so stabil ist, dass er direkt nach Hause entlassen oder erst in eine Rehabilitationseinrichtung verlegt werden sollte.

Folgende Aspekte müssen bei der Vorbereitung auf die Entlassung aus dem Krankenhaus beachtet werden:
- den Verordnungsschein mit den Nummern der Versorgung vorbereiten,
- einen Verordnungsschein für den Monatsbedarf an Versorgungsmaterialien aufschreiben (z. B. geschlossene Beutel, Basisplatten, Ausstreifbeutel oder einteilige Beutel zum Ausprobieren, evtl. Hautschutzpaste, zum Reinigen unsterile Kompressen),
- Kontakt zum Sanitätshaus aufnehmen, dabei Patientenvorschläge aufgreifen (dem Stomaträger nützt es nichts, wenn das Sanitätshaus am anderen Ende der Stadt liegt und keinen Lieferservice anbietet, obwohl Stomaträger dies wünscht, weil er schlecht laufen kann),
- Pflegebericht vorbereiten,
- Versorgung für fünf Tage herrichten – einschließlich Kompressen und Abwurfbeutel.

So gut vorbereitet, kann dem Stomaträger ein wenig die Angst vor dem Nachhausegehen und den darausfolgenden Veränderungen des täglichen Lebens genommen werden.

 Um die Inhalte zu vertiefen, können Sie sich das Video „Produktinformationen" ansehen.

12.1.2 ⋮ Entlassungsgespräch

Beim ärztlichen Entlassungsgespräch mit dem Chirurgen sollte der Stomatherapeut dabei sein und für den Stomaträger einige wichtige Informationen aufschreiben, z. B.:
- nach einer Rektumamputation: Wie schaut die hintere Wunde aus? Wie funktioniert die Harnentleerung?
- bei einer vorübergehenden Stomaanlage: Muss der stillgelegte Teil des Darmes vom Anus her gespült werden?

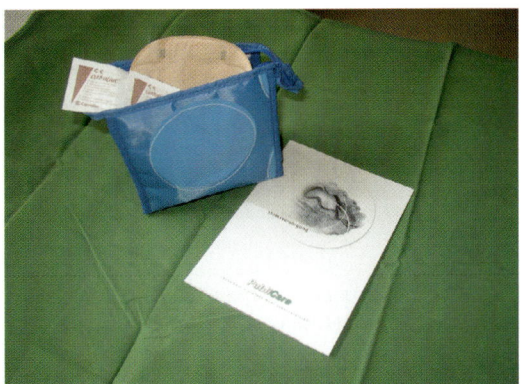

Abb. 12.1 ▪ Kulturbeutel und Unterlagen. Jeder Stomaträger erhält einen Ausweis, der wichtige Informationen und Telefonnummern enthält. Außerdem wird ihm empfohlen ständig einen Kulturbeutel bei sich zu tragen, der eine Reserveversorgung beinhaltet (Produkte Fa. Coloplast).

M *Bei vorübergehender Stomaanlage muss unbedingt bis zur Rückoperation ein Schließmuskeltraining durchgeführt werden, um einen Stuhl- bzw. Schleimabgang durch den Schließmuskel zu verhindern.*

12.2 ⋮ Der Stomaträger im Alltag

Der Stomaträger wird schon im Krankenhaus schrittweise an die Selbstversorgung des Stomas herangeführt und angeleitet. Nach Hause nimmt er eine Stomaversorgung mit, die den individuellen Verhältnissen des Einzelnen entsprechen sollte. Und doch ist es so, dass viele Stomaträger zuhause die Versorgung noch ein- oder mehrmals verändern, da die Lebensaktivitäten wieder aufgenommen werden, die schon vor der Stomaanlage für den Betroffenen von Bedeutung waren. So lag der Stomaträger während des Krankenhausaufenthaltes häufiger im Bett, zuhause geht er nun wieder seiner gewohnten Arbeit nach oder fährt in den Urlaub.

Stomaveränderungen

Außerdem verändert sich auch das Stoma im Laufe der Zeit. Es heilt in die Bauchdecke hinein, was manchmal zu Vernarbungen führen kann. In den ersten Jahren nach der Operation verkleinert sich das Stoma ziemlich stark. Der Stomaträger muss die Versorgung also immer wieder neu an sein Stoma anpassen. Es ist daher notwendig, dass der Stomaträger auch zuhause einen Ansprechpartner hat, der ihn in den alltäglichen Fragen zur Versorgung, zur Stomaveränderung usw. beraten kann. Fragen, die häufig erst nach der Entlassung aus dem Krankenhaus auftreten, sind beispielhaft in **Abb. 12.2** dargestellt.

Gefordert wird von Stomaträgern allerdings auch eine kompetente Beratung hinsichtlich **(Abb. 12.3** u. **12.4)**:
- Ernährung,
- Partnerschaft und Sexualität,
- Freizeit,
- Berufstätigkeit und
- rechtlicher Hilfen.

12.2.1 ⋮ Ernährung

Der menschliche Organismus benötigt zur Aufrechterhaltung seiner Körperfunktionen in ausgewogener Menge:
- Eiweiße,
- Fette und
- Kohlenhydrate sowie
- Vitamine, Mineralstoffe und Wasser.

Nach der Krankenhausentlassung hat die Frage nach der Ernährung einen zentralen Stellenwert im Leben des Stomaträgers. Für ihn ist es wichtig zu wissen, was er wann essen darf. Und doch ist es so, dass es keine spezielle Diät für Stomaträger gibt. Jeder Betroffene muss für sich allein herausfinden, welche Nahrungsmittel er verträgt und welche nicht, die Reaktionsweise eines jeden Organismus ist äußerst individuell.

Optimaler Speiseplan

Ein Stomaträger mit neu angelegtem Stoma muss sich erst an eine für ihn optimale Ernährung herantasten, denn nicht nur die Verträglichkeit der Nahrungsmittel ist relevant und neu, sondern auch der Umgang mit der Stomaversorgung und die Konsistenz und -menge der Ausscheidung. Am Anfang wird der Stomaträger deshalb sicher nur vorsichtig und in kleinen Mengen essen, einmal aus der Angst heraus, dass sein Beutel zu voll werden könnte oder evtl. sogar platzen oder er „Pannen" erleben könnte (z. B. Diarrhö). Im Laufe der Zeit findet der Stomaträger heraus, welche Nahrungsmittel er verträgt und wie viel sein Beutel aufnimmt.

Ernährungsbuch. Ein Ernährungsbuch, indem Nahrungsmittel, Zeit und Ort der Nahrungsaufnahme und Verträglichkeit dokumentiert werden, hilft, einen Ernährungsplan zu erstellen, der den Wünschen und Genüssen des Stomaträgers angepasst ist. Auch bei Verdauungsstörungen, die in Form von Blähungen, Diarrhö oder Obstipation auftreten können, ist es möglich anhand des Ernährungsbuches Nahrungsmittel zu eruieren, die diese Störungen verursachen können. So kann differenziert gesagt werden, welche Nahrungsmittel eine Zeitlang nicht zu sich genommen werden sollten.

Beeinflussende Faktoren. Zu berücksichtigen ist allerdings auch, dass neben der Stomaanlage weitere Faktoren die Verträglichkeit von Speisen beeinträchtigen. Solche Faktoren können z. B. Medikamente oder eine hohe psychische oder physische Belastung sein. Die Verträglichkeit von Nahrungsmitteln in Kombination mit anderen Nahrungsmitteln kann sehr unterschiedlich ausfallen und muss vom Stomaträger getestet werden.

Grundregeln

Obwohl es keine spezielle Diät für Stomaträger gibt, sollten trotzdem einige Grundregeln beachtet werden:
- mehrere kleine Mahlzeiten einnehmen,
- gut kauen und sich Zeit zum Essen nehmen,
- Nahrungsmittel den geplanten Aktivitäten anpassen (z. B. kein Sauerkraut vor einer Flugreise essen),
- Nahrungsmittel, die schon vor der Operation nicht vertragen wurden auch nach der Stomaanlage weglassen,
- diätetische Maßnahmen, die vor der Operation schon galten, z. B. aufgrund einer anderen Erkrankung (z. B. Diabetes mellitus), gelten auch nach einer Stomaanlage,
- stark geruchserzeugende Nahrungsmittel weglassen (z. B. Zwiebel, Knoblauch).

Nach der Entlassung aus dem Krankenhaus und der Rehabilitation sieht der Stomaträger seine veränderte Situation etwas klarer. Es werden Fragen auftreten, an die er im Rahmen des Krankenhausaufenthaltes nicht gedacht hat, die aber geklärt werden müssen

Berufstätigkeit

Fragen:
- Soll oder muss ich als Stomaträger meinen Kollegen oder Vorgesetzten meine veränderte Situation erklären?
- Kann ich trotz Stoma weiterhin meine primäre Arbeit verrichten?

Antworten:
- Ob der Stomaträger seine Umwelt über seine Stomaanlage und daraus folgende Konsequenzen informiert, liegt in seinem eigenen Ermessen.
- Wenn keine Nachbehandlung vorgesehen ist, kann der Stomaträger ab der 6. postoperativen Woche wieder arbeiten.
- Der Stomaträger muss immer für sich selbst entscheiden, was er sich zutraut und was nicht, körperlich schwere Arbeit kann er jedoch nicht mehr leisten.
- Als Stomaträger kann der Patient einen Schwerbeschädigtenausweis beantragen.

Sport

Fragen:
- Welche Sportarten kann ich als Stomaträger ausüben, wenn ich einen Aktivurlaub geplant habe?

Antworten:
- Im Prinzip können alle Sportarten, die auch zuhause schon durchgeführt wurden, ausgeübt werden.
- Extreme Sportarten (z.B. Hanteltraining) und zu schweres Heben und Strecken sollte vermieden werden.
- Aktivitäten, die die Bauchmuskulatur stark beanspruchen, sollten unterlassen werden: *Beispiel:* es sollte kein Stahlrohr-Fahrrad auf das Autodach gestemmt werden. *Alternative:* ein leichtes Alurad auf das Autodach heben, wobei der Betroffene ein Stomamieder trägt.

Schwangerschaft

Fragen:
- Kann ich als gebärfähige junge Frau nach meiner Stomaanlage noch Kinder bekommen?
- Ist eine Schwangerschaft überhaupt möglich?

Antworten:
- Das Stoma stellt kein Hindernis dar, schwanger zu werden.
- Regelmäßige Kontrollen beim Frauenarzt sind unerlässlich, die Schwangerschaft wird wie eine Risikoschwangerschaft gehandhabt.

Ernährung

Fragen:
- Gibt es eine spezielle „Stomadiät", die ich einhalten muss?
- Was darf ich essen, auf was sollte oder muss ich verzichten?

Antworten:
- Eine spezielle Stomadiät gibt es nicht.
- Der Stomaträger sollte in der Rekonvaleszenzzeit Buch führen über die Speisen, die er isst, die Getränke, die er trinkt und die Ausscheidungszeit, -konsistenz und –menge (auch Darmwinde).
- So kann der Stomaträger schon nach ca. einer Woche herausfinden, was für ihn persönlich zu welcher Gelegenheit am besten verträglich ist.

Reisen

Fragen:
- Wir möchten gerne in den Süden reisen, kann ich weiter irrigieren?
- Was muss ich für die Reise vorbereiten?

Antworten:
- Überall wo Wasser aus der Leitung getrunken werden kann, kann dieses auch zum Irrigieren verwendet werden.
- Besteht die Gefahr einer Verunreinigung des Wassers, sollte es entweder abgekocht oder Wasser ohne Kohlensäure aus Flaschen verwendet werden.
- Mitnehmen sollte der Stomaträger normale Stomaversorgungen und einige Ausstreifbeutel, dabei sollte er daran denken, dass es seine gewohnten Versorgungen im Ausland evtl. nicht gibt.
- Bei Flugreisen gehört die Versorgung (ausreichend für 1–2 Tage) in das Handgepäck.
- Der ausgefüllte Stomapass mit Telefonnummer von Angehörigen und Bezugsarzt sollten mitgeführt werden.

Anlaufstellen

Fragen:
- An wen kann ich mich wenden, wenn ich Fragen bzgl. meines Stomas habe oder unsicher in der Handhabung bin?

Antworten:
- Anlaufstelle für Fragen rund um die Stomaversorgung ist der Stomatherapeut in der Stomaambulanz.
- Fragen zur Erkrankung und weiteren Maßnahmen beantwortet der Bezugsarzt, der vom behandelnden Krankenhausarzt über den Zustand des Stomaträgers informiert wurde.
- ILCO vermittelt als Selbsthilfegruppe Kontakte zu Mitbetroffenen.
- Das Bundesministerium für Soziales gibt Auskunft über:
  - gesetzliche Rahmenbedingungen,
  - Grad der Behinderung,
  - EU-konforme Behindertenschlüssel für Autobahntoiletten,
  - Freibeträge bei Lohn- und Einkommenssteuer,
  - besonderen Kündigungsschutz,
  - Parkerleichterungen und Parkausweise mit Behindertenausweis usw.

Abb. 12.2 ▪ Gesundheitsberatung. Fragen eines Stomaträgers nach der Krankenhausentlassung.

Patient: _____

Operation: _____   Operateur: _____

OP-Tag: _____

Warum wurden Sie operiert?
_____
_____

Stomaanlage:

Stomaart:	endständig	doppelläufig	rechts	links
• Kolostoma	☐	☐		☐
• Transversostoma	☐	☐		☐
• Ileostoma	☐	☐		☐
• Urostoma	☐	☐		☐

Stomamarkierung   ja ☐   nein ☐

Beratung: _____

Therapien: Radiotherapie ☐   Chemotherapie ☐   Wann: _____
                    Medikamente: _____

Letzte Kontrolluntersuchung:

- • Stomatherapeutin: _____
- • Onkologe: _____
- • Chirurg: _____
- • Urologe: _____
- • Gynäkologe: _____
- • Hausarzt: _____
- • Ernährungsberater: _____

Versorgungsart:
Artikel: _____

Stomapass: ja ☐   nein ☐

Gab es die Möglichkeit andere Produkte zu probieren?
nein ☐   ja ☐   wenn ja, welche: _____
_____

Einläufe (Restrektum) nach Hartmann-OP: ja ☐   nein ☐
Schmerzen: _____
Therapie: _____

Psychotherapie: ja ☐   nein ☐   Anmerkungen: _____
_____

Selbsthilfegruppen: ja ☐   nein ☐   Anmerkungen: _____
_____

Partnerschaft: _____
_____

Wurde in Ihrer Partnerschaft darüber gesprochen? _____
_____

Beruf: _____

Was kann ich für Sie tun? _____
_____
_____

Abb. 12.3 ▪ **Anamnesebogen I.** Der Stomatherapeut dokumentiert wesentliche Aspekte der Krankengeschichte und berät hinsichtlich Selbsthilfegruppen, Partnerschaft etc.

Informationen über Alternativversorgung:	ja ☐	nein ☐

Sexualität:

Fragen bzw. Probleme: ja ☐   nein ☐

Anmerkungen: _____

Offene Fragen für den Alltag und die Freizeit:

Komme ich alleine mit der Stomaversorgung zurecht: ja ☐   nein ☐

Anmerkungen: _____

Abb. 12.4 ▪ **Anamnesebogen II**. Der Stomatherapeut berät hinsichtlich der Produktvielfalt und der verschiedenen Freizeitmöglichkeiten.

M *Für den Stomaträger gilt, dass alles was für eine Gesunden gut ist, auch für einen Stomaträger empfehlenswert und gesund ist.*

Art der Stomaanlage

In einigen Bereichen unterscheiden sich die Ernährungsempfehlungen, je nachdem, um welche Art Stomaanlage es sich handelt:

- Ileostomie (S. 21),
- Kolostomie (S. 18) oder
- Urostomie (S. 27).

Um die Inhalte zu vertiefen, können Sie sich die Videos „Stomaarten", „Postoperative Stomaversorgung", „Stomaversorgung mit Ausstreifbeutel", „Stomaversorgung mit einteiligem System", „Stomaversorgung mit EasyFlex bei Ileostomie" und „Versorgung eines Urostomas" ansehen.

Ileostomie. Stomaträger mit einer Ileostomie müssen im Rahmen ihrer Ernährung darauf achten, dass sie genügend Flüssigkeit zu sich nehmen, denn die Rückführung von Wasser und Salzen in den Körper ist vermindert. Ileostomieträger sollten auf eine stark ballaststoffreiche oder durchfallfördernde Kost verzichten, denn sie würde den Wasserverlust noch fördern. Ansonsten gilt das Prinzip – Ausprobieren.

Kolostomie. Für Menschen mit Kolostomie gilt, dass sie alles essen können, was sie schon vor der Operation vertragen haben. Natürlich sollte der Stomaträger seinem Organismus nach der Operation ca. 3 Monate Zeit geben, um sich an die veränderte Situation anzupassen. Kolostomieträger müssen nicht explizit auf ihre Flüssigkeitszufuhr achten.

Urostomie. Das Verdauungsverhalten des Organismus richtet sich nach der Größe des entnommenen Darmabschnittes. Urostomieträger, denen nur ein kurzer Darmabschnitt entfernt wurde, können so essen wie vor der Operation. Stomaträger, denen zur Bildung eines Urinreservoirs größere Darmabschnitte entfernt wurden, müssen postoperativ austesten, was sie vertragen und was nicht. Auch hier gilt das Motto – Ausprobieren.

Lust am Essen

Manche Stomaträger verlieren die Lust am Essen, wenn sie alles genau dokumentieren und sich an vorgegebene Regeln halten sollen. Besonders in der ersten Zeit nach der Operation, wenn vielleicht kleinere Pannen passieren oder die Nahrung nicht mit Freude und Genuss, sondern nur aus Überlebensgründen zu sich genommen wird. Die ILCO (2001) empfiehlt dann, sich in Selbsthilfegruppen zu betätigen und bei den diversen Treffen, die angeboten werden, anderen Betroffenen beim Essen zuzuschauen bzw. sich von der „Essenlust" anderer anstecken zu lassen **(Abb. 12.5)**. Im Erfahrungsaustausch mit anderen Stomaträgern erfährt der Einzelne wie unterschiedlich die Verträglichkeit verschiedener Nahrungsmittel definiert wird. Dem Betroffenen kann dadurch

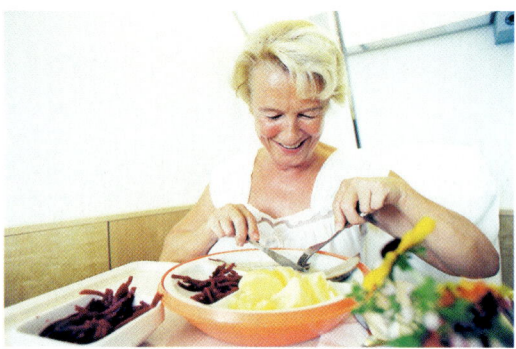

Abb. 12.5 ▪ **Essen mit Appetit.** Leiden Stomaträger an Appetitlosigkeit, hilft es in manchen Fällen, anderen, denen man die Freude am Essen ansehen kann, zuzuschauen (Kellnhauser, 2004).

Mut gemacht werden auch mal auszuprobieren und „sein Lieblingsgericht nicht für immer vom Speiseplan zu streichen" (ILCO, 2001). Außerdem regen gemeinschaftliche Mahlzeiten auch dazu an, das Essen zu genießen und wieder als etwas Positives in sein neues Leben als Stomaträger zu integrieren.

12.2.2 Partnerschaft und Sexualität

Viele Menschen denken, dass das Sexualleben nach einer Stomaanlage vorbei ist. Besonders Stomaträger ohne Partner haben die Befürchtung nie wieder in ihrem Leben einen Partner zu bekommen, geschweige denn eine innige und erfüllende sexuelle Beziehung zu einem anderen Menschen aufbauen zu können. Durch die Operation und die daraus resultierende Veränderung des Körperbildes können Sexualstörungen auftreten, die vom Stomaträger selbst und von seinem Partner ein großes Maß an Einfühlungsvermögen und Vertrauen benötigen.

Sexualstörungen

Viele Stomaträger leiden nach der Operation kurzzeitig oder ständig unter Sexualstörungen (z. B. Impotenz), über die sie nicht mit dem Partner oder dem behandelnden Arzt sprechen möchten. Dadurch besteht auch keine Möglichkeit die bestehenden Störungen zu beseitigen und dem Betroffenen Hilfestellung zu geben, damit er auch mit Stoma wieder ein normales Sexualleben führen kann.

Ursachen

Sexualstörungen werden durch physische bzw. psychische Faktoren verursacht.
Physische Faktoren. Körperlich bedingte Ursachen für Sexualstörungen sind z. B.:

- schlechter Allgemeinzustand,
- Schmerzen und Nebenwirkungen von therapeutischen Maßnahmen,
- geschädigte Nerven, die zur Sexualfunktion notwendig sind oder
- störende Narbenbildung.

Psychische Faktoren. Das sexuelle Empfinden kann gestört sein durch:

- die Angst nicht mehr attraktiv zu sein (besonders bei Frauen ausgeprägt),
- die Angst vor dem Versagen (besonders ausgeprägt bei Männern),
- zu hohe Erwartungshaltung oder falsche Erwartungen an den Partner (z. B. denken, der Partner wünscht keinen Verkehr),
- depressive Verstimmung oder
- Zurückziehen des Partners.

Symptome

Sexualstörungen nach einer Stomaanlage äußern sich durch die verschiedensten Anzeichen. Sie unterscheiden sich aufgrund der anatomischen und physiologische Verhältnisse bei der Frau bzw. beim Mann.
Symptome bei der Frau. Frauen leiden häufig unter einem oder mehreren der folgenden Symptome:

- Schmerzen beim Geschlechtsverkehr (besonders nach Rektumexstirpation),
- trockene Vagina (besonders nach Strahlentherapie),
- sexuelle Unlust (aufgrund von Ängsten, Schmerzen oder Depressionen),
- evtl. leichter Harnabgang während des Verkehrs (aufgrund von Narbenbildungen).

Symptome beim Mann. Männer leiden häufig unter einem oder mehreren der folgenden Symptome:

- Erektionsstörungen und Impotenz (aufgrund der geschädigten Nervenbahnen),
- Ejakulationsstörungen (so genannte trockene Orgasmen, bei denen der Ausstoß von Spermien ausbleibt),
- sexuelle Unlust und Depressionen (aufgrund bestehender Impotenz).

Therapie

Sexualstörungen treten bei den meisten Menschen nach einer Stomaanlage auf und sind in den meisten Fällen psychisch bedingt. Deshalb ist es ganz besonders wichtig mit seinem Partner offen über die Problematik zu sprechen. Manchmal reicht den Betroffenen schon das Gefühl und die Gewissheit, dass sie von ihrem Partner trotz kleiner Schönheitsmängel geliebt, akzeptiert und verstanden werden. Bestehen die Störungen weiterhin, und ist nicht auszuschließen, dass auch physische Faktoren die Sexualstörungen verursachen, sollte der Betroffene das Gespräch mit seinem Vertrauensarzt suchen. Dieser wird den Stomaträger beraten und ihn evtl. an einen Spezialisten (z. B. Urologen bei physischen Störungen) überweisen.

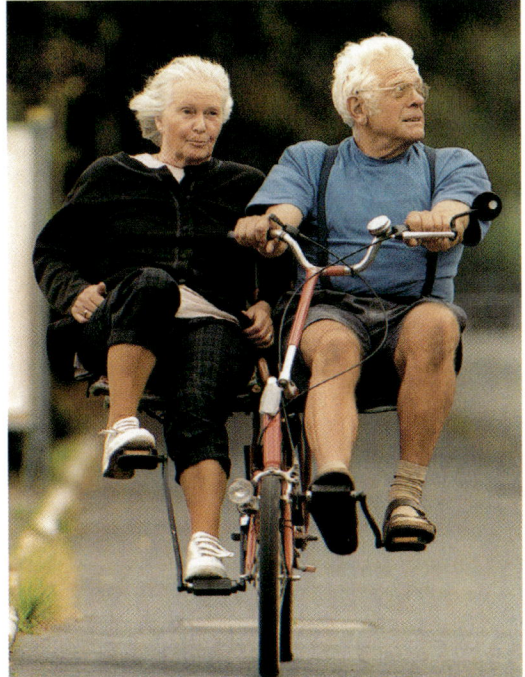

Abb. 12.6 ▪ Pärchen. So unbeschwert wie dieses gesunde Ehepaar können auch Stomaträger und ihre Partner das Leben genießen. Manchmal benötigen sie dazu professionelle Hilfe (KNA-Bild, Bonn).

Psychotherapie. In vielen Fällen ist es auch sinnvoll, wenn das betroffene Paar gemeinsam einen Familien- oder Eheberater aufsucht, der sich der Probleme annimmt **(Abb. 12.6)**. So kann im Rahmen einer Sexualtherapie (z. B. durch Psychoanalyse oder Gesprächspsychotherapie) geklärt werden, wodurch die Ängste und Konflikte ausgelöst wurden. In einem zweiten Schritt kann der Psychotherapeut dem Stomaträger und seinem Partner Verhaltensanleitungen an die Hand geben, um durch Sexualübungen zu einem erfüllenden Sexualleben zu kommen.

Therapiemöglichkeiten bei der Frau. Je nach Ursache können folgende Behandlungsmöglichkeiten die Stomaträgerin therapieren:
- bei Schmerzen und Harnabgang: Stellung während des Geschlechtsverkehrs ändern,
- bei trockener Vagina: Gleitmittel verwenden oder Hormonpräparat in Salbenform (ärztliche Anordnung),
- bei Angst vor Unattraktivität: wenn möglich während des Verkehrs Stomakappe (S. 85) statt Beutelversorgung tragen, Body oder Mieder anziehen, um Versorgung abzudecken **(Abb. 12.7)**.

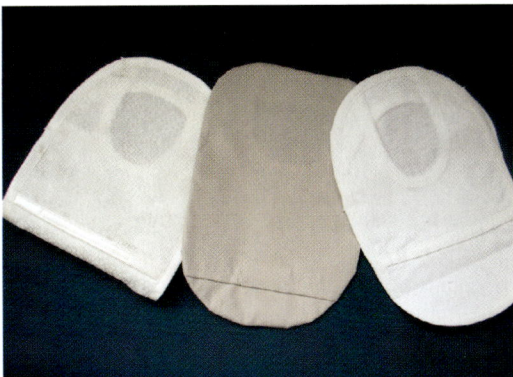

Abb. 12.7 ▪ Beutelüberzüge. Von verschiedenen Firmen werden Beutelüberzüge angeboten, die der Stomaträger in intimen Situationen anwenden kann (Produkte Fa. Puplicare).

 Um die Inhalte zu vertiefen, können Sie sich das Video „Anwendung einer Stomaverschlusskappe" ansehen.

Therapiemöglichkeiten beim Mann. Je nach Ursache können folgende Behandlungsmöglichkeiten den Stomaträger therapieren:
- bei Erektionsstörungen: Erektionshilfsmittel, Penisimplantate oder eine SKAT-Therapie (Schwellkörper-Autoinjektions-Therapie).

Sexualleben

Viele Stomaträger berichten, dass sie in der ersten Zeit nach der Stomaanlage Probleme hatten sich als Mann oder Frau anzunehmen. Sie konnten nicht in den Spiegel schauen, denn sie sahen dort einen Menschen, der sie nicht selbst sein wollten. Und doch ist immer wieder zu hören, dass diese Menschen Unterstützung durch ihren Partner und andere erfahren haben. Von manchen Stomaträgern wird sogar berichtet, dass sie erst nach der Stomaanlage die Sexualität wieder voll ausleben konnten, denn Probleme damit hatten sie eher vor der Operation als danach (z. B. durch die ständigen Toilettenbesuche, Inkontinenz usw.). Stomaträger leben häufig intensiver, obwohl natürlich auch nicht verschwiegen werden darf, dass es sicher auch Menschen mit Stomaanlage gab oder gibt, deren Partner nicht mit der Situation zurecht kam oder kommt und sich deshalb von seinem Partner trennte bzw. trennen wird.

M *Auch der Partner eines Stomaträgers benötigt Zeit, um sich an das Stoma zu gewöhnen. Manchmal dauert es ca. 1–3 Monate. Die Zeit sollte gegeben werden, denn nur wenn Stomaträger und Partner gemeinsam das Stoma annehmen können, kann die Sexualität als schönste Nebensache der Welt gelebt werden.*

Besonders wichtig für den Stomaträger ist, dass er sich mit seinem Stoma arrangiert und sich selbst als vollwertigen und liebenswerten Mensch schätzt. Denn wenn er sich wohl fühlt in seiner Haut, ist er auch für potentielle Partner attraktiv und liebenswert und einer Beziehung steht trotz Stoma nichts im Weg.

Schwangerschaft

Junge Fragen, die z.B. aufgrund eines Morbus Crohn (S. 21) ein Stoma erhalten, beschäftigt nicht selten die Frage nach einer möglichen Schwangerschaft (**Abb. 12.8**). Grundsätzlich ist es möglich auch als Stomaträgerin ein Kind auszutragen, dabei sollte die Betroffene allerdings ca. 1 – 2 Jahre nach der primären Stomaanlage warten, bevor sie schwanger wird. Die Empfängnisverhütung während der zwei Jahre sollte mit dem behandelnden Arzt geklärt werden.

Schwangerschaftsüberwachung
Den Schwangerschaftswunsch sollte die Stomaträgerin mit ihrem Arzt besprechen, denn eine gezielte Überwachung im Rahmen der Schwangerschaft ist unerlässlich. So muss z.B. geklärt werden, ob Medikamente, die die Stomaträgerin aufgrund ihrer Grunderkrankung einnehmen muss, weiterhin eingenommen werden sollen. Die Schwangerschaft einer Stomaträgerin wird immer als Risikoschwangerschaft betrachtet, was bedeutet, dass 14-tägige Untersuchungen beim Gynäkologen anstehen. Das gesamte Team, welches die Stomaträgerin betreut (z.B. Hausarzt, Gynäkologe und Stomatherapeut) muss kooperativ zusammenarbeiten, um einen komplikationslosen Schwangerschaftsverlauf zu forcieren.

Komplikationen und Behandlungsmöglichkeiten
Aufgrund der Vergrößerung des Bauchumfanges kann es zu Versorgungsproblemen kommen. Aufgabe des Sto-

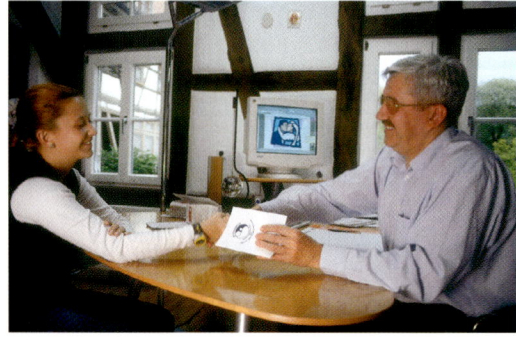

Abb. 12.8 ▪ Schwangerschaft. Gegen eine Schwangerschaft spricht bei einer Stomaträgerin nichts. Sie sollte jedoch erst ca. 2 Jahre nach der Stomaanlage schwanger werden.

matherapeuten ist es dann der Schwangeren ein Versorgungssystem zu empfehlen, welches sie tragen kann. Manchmal reicht es, wenn die Öffnung an der Basisplatte vergrößert wird.

Eine weitere Komplikation, die besonders im letzten Drittel der Schwangerschaft auftreten kann, ist der Stomaprolaps (S. 109). Er wird verursacht durch den erhöhten Abdomendruck. Meist verschwindet der Prolaps nach der Entbindung wieder. Die gefürchtetste Komplikation ist der Ileus (Darmverschluss), der manchmal (selten) bei Ileostomieträgerinnen vorkommt. Er wird verursacht durch die Vergrößerung des Uterus, wobei das Ileum abgedrückt wird und eine Stenose entsteht. Wird ein Darmverschluss auch diagnostisch eindeutig nachgewiesen, muss operativ therapiert werden.

Entbindung
Eine Stomaträgerin kann ohne weiteres ihr Kind auf normalem Wege zur Welt bringen, auch eine Epiduralanästhesie bzw. ein eingeschränkter Dammschnitt sind möglich. Komplikationen, die auftreten können, sind einerseits dieselben wie bei gesunden Gebärenden und zusätzlich evtl. Wundheilungsstörungen bei Dammnähten. Reißt der Damm zu sehr ein, kann das zu Schließmuskelschäden führen, die eine Rückverlegung des Stomas unmöglich machen. Leidet die schwangere Stomaträgerin an Fisteln oder hat starke Verwachsungen, wird meist ein Kaiserschnitt (sectio caesarea abdominalis) durchgeführt, um Komplikationen zu vermeiden. Der Kaiserschnitt kann ebenso wie bei anderen Schwangeren in Vollnarkose bzw. Periduralanästhesie durchgeführt werden.

12.2.3 ⋮ Freizeit

Stomaträger benötigen nach ihrer Operation eine gewisse Zeit, bis sie wieder aktiv und lebenslustig am gewohnten Leben teilnehmen möchten. Haben sie sich mit ihrem Stoma arrangiert, steht sportlichen Aktivitäten und einer aktiven Freizeitgestaltung nichts mehr im Wege. Jeder Stomaträger wird für sich persönlich seinen Weg finden, der eine beteiligt sich aktiv in der Selbsthilfegruppe, der andere erfüllt sich seinen Lebenstraum und wandert in den Dolomiten.

Sport

Der Stomaträger kann sich sportlich aktiv betätigen (**Abb. 12.9**). Dabei sind ihm (fast) keine Grenzen gesetzt. Empfohlen wird, keine Sportarten auszuführen, indem die Bauchmuskulatur zu stark beansprucht wird, um Komplikationen (wie z.B. Hernien S. 110) zu vermeiden. Aber auch diese Richtlinie muss für den Einzelnen nicht verbindlich sein: Wenn der Stomaträger sich nur dann

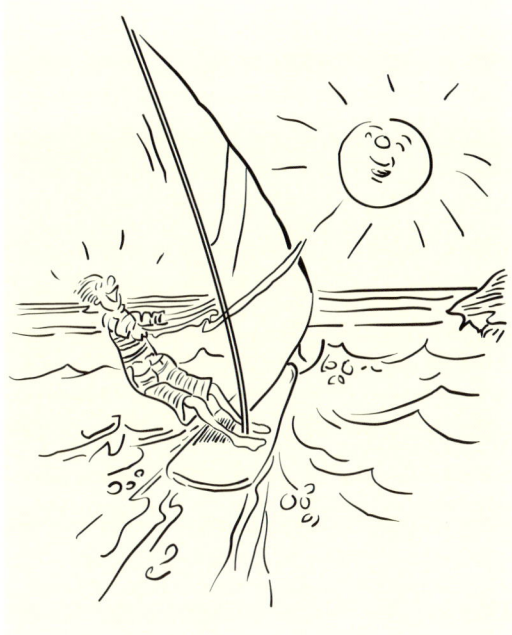

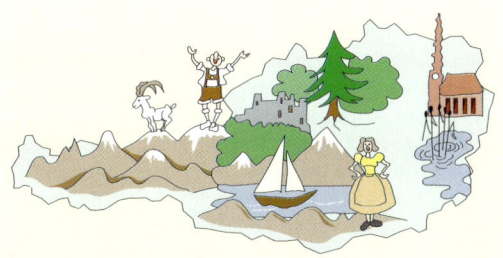

Abb. 12.10 ▪ **Urlaubsreisen.** Den Einen zieht es in die Berge, den Anderen ans Meer, jeder Stomaträger wird im Laufe der Zeit seine Interessen und das Stoma verbinden können.

Abb. 12.9 ▪ **Sport.** Jeder Stomaträger kann der sportlichen Aktivität nachgehen, die seinen Interessen entspricht. Probieren geht über Studieren.

wohl fühlt, wenn er Extremsportarten wie Trekking, Sportklettern oder Tauchen ausüben kann, dann wird ihm das nicht verboten werden. Für diese Sportarten empfiehlt sich vorab ein klärendes Gespräch mit dem behandelnden Arzt und dem Stomatherapeuten. Der Arzt wird Hinweise zur Medikamenteneinnahme und zu möglichen Komplikationen geben, der Stomatherapeut wird darüber beraten, wann und für welche Sportart eher Stomakappen (S. 85) als Beutelversorgungen geeignet sind.

 Um die Inhalte zu vertiefen, können Sie sich das Video „Anwendung einer Stomaverschlusskappe" ansehen.

Urlaub

Seinen Urlaubsort sollte der Stomaträger nach seinen Vorlieben und Interessen aussuchen **(Abb. 12.10)**. Erst, wenn er weiß, was er möchte, sollte er sich über die besonderen Anforderungen, die das Stomaträger-Dasein mit sich bringt, Gedanken machen. So ist es von Vorteil, wenn das Hotel am Urlaubsort über eine großzügige räumliche Ausstattung des Zimmers verfügt. Gelangt der Stomaträger mit dem Bus an seinen Urlaubsort, sollte er darauf achten, dass dieser Reisebus eine Toilette beinhaltet. Beim Flug in den Urlaub gibt es normalerweise keine Probleme mit den unterschiedlichen Drücken. Der Sto-

maträger sollte seine Versorgungen immer als Handgepäck bei sich tragen, um darauf reagieren zu können, falls etwas passiert (z. B. Aufblähen oder Platzen des Beutel).

Gerade in südlichen Ländern herrscht kein gemäßigtes, sondern ein fechtwarmes Klima vor. Das könnte dazu führen, dass die Stomaversorgungen nicht haften oder undicht werden. Die Tauglichkeit der Stomaversorgung kann vorab getestet werden, indem sie in einer Sauna angelegt wird. Beachten sollten Stomaträger auch, dass sie für ihren Urlaub mindestens das Doppelte an Stomaversorgungen einpacken, als was sie normalerweise zuhause verbrauchen würden. Das gibt ihnen ein Gefühl der Sicherheit und außerdem können die einheimischen Nahrungsmittel, wie beim Gesunden auch, zu Diarrhö oder Obstipation führen.

 Um die Inhalte zu vertiefen, können Sie sich das Video „Produktinformationen" ansehen.

Auch gegen ein Schwimmen oder Baden im offenen Gewässer spricht nichts. Die heutigen Stomaversorgungen sind meist so konzipiert, dass sie auch im Salzwasser haften bleiben. Verschiedene Herstellerfirmen bieten Badeanzüge oder –hosen an, mit dem das Stoma nicht zu sehen ist. Auch Stomakappen oder Stomaverschlüsse (S. 85) können angewendet werden.

12.2.4 ⋮ Berufstätigkeit

Wenn ein Stomaträger sich nach seiner Operation mit den neuen Gegebenheiten arrangiert hat, seine Versorgung beherrscht und für sich herausgefunden hat, welche Nahrungsmittel er wann und wie verträgt und erste psychische Probleme bewältigt wurden, wird für ihn auch die Frage nach der Berufstätigkeit wieder aktuell. Der Beruf als solches hat in unserer Gesellschaft einen hohen Stellenwert, er hebt das Selbstwertgefühl und vermittelt ein Gefühl des Gebrauchtwerdens. Und doch ist es so, dass ca. 44,7 % aller Stomaträger nach einer Stomaanlage nicht mehr arbeiten (nach einer Studie von Künsebeck, in Ackermann, 2001). Das liegt sicherlich einerseits daran, dass viele Menschen erst im Rentenalter so erkranken, dass ein Stoma angelegt werden muss. In einer Studie von Delbrück (in Ackermann, 2001), der Stomaträger nach einer Rektumextirpation befragte, wurde herausgefunden, dass das Alter eine große Bedeutung für die Rückkehr in den Arbeitsalltag hat. So kehren beispielsweise 65% der Stomaträger bis 40 Jahre, aber nur 38,5% der über 51-Jährigen in die Berufstätigkeit zurück.

M *Ein Stomaträger, der schon vor seiner Operation seinen Beruf gern ausgeübt hat, wird alles daran setzen auch anschließend wieder zu arbeiten.*

Motivation zur Berufstätigkeit

In einer Untersuchung von Ackermann (2001) wurden Kriterien aufgestellt, die von wesentlicher Bedeutung sind, wenn es um die Frage nach dem Wiedereinstieg eines Stomaträgers in den Berufsalltag geht:
- die körperliche Belastung am Arbeitsplatz,
- die Gestaltung des Arbeitsplatzes,
- Vertrauen zu den Arbeitskollegen und die Hoffnung, dass diese mit der Offenheit des Stomaträgers umgehen können und
- ein korrekt angelegtes Stoma.

Körperliche Belastung
Eine wesentliche Bedeutung für die Rückkehr in die Arbeitswelt hat auch die Art des Berufes. So wurde festgestellt, dass Stomaträger in den verschiedensten Bereichen arbeiten, sie wurden in Dienstleistungsbetrieben, Fabriken oder in der Selbstständigkeit vorgefunden. Delbrück ermittelte, dass nur ein kleiner Anteil der Arbeiter, ungefähr die Hälfte der Angestellten, aber zwei Drittel der Beamten nach einer Stomaanlage ihrem Beruf wieder nachgehen (Ackermann, 2001). Das Ergebnis lässt den Schluss zu, dass die körperliche Belastung ein Argument für den beruflichen Ausstieg ist. Stomaträger können nach der Stomaanlage nicht mehr so schwer heben, sie sollen die körperlichen Anstrengungen vermeiden, in denen die Bauchmuskulatur zu stark angestrengt wird (z.B. schwere Zementpackungen schleppen). Die Leistungsfähigkeit ist auf jeden Fall zumindest leicht reduziert.

Arbeitsplatz
Ein weiteres Argument für den Wiedereinstieg eines Stomaträgers in den Berufsalltag ist die Gestaltung des Arbeitsplatzes. So muss der Arbeitgeber dem Stomaträger ermöglichen, dass er jederzeit und Unter Wahrung der Intimsphäre seine Versorgung wechseln kann, ohne dafür seine Pausen nutzen zu müssen. Auch das veränderte Ess- und Trinkverhalten (z.B. viel trinken bei Ileo-

stomie, S. 21) des Stomaträgers muss akzeptiert werden, ohne dass der Stomaträger Nachteile dadurch erleidet oder der Arbeitsablauf gestört wird.

Umgang mit Kollegen
Immer wieder stellt sich für berufstätige Stomaträger die Frage, ob sie ihre Kollegen über die Stomaanlage und deren Konsequenzen informieren sollten. Sie haben Angst davor benachteiligt zu werden, wenn sie nicht dem „Normalen" entsprechen. Grundsätzlich kann gesagt werden, dass Stomaträger nicht dazu verpflichtet sind ihren Kollegen oder Vorgesetzten von ihrer Stomaanlage zu berichten. Viele Betroffene sagen jedoch, dass sie durch den offenen Umgang mit ihren Kollegen mehr Verständnis und Toleranz erfahren haben. Diese Toleranz ist gerade am Anfang der erneuten Berufstätigkeit von Bedeutung. Meist ist der Stomaträger da noch nicht absolut sicher in der Handhabung seiner Stomaversorgung, es kommt zu kleinen „Pannen" oder der Filter lässt Geräusche nach außen dringen. Wissen die Kollegen Bescheid, haben sie die Chance adäquat zu reagieren. Verheimlicht der Stomaträger sein Stoma, wird er immer mit der Angst leben „entdeckt" oder im Kollegenteam nicht mehr akzeptiert zu werden.

Optimale Stomaanlage

Als Grundvoraussetzung für den gelungenen Start ins Berufsleben zählt jedoch ein korrekt angelegtes Stoma, welches sich problemlos versorgen lässt. Deshalb sind auch besonders die Chirurgen aufgefordert bei der Anlage darauf zu achten, dass das Stoma auch tatsächlich da angelegt wird, wo es vom Stomatherapeuten markiert wurde (S. 56). Die Aufgabe der Stomatherapeuten ist es den Stomaträger so gut anzuleiten, dass er sicher und kompetent auf dem Gebiet der Stomaversorgung wird.

 Um die Inhalte zu vertiefen, können Sie sich das Video „Präoperative Markierung" ansehen.

12.2.5 ⋮ Rechtliche Hilfen

Jeder Stomaträger kann einen Stomapass beantragen (**Abb. 12.11**). Stomaträger werden im Gesundheitssystem zum Teil als Personen mit einer Behinderung anerkannt. Somit haben sie bestimmte zusätzliche Rechte und können soziale Hilfen in Anspruch nehmen. Ein Stomaträger kann bei dem für seinen Wohnort zuständigen Versorgungsamt einen Schwerbehindertenausweis beantragen (**Abb. 12.12**). Das Versorgungsamt stellt dann den Grad der Behinderung (GdB) fest. Bei den meisten Stomaträgern liegt der GdB bei 50–70%. Leidet ein Stomaträger noch an weiteren Beeinträchtigungen oder Erkrankungen kann der GdB noch höher ausfallen. Der

INTERNATIONAL CONTACT
ET/SURGEON

Internationale Kontakte: www.stoma-wund-kontinenz.com
www.wcetn.org
www.oemccv.or.at/crohn-colitis

Selbsthilfegruppe: ILCO Österreich
Obere Augartenstraße 26 – 28
A-1020 Wien
Telefon: 00 43/1/3 32 38 63
Telefax: 00 43/1/3 32 38 63

Freundlich überreicht durch / With recommendations by /
Cortesia de / Avec recommandation
Verband Österreichischer Stomatherapeuten

Gesponsert von / Sponsored by / Patrocinado per / Avec subvention de
Hollister GmbH
Hütteldorfer Straße 130
A-1140 Wien
Telefon: 01/8 77 08 00-0
Telefax: 01/8 77 08 00-22

Diagnose / Diagnosis / Diagnóstico / Diagnostique

Operation / Operation / Operación / Opération

Operationsdatum / Operation Date / Fecha de la operación / Date de l'opération

Stoma-Typ / Type of stoma / Tipo de estoma / Type de stomate

Anmerkungen / Annotation / Nota / Annotation

Achtung. Der Träger dieser Mitteilung hatte einen operativen Eingriff und muss ständig einen Beutel am Bauch tragen, um Darmausscheidungen aufzufangen. Sollte eine Untersuchung des Beutels notwendig sein, muss ein qualifizierter praktischer Arzt zugegen sein, um ein Auslaufen des Beutels sowie Unannehmlichkeiten oder peinliche Situationen für den Träger zu vermeiden. Wenn der Beutel mit einem Gürtel befestigt ist, können dessen Metallteile von Metalldetektoren angezeigt werden.
Diese Person trägt eventuell wichtige medizinische Artikel bei sich. Diese Gegenstände müssen ständig im Besitz dieser Person bleiben.

To whom it may concern. This is to certify that the person named on this certificate has had a surgical operation which makes it necessary for him/her to wear at all times, a pouch attached to the abdomen to collect excretion from the bowel or bladder.
If it is necessary to examine this pouch, a qualified medical practitioner should be present because any interference may cause leakage, great discomfort and embarrassment to the wearer.
The pouch may be supported through a belt. If so, this may have metal parts which register on a metal detector.
The owner of this certificate may also be carrying an emergency supply pack consisting of spare pouches, surgial dressings etc. in additon to his/her main luggage.
It is essential that these emergency supplies remain intact and are not mislaid.

Atención. El portador de esta nota ha sufrido una intervención quirúrgica y debe llevar todo momento una bolsa abdominal para acumular las excreciones intestinales.
Si es necesario examinar esta bolsa, se debe hacer acto de presencia un médico general para impedir que se produceean figas en la bolsa o que la persona portadora sufra dolgres a pase aporos.
Si la bolsa esta sujeta per medio de un cinturón las piezas metálicas pueden activar el detector de metales.
Es posible que este viajero lleve articulos medicos para casos de emergencia. Es esencial que lleve consigno dichos articulos.

Attention. Le porteur de cette carte a suit une intervention chirurgicale et doit porter, a tout moment une poche abdominale pour recueillir les excrétions intestinals.
Si cette poche doit être éxaminer, le faire en présence d'un practicien pour éviter les turts et autres causes d'incomfort ou embarrassment pour le porteur.
Si la poche est maintenue par une ceinture, les parties métalliques peut être détectées par un détecteur de métal.
Le porteur peut avoir des médicaments dans le baggage. Il est important que ces médicaments restent avec lui.

Stoma-Therapeut/-in / Stoma therapist / Terapeuta del estoma / Thérapeute de stoma

Kontaktadresse Stomatherapeut/ in / Contact address stoma therapist / Dirección contacto terapeuta del estoma / Adresse contact de thérapeute de stoma

KRANKENHAUS/KLINIK - Name, Telefonnummer, E-Mail / HOSPITAL/CLINIC - address, telephone number, e-mail / HOSPITAL/CLINICA - Nombre, dirección, número de telefono, e-mail / HÔPITAL/CLINIQUE - adresse, numéro de téléphone, e-mail

Verband
Österreichischer
Stomatherapeuten

STOMAPASS
www.stoma-wund-kontinenz.com

Persönliche Daten

Name / Name / Nombre / Nom

Geburtsdatum / Date of birth / Dato de nacimiento / Date de naissance

Adresse / Address / Dirección / Adresse

Telefon / Telephone / Teléfono / Téléphone

E-Mail

Versorgung

Spülung /
Irrigation /
Irigación /
Irrigation
☐ ja / yes / si / oui   ☐ nein / no / no / non

Selbstversorgung /
Self-supplying /
Autoabastecimiento /
Approvisionnement lui-même
☐ ja / yes / si / oui   ☐ nein / no / no / non

Besonderheiten / Particularities / Particularidades / Particularités

Bezugsquelle / Place of purchase / Fuente de compra / Place d'achat

Abb. 12.11 ▪ **Stomapass.** Beispiel eines Stomapasses des Verbandes österreichischer Stomatherapeuten (Produkte Fa. Hollister).

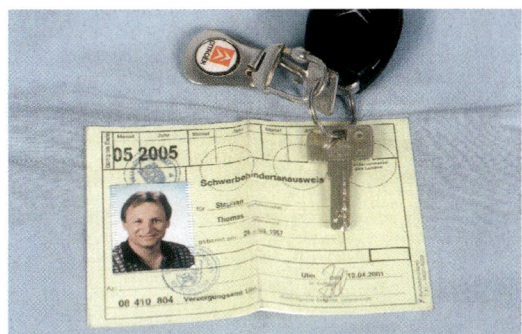

Abb. 12.12 ▪ **Schwerbehindertenausweis.** Jeder Stomaträger kann einen Behindertenausweis beantragen, der ihm einzelne Nachteilsausgleiche ermöglicht (z. B. EU-Schlüssel für Toiletten auf europäischen Raststätten).

Schwerbehindertenausweis wird meist für 5 Jahre ausgestellt, kann aber anschließend verlängert werden.

Wurde die Behinderung vom Versorgungsamt anerkannt, stehen dem Stomaträger mehrere Nachteilsausgleiche zu, z. B.:

▪ steuerliche Vorteile bei der Lohn- und Einkommenssteuer,
▪ Zusatzurlaub (meist 5 Tage zusätzlich) und
▪ erweiterter Kündigungsschutz.

Ausführliche und aktuelle Informationen zu den rechtlichen Grundsätzen in den verschiedenen deutschsprachigen Ländern können bei den jeweiligen Bundesministerien für Gesundheit und den Vereinigungen für Stomaträger erfragt werden:

▪ für Deutschland: www.ilco.de,
▪ für Österreich: www.ilco.at,
▪ für die Schweiz: www.ilco.ch.

13 ┊ Produktinformationen

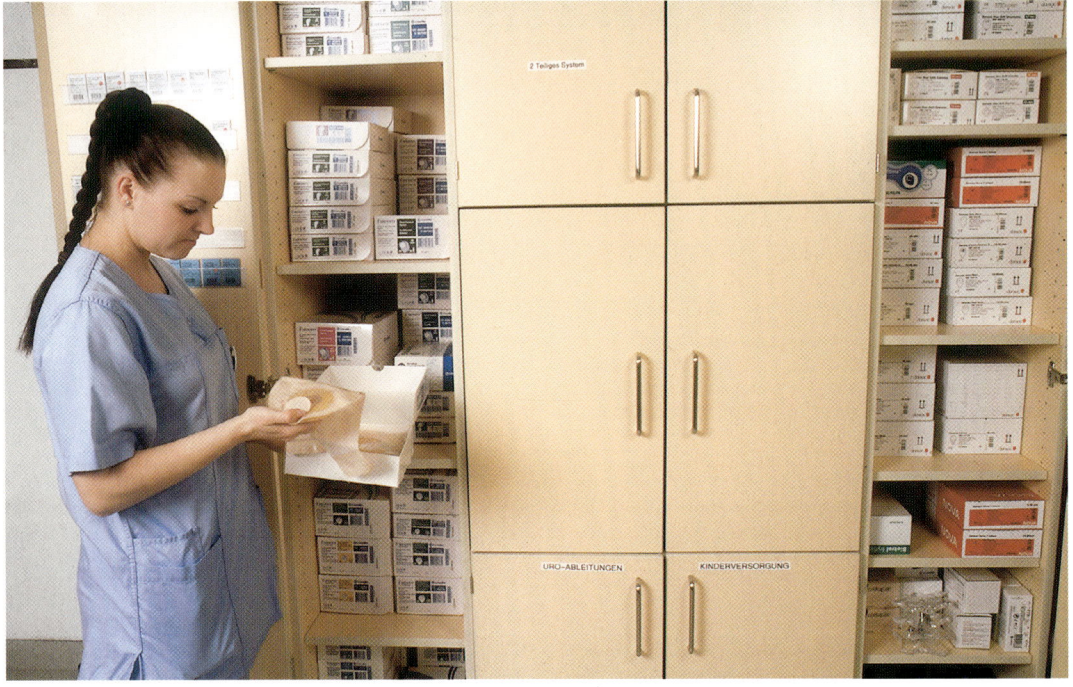

》 Nach einem schamvollen Abgang bei meinem ersten Schwitzversuch war bald der zweite Saunabesuch angesagt. Ein freundlich ausschauender älterer Herr lächelte mir zu, als ich eintrat. „Ganz schön heiß heute, nicht?" war die Eröffnung seines Gespräches. „Ja", sagte ich und dachte: „Ich springe dir ins Gesicht, wenn du meinen Beutel komisch anguckst!". Tatsächlich wagte er einen offenen, fragenden Blick. Jetzt oder nie, Angriff ist die beste Verteidigung...„Ich bin Stomaträgerin", sagte ich und dachte: „Neugieriger alter Ochse!". Seine völlig ahnungslose Frage: „Was bedeutet das?" brachte mich vollends aus der Fassung. Weiß denn nicht jeder, was das bedeutet? Na gut, einmal tief durchatmen. „Ich habe einen künstlichen Darmausgang und das ist meine Versorgung.". Ich dachte, nun verzieht er angeekelt das Gesicht und läuft raus... Im Gegenteil: Es entspann sich ein Gespräch, in dem ich viele Fragen zu beantworten hatte. Der Mann war sehr aufgeschlossen und staunte, dass die Versorgung heutzutage sogar einen Saunabesuch ermöglichte. Als seine Zeit um war, stand er auf und sagte: „Danke für das nette Gespräch, wir sehen uns doch wieder mal?". Mein Selbstvertrauen war wiederhergestellt. Mittlerweile gehe ich fast jede Woche in die Sauna, und noch nie habe ich irgendeine negative Erfahrung gemacht. Und wenn einer mal komisch guckt, dann sage ich wieder „Ich bin Stomaträgerin..." (ILCO, 2002). 《

13.1 ┊ Stomaversorgungssysteme

Eine Stomaanlage ist das Ergebnis einer vorausgegangenen Erkrankung und der daraus folgenden operativen Ausleitung des Darmes durch die Bauchdecke **(Abb. 13.1)**. Die Betroffenen müssen sich intensiv mit ihrer Grundkrankheit auseinander setzen (z. B.: Karzinome, Morbus Crohn, Colitis ulcerosa), denn durch die Stomaanlage wird sich ihr Leben zumindest zeitweise verändern.

 Um die Inhalte zu vertiefen, können Sie sich die Videos „Stomaarten" und „Produktinformationen" ansehen.

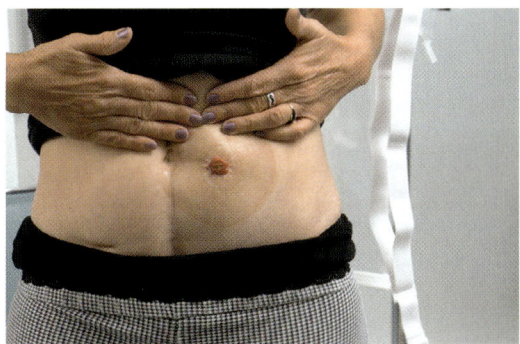

Abb. 13.1 ▪ **Stomaanlage.** Diese Stomaträgerin hat eine Kolostomieanlage erhalten.

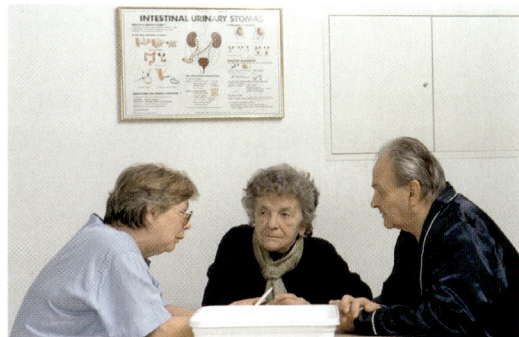

Abb. 13.2 ▪ **Beratung.** Der Stomaträger und seine Angehörigen werden von der Stomatherapeutin hinsichtlich der verschiedenen Stomaprodukte beraten.

Die meisten Menschen empfinden die Ausscheidungsfunktion als intime Verrichtung, auf dessen Hilfe keiner gern angewiesen ist. Die Stomaträger, deren Ausscheidungsfunktion verändert ist, haben besondere Angst vor:

- Geruchsbelästigung,
- Darmgeräuschen und
- undichten Systemen.

Um den Betroffenen diese Angst zu nehmen und die notwendige und geforderte Sicherheit im täglichen Leben zu bieten, muss ein gut angepasstes Versorgungssystem verwendet werden.

13.1.1 ⋮ Anforderungen

Nach der operativen Stomaanlage und einer gewissen Rekonvaleszenzzeit wird der Patient hinsichtlich der möglichen Stomaversorgungssysteme vom Stomatherapeuten beraten. Das erste Beratungsgespräch erfolgt durch die Stomafachschwester/-pfleger. Zunächst erlernt der Stomaträger den Versorgungswechsel und die Reinigung und Pflege seines Stomas **(Abb. 13.2)**. Erst nach der Entlassung bekommt er verschiedene Produkte mit, um festzustellen, welche Art der Beutelversorgung für ihn persönlich am zweckmäßigsten ist (den Stomaträger schon vorher mit der Vielfalt an Produkten zu konfrontieren würde nur zu Verunsicherung und Frust führen).

Entscheidend sind hierfür folgende Punkte:

- die Art des Stomas,
- die Ausscheidungsbeschaffenheit,
- die individuelle Hautbeschaffenheit und Hautverträglichkeit,
- die persönliche Handhabung und Wünsche des Patienten sowie
- die Anforderungen in Beruf, Freizeit und Sport.

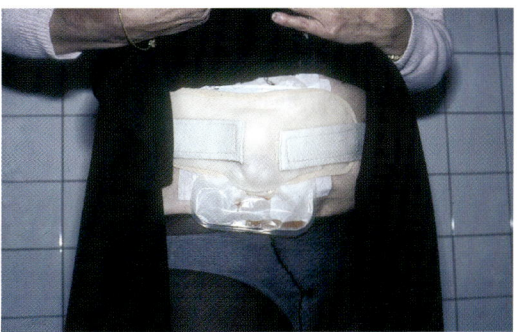

Abb. 13.3 ▪ **Obsolete Stomaversorgung.** Querkolostomie mit Prolaps des abführenden Schenkels, Versorgung mit alter Prolapsplatte.

M *Das Versorgungssystem sollte unauffällig sein, bequem sitzen und den Patienten so wenig wie möglich in seiner Bewegungsfähigkeit einschränken. Das Ableitungssystem muss dicht sein und weitgehend Geruchsfreiheit garantieren* **(Abb. 13.3)**.

13.1.2 ⋮ Auswahlkriterien

Moderne Stomaversorgungssysteme sollen dem Patienten ein möglichst selbstständiges Leben ermöglichen und Komplikationen der Haut und des Stomas im Frühwie Spätstadium verhindern (S. 101). Stomaversorgungssysteme haben dafür wesentliche Kriterien zu erfüllen **(Abb. 13.4)**. Sie sollten:

- das Stoma komplett abdichten,
- sicher haften,
- geruchsdicht und unauffällig sein,
- nicht auftragen,
- weich und anschmiegsam zu tragen sein,
- unkompliziert in ihrer Handhabung,
- an die persönliche Situation des Stomaträgers angepasst sein,

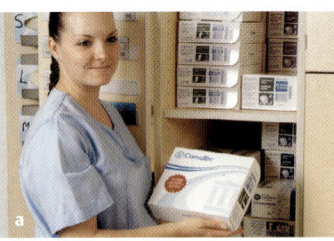
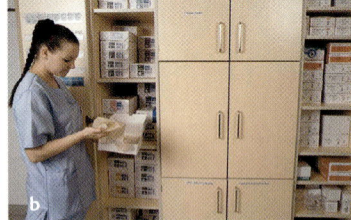
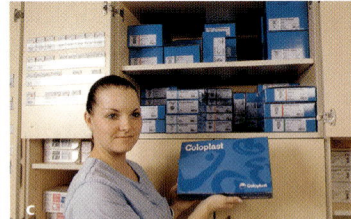

Abb. 13.4 ▪ **Stomaversorgungssysteme.** Verschiedene Firmen bieten diverse Produkte an, die dem Stomaträger ein komplikationsloses Leben ermöglichen (Produkte Fa. Convatec, Dansac, Coloplast).

- leicht abziehbar und
- leicht zu beschaffen sein.

Hautschutz

Besondere Anforderungen werden auch an den Hautschutz gestellt, da Hautirritationen und Hauterkrankungen zu den Komplikationen (Kap. 9, S. 102) zählen, die am häufigsten auftreten. Die gewählte Stomaversorgung sollte folgende Kriterien erfüllen **(Abb. 13.5)**:

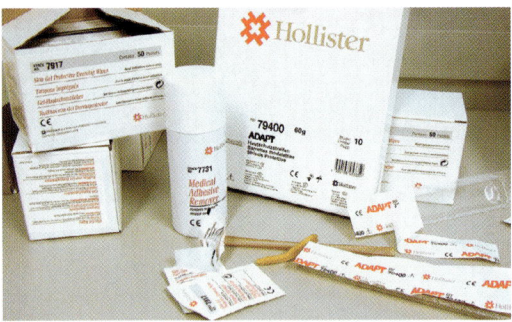

Abb. 13.5 ▪ **Verschiedene Produkte.** Skin Gel-Hautschutz, Entfernungsspray und Hautschutzstreifen-Adapt (Produkte Fa. Hollister).

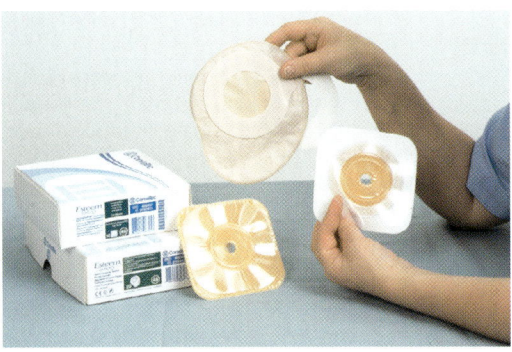

Abb. 13.6 ▪ **Hautschutz.** Besondere Anforderungen werden an den Hautschutz gestellt, um Komplikationen vorzubeugen (Produkte Fa. Convatec).

- selbsthaftend,
- flexibel,
- hautfreundliches Material,
- resistent und formbeständig,
- gut modellierbar,
- wasserabweisend und
- auch unter erschwerten Bedingungen (z. B. beim Sport oder Schwimmen) gut haftend **(Abb. 13.6)**.

13.1.3 ⋮ Hilfsmittel für Stomata

Zu den verschiedenen Hilfsmitteln in der Stomaversorgung gehören:
- Adhäsiv-Produkte,
- Karaya-Produkte,
- Beutelsysteme,
- Hautpflegemittel und
- Zubehör.

Adhäsiv-Produkte

> **D** *Bei den Adhäsiv-Produkten handelt es sich um hautfreundliche Materialien, die sehr gut abdecken und entzündete Hautreizungen zur Regeneration anregen.*

Zu den Adhäsiv-Produkten gehören:
- Adhäsive-Platten,
- Adhäsiv-Pasten und -Puder,
- Adhäsiv-Pulver sowie
- Adhäsiv-Ringe.

Sie werden von verschiedenen Herstellerfirmen angeboten, die Zusammensetzung ist jedoch nur mehr oder weniger bekannt. Die wenigsten Produkte enthalten Klebstoffe. Adhäsiv-Produkte bestehen größtenteils aus folgenden Materialien:
- Carboxymethylzellulose,
- Elastomere,
- Gelatine und
- Pektine.

Adhäsiv-Platten. Sie können je nach Beschaffenheit der Haut und der Ausscheidung längere Zeit auf der Haut

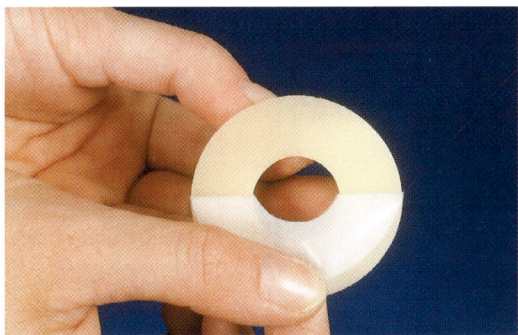
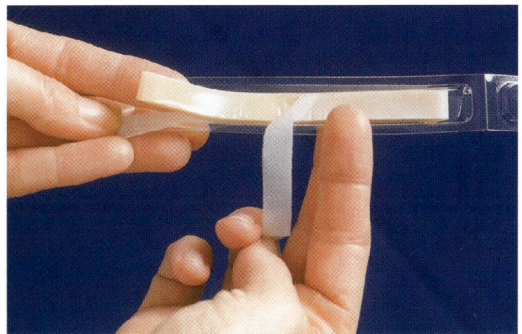

a   b

Abb. 13.7 ▪ **Adhäsiv-Ringe.** Es stehen **a** Ausgleichsringe und **b** Modellierstreifen zur Verfügung, die zum Ausgleichen von Narben und Hautfalten verwendet werden können (Produkte Fa. Allomed, Coloplast).

verbleiben. In der ersten Erprobungsphase sollte die Platte jedoch nicht länger als zwei Tage belassen werden.

Adhäsiv-Pasten und -Puder. Sie verbinden sich mit der Adhäsiv-Platte innerhalb von 12 bis 24 Stunden. Zusammen mit der Platte können sie leicht wieder entfernt werden.

Adhäsiv-Pulver. Das Pulver findet Anwendung bei aufgetretenen Läsionen der Haut. Es kann entweder direkt auf die betroffene Hautstelle aufgetragen werden oder mit Glycerin vermischt als Brei. Durch die hygroskopische Wirkung (Flüssigkeit wird aufgenommen, wasserziehend) des Adhäsiv-Pulvers heilen Hautläsionen rasch ab.

Adhäsiv-Ringe. Es stehen auch so genannte Ausgleichsringe und Modellierstreifen zur Verfügung. Sie bestehen aus einem formbaren und haftenden Material ohne Alkoholzusatz. Modellierstreifen und Ausgleichsringe werden zum Ausgleichen von Narben und Hautfalten verwendet, um die Dichtheit des Versorgungssystems zu gewährleisten **(Abb. 13.7)**.

Karaya-Produkte

D *Karaya ist ein tropisches Baumharz. Es besitzt hygroskopische Eigenschaften. Das Baumharz nimmt ungefähr das 340-fache des Eigengewichts an Flüssigkeit in sich auf.*

Karaya wird mit Konservierungsstoffen, Bindemitteln und Glycerin zu folgenden Produkten verarbeitet:
- Karaya-Platten,
- Karaya-Pasten,
- Karaya-Pulver sowie
- Karaya-Ringe.

In Verbindung mit Feuchtigkeit und Wärme beginnt Karaya zu schmelzen. Die Beständigkeit als Stomaversorgung ist von verschiedenen Faktoren abhängig:
- Flüssigkeitsmenge (z.B.: durch Durchfall, Urin, Schwitzen, Badewasser),

- Temperatur (z.B.: durch Körperwärme, Zimmertemperatur und auch Lagerhaltungsmodalitäten und
- natürlich auch vom Mischungsverhältnis des Produktes.

P *Um eine bessere Haftung zu erreichen, ist es ratsam Karaya vor der Anwendung etwas anzufeuchten. Karaya-Rückstände lassen sich mit Wasser leicht von der Haut entfernen. Da Karaya auch zu allergischen Reaktionen führen kann, ist es empfehlenswert, das Produkt vor der ersten Anwendung an der Unterarminnenseite zu testen.*

Beutelsysteme

Die Beutel unterscheiden sich in Material und Ausstattung und richten sich nach den persönlichen Bedürfnissen und der Stomaart des Patienten. Es wird hauptsächlich unterschieden in:
- einteilige Versorgungssysteme **(Abb. 13.8)** und
- zweiteilige Versorgungssysteme **(Abb. 13.9)**.

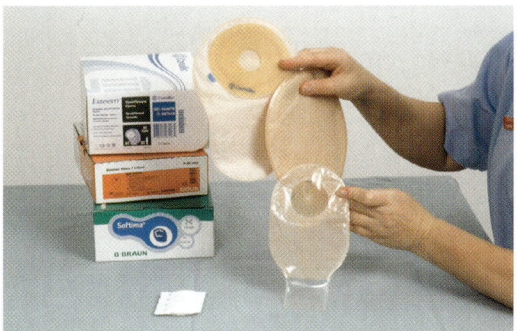

Abb. 13.8 ▪ **Einteilige Versorgungssysteme.** Darstellung verschiedener einteiliger Versorgungssysteme inkl. Ausstreifbeutel verschiedener Hersteller (Produkte Fa. Braun, Dansac, Convatec).

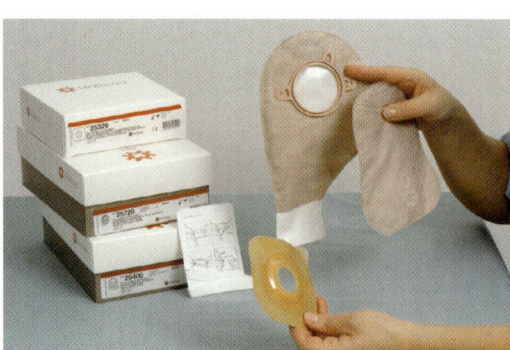

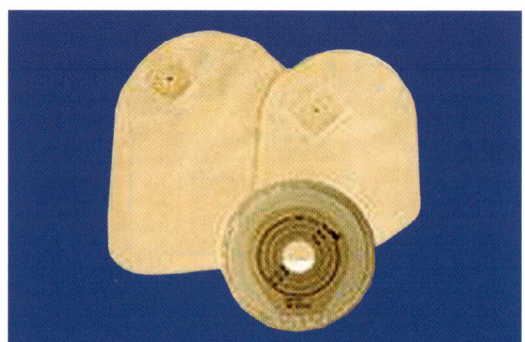

Abb. 13.9 ▪ **Zweiteilige Versorgungssysteme.** Darstellung verschiedener zweiteiliger Versorgungssysteme (Produkte Fa. Hollister).

Abb. 13.11 ▪ **Vielfältige Produktvariation.** Einteilige Versorgungssysteme werden in unterschiedlichen Formen und Größen angeboten (Produkte Fa. Dansac).

Einteilige Versorgungssysteme

Einteilige Versorgungssysteme werden unterschieden in:

- offene Systeme (Ausstreifbeutel) und
- geschlossene Systeme **(Abb. 13.10)**.

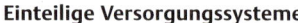

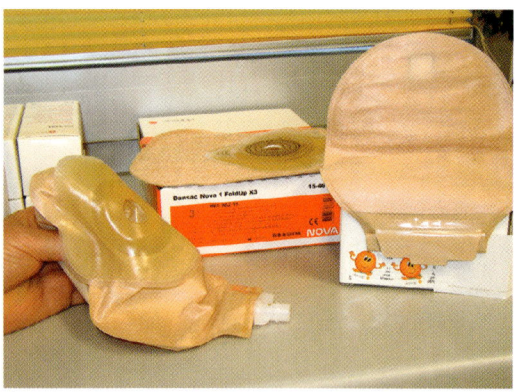

a

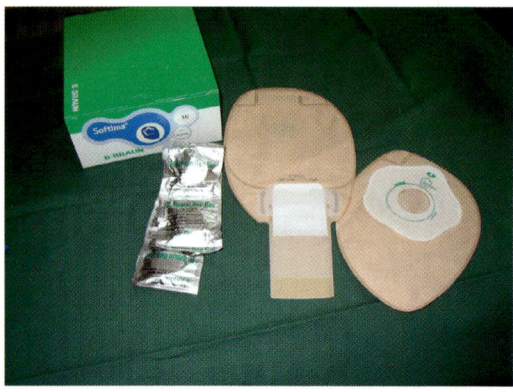

b

Abb. 13.10 ▪ **Einteilige Systeme.** Einteilige Versorgungssysteme werden in einer offenen bzw. einer geschlossenen Form angeboten (Produkte Fa. Dansac, Braun).

Offene Systeme. Die einteiligen Ausstreifbeutel können bis zu einem Tag auf der Haut verbleiben. Durch das Ausstreifen des Inhaltes bei Bedarf ist die Haltbarkeit der Basisplatte gesichert.

Geschlossene Systeme. Sie können je nach Haftung der Basisplatte und Inhalt des Beutel höchstens einen Tag auf der Haut verweilen, weil das Beutelvolumen sehr gering ist.

Die einteiligen Versorgungssysteme werden transparent, hautfarben oder als gemusterte Produkte angeboten. Die einzelnen Versorgungssysteme unterscheiden sich auch in ihrer Größe und Form **(Abb. 13.11)**.

 Um die Inhalte zu vertiefen, können Sie sich das Video „Stomaversorgung mit einteiligem System" ansehen.

Zweiteilige Versorgungssysteme

Sie bestehen aus einer Basisplatte und einem Beutel. Die Hautschutzplatte gibt es in einer planen und einer konvexen Ausführung. Auch zweiteilige Versorgungssysteme werden unterschieden in:

- offene Systeme (Ausstreifbeutel) und
- geschlossene Systeme **(Abb. 13.12)**.

Die Basisplatte kann bei diesen Systemen bis zu 2 – 3 Tagen auf der Haut verbleiben. Die Beutel sollten jedoch einmal täglich gewechselt werden.

Merkmale der verschiedenen Beutel

Je nachdem welche Art Stoma angelegt wurde, unterscheiden sich die Beutel in ihrer Form. Auf dem Markt gibt es:

- Kolostomiebeutel,
- Ileostomiebeutel,
- Urostomiebeutel und
- spezielle Kinderbeutel.

Als weitere Variante zur Versorgung gibt es Fistelbeutel, ausgestattet mit oder ohne Rücklaufsperre und Bodenauslass.

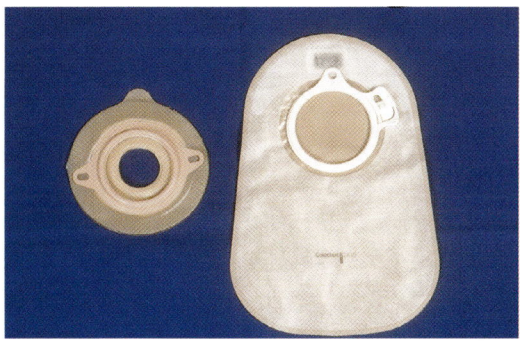
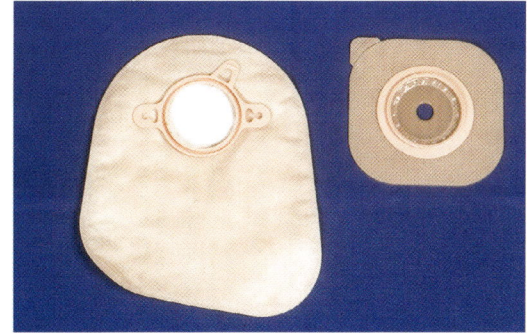

a b

Abb. 13.12 ▪ **Zweiteilige Systeme.** Darstellung verschiedener zweiteiliger Versorgungssysteme (Produkte Fa. Coloplast, Hollister).

Kolostomiebeutel. Hierbei handelt es sich in der Regel um einen geschlossenen Beutel mit integriertem Kohlefilter.

Ileostomiebeutel. Ein Ileostomiebeutel ist in der Regel ein offener Beutel mit Bodenauslass. Er verfügt des Weiteren meist über einen integrierten Kohlefilter und einer Verschlussklammer.

Urostomiebeutel. Es handelt sich bei einem Urostomiebeutel um ein Versorgungssystem, bestehend aus drei Folien mit eingearbeiteter Rücklaufsperre für den Harn und einem Bodenauslasshahn. Dieser Hahn lässt sich mit einem Adapter an einen Nacht-oder Beinbeutel anschließen **(Abb. 13.13)**.

Spezielle Kinderbeutel. Die Stomaversorgungsmaterialen für Kinder unterscheiden sich von den Versorgungsmaterialen der Erwachsenen nur in ihrer Form und Größe (Kap. 8, S. 93). Sie sollten ansonsten dieselben Anforderungen erfüllen wie die der Erwachsenen.

Um die Inhalte zu vertiefen, können Sie sich das Video „Postoperative Stomaversorgung", „Stomaversorgung mit Ausstreifbeutel" und „Stomaversorgung mit EasyFlex bei Ileostomie" ansehen.

P *Hautschutzmaterialien dürfen keinen zu kalten oder sehr warmen Temperaturen ausgesetzt werden. Außerdem sollten sie nicht an Orten mit hoher Feuchtigkeit gelagert werden (z. B. im Badezimmer).*

Hautpflegemittel

Hautpflegemittel werden in Form von Salben, Pasten, getränkten Tüchern, Sprays und Gels angeboten. Die Wirkung dieser Mittel ist unterschiedlich. So wurde früher allen Hautpflegemitteln Alkohol zugesetzt, weil dieser die Haut gerbt. Die Wirkung war, dass die Haut weniger auf die Pflastermaterialien reagierte und widerstandsfähiger wurde. Durch die neuen, sehr hautfreundlichen Versorgungsmaterialien ist ein Zusatz von Alkohol heute obsolet.

M *Pflasterlösungsmittel enthalten Alkohol, deshalb dürfen sie nur bei intakten Hautverhältnissen und kurzzeitig verwendet werden.*

Heutzutage werden den Versorgungsmaterialien eher pflegende Substanzen zugesetzt, die die natürliche Barrierefunktion der Haut unterstützen (z. B. Hautschutzcreme mit Silicon, ph-Puffern, Glycerol). Beispielhaft soll die Anwendung von zwei Hautschutzmitteln näher vorgestellt werden. Es handelt sich dabei um:

- Hautschutzfilme und
- Reinigungstücher.

Hautschutzfilm. Durch das Auftragen des Hautpflegeproduktes wird ein dünner Schutzfilm auf der Haut gebildet. Besondere Anwendung findet er bei Patienten mit sehr dünnen und aggressiven Körperflüssigkeiten. Besteht bereits eine Hautirritation darf nur ein alkoholfreier Hautschutzfilm verwendet werden (z. B. Cavilon, **Abb. 13.14**).

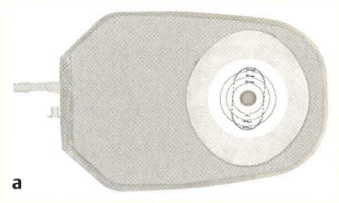
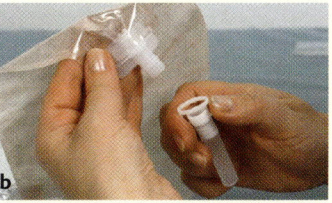

a b

Abb. 13.13 ▪ **Urostomie. a** Urostomiebeutel, **b** Adapter für das Anschließen an einen Nacht- oder Beinbeutel (Produkte Fa. Convatec, Hollister).

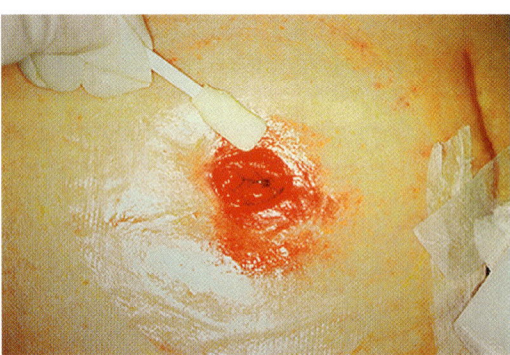

Abb. 13.14 ▪ **Hautschutzfilm.** Bei Patienten mit dünner und empfindlicher Haut kann diese mit einem Hautschutzfilm vor den Ausscheidungen geschützt werden (Produkte Fa. 3 M).

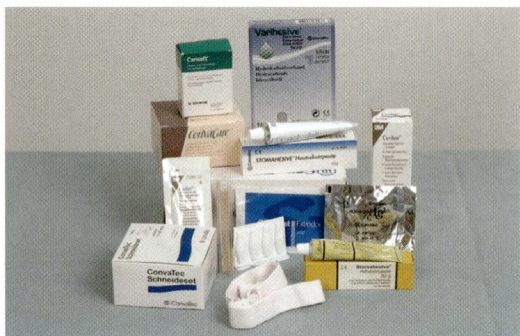

Abb. 13.15 ▪ **Zusatzprodukte.** Zur Stomaversorgung bieten verschiedene Firmen diverse Zusatzprodukte an, z. B.: Schneidegeräte, Pasten und Hautschutzpuder, Filter, geruchshemmende Mittel, Zusatzgürtel (Produkte Fa. Convatec, Dansac, 3 M).

Reinigungstücher. Speziell für die Stomapflege wurden geeignete Produkte entwickelt, die eine schonende Reinigung der peristomalen Haut von Stuhl, Harn, Sekret, Schmutz und überschüssigem Hautfett ermöglichen. Reinigungstücher können verwendet werden, wenn sie speziell für die Anwendung im Stoma-, Analbereich oder bei Inkontinenz hergestellt wurden. Geeignete Reinigungstücher müssen einige Anforderungen erfüllen, z. B. Reinigungstücher sind:

- ph-neutral und dermatologisch getestet,
- in praktische Spender gepackt,
- einzeln verpackte Tücher für unterwegs,
- geruchsbindend und
- juckreizstillend.

Spezielle Hautpflegemittel

Das Hautschutzmittel ConvaCare (Firma ConvaTec) eignet sich z. B. zur Reinigung und zum Lösen von Haftstoffen, Pflasterlösungsmitteln und zur Vorbehandlung vor einer Rasur im peristomalen Bereich. Stoma-Clean (Firma Servox) als Hautpflegemittel wird empfohlen für tracheotomierte Menschen. Carisoft (Firma BBraun Medicare) findet Anwendung bei der Reinigung und Pflege von Stomata, proktologischen Erkrankungen und Inkontinenz.

P *Auch Hautpflegemittel können Allergien auslösen, deshalb vor der ersten Anwendung an einer geeigneten Stelle (z. B. Unterarm) testen.*

Zubehör

Die Stomaversorgungen sind heutzutage schon so gut ausgerüstet, dass kaum zusätzliche Materialien verwendet werden müssten. Doch um die Selbstständigkeit und Bewegungsfreiheit des Einzelnen zu ermöglichen, hat der Stomaträger die Option zusätzliches Zubehör zu verwenden **(Abb. 13.15)**. Unter die Kategorie „Zubehör" fallen folgende Produktgruppen:

- Aktivkohlefilter,
- Filterabdeckplättchen,
- Deodorantien,
- flüssigkeitsbindende Hilfsmittel,
- Gürtel,
- Bauchbinden, Miederhosen,
- Verschlussklammern,
- Beutelüberzüge,
- Stomakappen und
- Minibeutel.

Aktivkohlefilter. Die Aufgabe des Kohlefilters ist es, die Geruchsstoffe zu absorbieren, die beim Austritt von Luft aus dem Versorgungsbeutel entstehen. Die Wirkungsdauer der Aktivkohlefilter ist abhängig von:

- der Darmgasentwicklung (Wirkungsdauer kann geringer als 12 Std. sein) und
- der Stuhlbeschaffenheit.

Die meisten Stomabeutel werden bereits mit einem integrierten Aktivkohlefilter angeboten. Um einen Flüssigkeitsaustritt durch den Filter zu vermeiden, verwenden manche Herstellerfirmen Goretex–Folien.

Filterabdeckplättchen. Da der Kohlefilter im nassen Zustand nicht mehr funktionstüchtig wäre, kann er vor dem Schwimmen oder Baden mit einem Filterabdeckplättchen abgeklebt werden. Ist das Bad beendet, wird er entfernt und die Darmgase können wieder entweichen. Filterabdeckplättchen können auch verwendet werden, um ein Ansaugen des Stomabeutels (so genanntes Vakuum) zu verhindern. Vor dem Anbringen des Stomabeutels wird der Filter abgeklebt, damit etwas Luft im Beutel verbleibt. Der Stuhl entleert sich dann leichter in den „gepolsterten" Beutel.

Deodorantien. Geruchsbindende Deodorantien gibt es in der Form von Tabletten, Tropfen, Stäbchen, Pulver oder Sprays. *Medizinische Kohle* als Deodorant ist als Pulver oder Tabletten erhältlich. Sie wird in den Beutel gegeben und nimmt den Eigengeruch des Stuhls. Bei Gerüchen, die durch Blut, Infektionen oder Gärstühle verursacht werden, können *ev. Benefiber Resuors Ballaststoffe* (nach Abklärung und ärztlicher Anordnung) oder *Aromaöle* **(Abb. 13.16)** eingesetzt werden. Ev. Benefiber Resouors sind lösliche Ballaststoffe (z. B. angeboten von der Firma Novartis) zur Pflege der Darmschleimhaut und zur Stuhlregulation (die Nahrungsergänzung besteht aus Grukakernmehl).

Flüssigkeitsbindende Hilfsmittel. Sie verhindern ein Überschwappen bzw. Auslaufen der Flüssigkeit beim Beutelwechsel, Flüssigkeit kann dadurch die Beutelversorgung nicht unterminieren. Körperflüssigkeiten werden in Sekundenschnelle aufgesaugt. Zusätzlich wird eine Geruchbindung bewirkt. Dazu können Superabsorber als Einlage in den Stomabeutel eingelegt werden (z. B. Sorbion, Ileo–Gel Tbl. [Sodium-Polyacrylat]).

Gürtel. Der Gürtel dient zur zusätzlichen Fixierung der Stomaversorgung. Er besteht aus hautfreundlichen elastischen Materialien und ist ca. 2 cm breit. Der Gürtel wird nur angewendet unter genauer Beobachtung bei konvexen Systemen (S. 69).

Bauchbinden. Elastische Bandagen gibt es in verschiedenen Breiten. Sie haben eine Klettverschluss und ein eingearbeitetes Loch als Öffnung für den Stomabeutel. Bauchbinden sollten nur gezielt und für kurze Zeit getragen werden (S. 110).

Verschlussklammern. Diese Produkte gibt es als Einwegprodukt und als Mehrwegartikel. Klammern aus Polypropylen werden mehrfach verwendet. Der Verschlussmechanismus unterscheidet sich je nach Hersteller. Ein Drahtgerüst mit Polymethylenschaum-Überzug ist als Einmalartikel zu verwenden. Bei Kinder- oder Fistelbeuteln können Gummibänder verwendet werden, um Druckstellen zu vermeiden.

Die neuen ausstreifbaren Beutelgenerationen verfügen über einen integrierten Auslass, so dass Verschlussklammern in diesem Falle nicht mehr benötigt werden.

Beutelüberzüge. Sie werden als Einmalprodukt aus Vliesstoff oder als Mehrwegartikel aus 90-Grad-waschbarer Baumwolle angeboten. Beutelüberzüge gibt es in verschiedenen Farben, z. B. in weiß, hautfarben oder bunt **(Abb. 13.17)**. Sie können verwendet werden:

- bei Beutelallergien,
- bei starkem Schwitzen,
- zur Intertrigoprophylaxe, wenn der Stomabeutel sich nahe am Leisten- oder Genitalbereich befindet,
- bei peristomalen Hautirritationen oder
- im Rahmen einer Chemo- oder Radiojodtherapie.

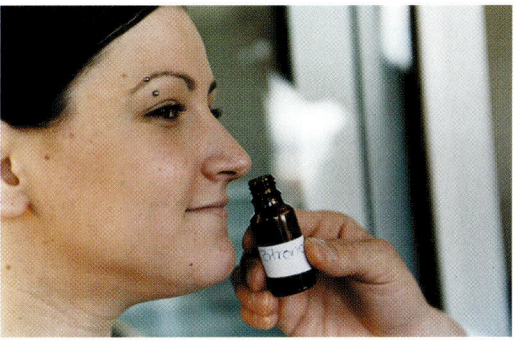

Abb. 13.16 ▪ **Aromaöle.** Zur Geruchsreduktion kann der Stomaträger verschiedene Aromaöle, je nach Bedarf, anwenden (Lauber, 2004).

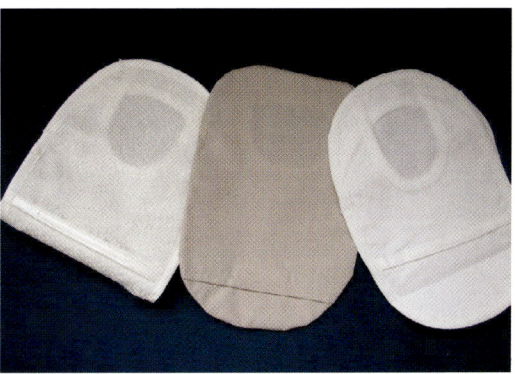

Abb. 13.17 ▪ **Beutelüberzüge.** In verschiedenen Farben werden Beutelüberzüge für die Stomaversorgungssysteme angeboten (Produkte Fa. Publicare).

Stomakappen. Irrifix und Stomaverschluss, beide Produkte können nach der Irrigation (S. 81) bzw. als so genannte kontinente Stomaversorgung verwendet werden **(Abb. 13.18)**. Der Stomaträger muss hinsichtlich der Anwendung geschult werden (S. 84).

Minibeutel. Sie werden in der Regel als minimale Versorgung bei einer Kolostomie (S. 85) verwendet.

🔵 *Um die Inhalte zu vertiefen, können Sie sich die Videos „Anwendung einer Stomaverschlusskappe" und „Irrigation" ansehen.*

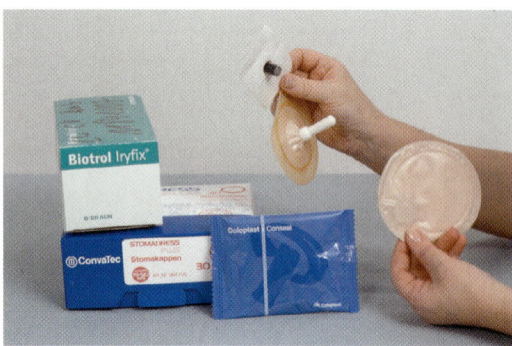

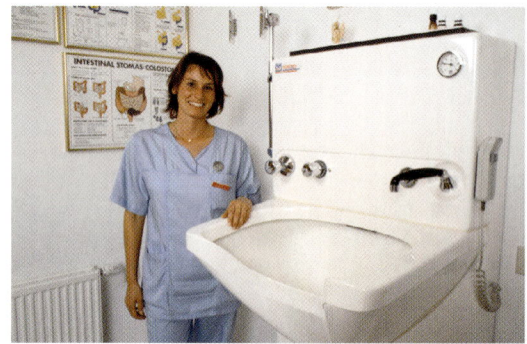

a   b

Abb. 13.18 ▪ **Stomakappen und Irrigationsbecken. a** Stomaverschlüsse Irifix und Conseal, **b** Stomabecken zur Durchführung der Irrigation (Produkte Fa. Braun, Convatec, Coloplast).

13.2 : Herstellerfirmen

Stoma-Versorgungsartikel werden von den verschiedenen Herstellern unter unterschiedlichen Bezeichnungen (meist unter Eigennamen) angeboten. Ungeachtet der unterschiedlichen Bezeichnungen entsprechen die einzelnen Systeme weitgehend einheitlichen Grundprinzipien.

In **Tab. 13.1** wird eine Produktauswahl einiger Herstellerfirmen dargestellt. Weitere Informationen entnehmen Sie bitte dem Literaturverzeichnis (S. 166) bzw. den Websites der unterschiedlichen Herstellerfirmen von Stomaversorgungsprodukten.

 Um die Inhalte zu vertiefen, können Sie sich das Video „Produktinformationen" ansehen.

Tab. 13.1 : Verschiedene Herstellerfirmen und deren Produkte (Auswahl)

Firma	Produkte	Produktabbildungen
ConvaTec Vertriebs GmbH Herr Wolfgang Baumgartner Columbusgasse 4 A- 1101 Wien E-Mail: wolfgang.baumgartner@bms.com Homepage: www.convatec.com	Esteem Synergy ■ zweiteilige Stomaversorgung ■ geschlossene und offene Beutel ■ plan und konvex Esteem ■ einteilige Stomaversorgung ■ geschlossene und offene Beutel Combihesive Natura ■ zweiteilige Stomaversorgung ■ geschlossene und offene Beutel ■ plan und konvex Esteem Urostomie-Beutel ■ einteilige Urostomieversorgung Combihesive Natura Urostomie-Beutel ■ zweiteilige Urostomieversorgung Stomakappe Post-Op -Systeme ■ einteilig und zweiteilig Hautschutzpaste ■ Paste mit Alkohol zum Ausgleichen von Unebenheiten Convacare Reinigungstuch Schneidegerät	Esteem-Urobeutel-transparent Esteem synergy invisiClose Esteem-geschlossener Beutel-opak Comb-Nat-Basis-hydrok Comb Nat geschlossen Esteem synergy-Basis-mold-konv

Fortsetzung Tabelle 13.1 ▶

Tab. 13.1 Fortsetzung

Firma	Produkte	Produktabbildungen
Dansac Austria Herr Helmut Caspers Heinrich-Collin-Straße 1 A-1140 Wien E-Mail: office@dansac.com Homepage: www.dansac.com	Dansac Nova 1 X3 ■ als einteilige Ileostomie- und Kolostomiebeutel erhältlich ■ Hautschutz am Stomarand verstärkt Dansac Nova 1 Infant: Kinderbeutel ■ mit 10 mm-Öffnung vorgestanzt ■ ohne Öffnung im Hautschutz Dansac Nova 1 Urostomiebeutel X3 ■ Hautschutz am Stomarand verstärkt Dansac Nova 2: zweiteilige Kolostomie-, Ileostomie- und Urostomie-Versorgung: Nova 2 Hautschutzplatten: plan, X3, soft konvex und konvex erhältlich	 Dansac Nova 1 X3 Dansac Nova 1 Standard, Maxi, Mini Cap Dansac Nova 1 Urostomiesystem Dansac Nova 1 Infant Dansac Nova 1 Fold up X3 soft konvex / plan / X3 / standard konvex Dansac Nova 2 Hautschutzplatten

Tab. 13.1 Fortsetzung

Firma	Produkte	Produktabbildungen
Coloplast GesmbH Herr Thomas Christoph Neuwirth (A) Am Concorde Park 1/B 1 A-2320 Schwechat E-Mail: attn@coloplast.com Homepage: www.coloplast.com	Irrigationsset Easiflex Postop Beutel Kinderbeutel Easiflex Kolostomieverschluss (Conseal) Modellierstreifen	Modellierstreifen postoperatives Versorgungssystem mit transparentem Beutel Basisplatte und geschlossenes Versorgungssystem Stomakappe Kinderbeutel Beutel- und Plattensortiment

Fortsetzung Tabelle 13.1 ▶

Tab. 13.1 Fortsetzung

Firma	Produkte	Produktabbildungen
Novartis Nutrition GmbH Herr Alexander Morgner (A) Herr Martin Fernau (D) Brunnerstr. 59 A-1235 Wien E-Mail: alexander.morgner@ch.novartis.com (A) Martin.fernau@ch.novartis.com (D) Homepage: wwww.novartis-nutrition.de	Compat-Nova-PEG-Set Gastrotube Reparaturset Compat-Nova-PEG-Verbandset PEJ-Set Benefiber Resource	 Gastral B LL-Konnektor 15 Nasenpatient NOVA-J Line Resource Benefiber wounddressing BS

Tab. 13.1 Fortsetzung

Firma	Produkte	Produktabbildungen
3 M Österreich GmbH Marketing Medizin Herr Phillipp Hahn Brunner Feldstr. 63 A-2380 Perchtoldsdorf E-Mail: phahn@mmm.com Homepage: www.3 M-Medizin.at	Cavilon Hautschutz ■ Spray, Hautschutzstift und Creme 3 M Tegaderm Transparentfolie ■ zum Abkleben der Markierungsstelle	 Cavilon Barriere Creme Cavilon Spray, Cavilon Stäbchen

Fortsetzung Tabelle 13.1 ▶

Tab. 13.1 Fortsetzung

Firma	Produkte	Produktabbildungen
Hollister Herr Wolfgang Grillenberger Heinrich-Collin-Straße 1 A-1130 Wien E-Mail: Wolfgang_Grillenberger@hollister.com Homepage: www.hollister.de	**ModermaFlex** ■ einteilige Stomaversorgung ■ plan und konvex ■ konvexe Versorgung durch Adapt-Ausgleichsringe möglich **Compact** ■ einteilige Stomaversorgung ■ plan und konvex ■ konvexe Versorgung mittels Gürtel noch sicherer **Conform 2** ■ zweiteilige Stomaversorgung ■ plan und konvex ■ vier verschiedene Rastringgrößen ■ postoperative Versorgung **Inview, No Touch, DM, ARK** ■ Urinalkondome und Urinbeutel zur Versorgung bei Harninkontinenz ■ Antirefluxkondome zum Schutz vor aufsteigenden Keimen **Advance Extra, Advance Hydrosoft** ■ Einmalkatheter mit Gelbeschichtung und hydrophiler Beschichtung ■ sterile Katheter zur berührungsfreien Einführung, äußerst sanfte Augen	Modermafeixbeutel-Adaptring Compact Ausstreifbeutel 328 Conform 2 Uro 24730 Moderma Flex Kolo maxi 22300 Modermaflex-Adaptring-Hollister Advance

Tab. 13.1 Fortsetzung

Firma	Produkte	Produktabbildungen
B. Braun Austria Ges.m.b.H. Herr Tibor Dani Otto-Braun-Straße 3 – 5 A-2344 Maria Enzersdorf Tel.: 0043 (0)2236 – 46 541 – 0 Fax: 0043(0)2236 – 46 541 – 177 E-Mail: tibor.dani@bbraun.com Homepage: www.bbraun.com *Vertriebspartner in Österreich:* **Allomed Medizintechnik GmbH** Hietzinger Hauptstraße 121 A-1130 Wien Tel.: 0043(0)1 – 87 840 – 0 Fax: 0043(0)1 – 87 840 – 529 E-Mail: office@allomed.at Homepage: www.allomed.at	**Softima** ■ einteilige Stomaversorgung ■ mit komplettem Hautschutz ■ mit integriertem Entlüftungsfilter **Almarys Twin+** ■ zweiteilige Stomaversorgung ■ plan und konvex ■ postoperative Versorgung **Flow Control System** ■ Auslass für Ileostomiebeutel ■ einzigartig und patentiert ■ einfache und kontrollierte Entleerung **Ileogel** ■ Tabletten zur Absorption flüssiger ■ Ausscheidungen **Drainage- und Fistelversorgung** ■ Draina S mini steril ■ Draina S Vision steril **Irrimatic** ■ elektrische Irrigationspumpe + Zubehör **Carisoft** ■ Stomareinigungstücher **Actreen** ■ gleitmittelbeschichteter Einmalkatheter	 Almarys Twin and Highflow System Irrimatic Softima Ileostomie-beutel-Flow Contor Actreen Draina S Vision steril Austreif-Ileoger

Anhang

Anhang

Literatur

Ackermann, R.: Stoma und Beruf. Eine Befragung berufstätiger Stomaträger. Magazin Stoma + Inkontinenz 4 (2001) 3–8

Bachmair, S.: Beraten will gelernt sein. 2. Aufl., Beltz, Weinheim 1999

Backs, S. u. R. Lenz: Kommunikation und Pflege. Eine Untersuchung von Aufnahmegesprächen in der Pflegepraxis. Ullstein Medical, Wiesbaden 1998

Bienstein, C. u. a. (Hrsg.): Dekubitus. Die Herausforderung für Pflegende. Thieme, Stuttgart 1997

Bölker, T. u. W. Webelhut: Durch dick und dünn. Das Buch für Stomapflege und Harnableitung. Schmücker, 2003

Brearley, G. u. P. Birchley: Beratung und Gesprächsführung bei Krankheit und Behinderung. Urban & Fischer, München 2001

Brieskorn-Zinke, M.: Gesundheitsförderung in der Pflege. Ein Lehr- und Lernbuch zur Gesundheit. Kohlhammer, Stuttgart 1996

Classen, H., Tylgar, N.J.G. u. C.J. Lightdale (Hrsg.): Gastroenterologische Endoskopie. Thieme 2004

Culley, S. : Beratung als Prozess. Lehrbuch kommunikativer Fertigkeiten. Beltz, Weinheim 1996

Deutsche ILCO e.V. (Hrsg.): Colostomie – Ileostomie ein Leitfaden. Freising 2003

Deutsche ILCO e.V. (Hrsg.): Irrigation. Darmspülung bei Colostomie. Freising

Deutsche ILCO e.V. (Hrsg.): Lust zum Leben. Erfahrungen von Stomaträgern. Freising 2002

Deutsche ILCO e.V. (Hrsg.): Stomaträger und Ernährung. Freising 2001

Deutsche ILCO e.V. (Hrsg.): Urostomie – Ein Leitfaden. Freising 2003

Faller, A.: Der Körper des Menschen. Einführung in Bau und Funktion. 13. Aufl., Thieme, Stuttgart 1999

Faltermaier, T. u.a.: Entwicklungspsychologie des Erwachsenenalters. 2. Aufl., Kohlhammer, Stuttgart 2002

Feil-Peter, H.: Stomapflege. Enterostomatherapie: Stoma- und Wundversorgung. 7. Aufl., Schlüttersche, Hannover 2001

Flammer, A.: Entwicklungstheorien. Psychologische Theorien der menschlichen Entwicklung. 2. Aufl., Huber, Bern 1996

Frey, I, Lübke-Schmid, l. u. W. Wenzel: Krankenpflegehilfe. Alle Fächer für Ausbildung und Praxis. 11. Aufl., Thieme, Stuttgart 2002

Hagedorn, O.: Stoma – (k)ein Geruchsproblem. URL: http://cgi.hsc-online.de/cgi-bin/hsc_main/index.php3?page = wendepunkt (Zugriff 23.06.2004)

Hansen, D.: Sexualstörungen nach Stomaanlage (Teil 1). URL: http://cgi.hsc-online.de/cgi-bin/hsc_main/index.php3?page = wendepunkt (Zugriff 23.06.2004)

Hansen, D.: Sexualstörungen nach Stomaanlage (Teil 2). URL: http://cgi.hsc-online.de/cgi-bin/hsc_main/index.php3?page = wendepunkt (Zugriff 23.06.2004)

Haupt, W. F., Jochheim, K.-A. u. H. Remschmidt: Neurologie und Psychiatrie für Pflegeberufe. 9. Aufl., Thieme, Stuttgart 2002

Hoehl, M. u. P. Kullick (Hrsg.): Kinderkrankenpflege und Gesundheitsförderung. 2. Aufl., Thieme, Stuttgart 2002

Kalde, S. , Kolbig, N. u. M. Vogt: Enterale Ernährung. Indikationen, Diätetik, Sondierungstechnik, Pflege. 3. Aufl., Urban & Fischer, München 2001

Kellnhauser, E. u.a. (Hrsg.): THIEMEs Pflege. Professionalität erleben. 10. Aufl., Thieme, Stuttgart 2004

Klinke, R. u. S. Silbernagel (Hrsg.): Lehrbuch der Physiologie. 4. Aufl., Thieme, Stuttgart 2003

Klug-Redman, B.: Patientenschulung und –beratung. Ullstein Mosby, Berlin 1996

Knelage, C. u. M. Schieron: Beratung in der Pflege – als Aufgabe erkannt und professionell ausgeübt? Darstellung zweier qualitativer Studien aus stationären Bereichen der psychiatrischen und somatischen Krankenpflege. Pflege & Gesellschaft 5 (2000) 4–11

Koch-Straube, U.: Beratung in der Pflege. Hans Huber, Bern 2001

Koch-Straube, U.: Beratung in der Pflege – eine Skizze. Pflege & Gesellschaft 5 (2000) 1–3

Köther, I. u. E. Gnamm (Hrsg.): Altenpflege in Ausbildung und Praxis. 4. Aufl., Thieme, Stuttgart 2000

Kretschmer, K.P.: Der künstliche Darmausgang. Thieme, Stuttgart 1975

Largiader, F. u.a.: Checkliste Chirurgie. Viszeral- und Allgemeinchirurgie. 7. Aufl., Thieme, Stuttgart 1997

Lauber, A. (Hrsg.): Grundlagen beruflicher Pflege. Thieme, Stuttgart 2001

Lauber, A. u. P. Schmalstieg (Hrsg.): Prävention und Rehabilitation. Thieme, Stuttgart 2004

Lippert, H. (Hrsg.): Praxis der Chirurgie. Allgemein- und Viszeralchirurgie. Thieme, Stuttgart 1998

Löbner-Lababneh, U.: Stoma und Schwangerschaft. Magazin Stoma + Inkontinenz 4 (2001) 9–15

Müller, B.: Stomapflege bei Kindern. Unveröffentlichtes Manuskript, SMZ-Ost Kinderabteilung, Donauspital Wien

Nestmann, F. (Hrsg.): Beratung. Bausteine für eine interdisziplinäre Wissenschaft und Praxis. Forum für Verhaltenstherapie und psychosoziale Praxis. Bd. 37. Dgtv, Tübingen 1997

Oestreicher, E. u. a.: HNO, Augenheilkunde, Dermatologie und Urologie für Pflegeberufe. Thieme, Stuttgart 2003

Olbrich, C.: Patientenberatung. Ein neues Aufgabenfeld in der Pflege. Pflege aktuell Heft 6 (1995) 428 – 430

Olbrich, C.: Beratung. Eine neue Herausforderung in den Pflegeberufen. Pflegezeitschrift Heft 5 (1995) 295 – 296

Paetz, B. u. B. Benzinger-König.: Chirurgie für Pflegeberufe. 20. Aufl., Thieme, Stuttgart 2004

Peters-Gawlik, M.: Praxishandbuch Stomapflege. Beratung, Betreuung und Versorgung Betroffener. Ullstein Medical, Wiesbaden 1998

Piazza, S. di: Beratung in der Kinderkrankenpflege. Pflege 14 (2001) 5 – 11

Pschyrembel. Klinisches Wörterbuch. 255. Aufl., de Gryter, Berlin 1986

Ramrath-Schweers, S. : Der Pouch (1) - die kontinente Alternative zur Brickerblase (Urostoma). URL: http://cgi.hsc-online.de/cgi-bin/hsc_main/index.php3?page = wendepunkt (Zugriff 16.06.2004)

Ramrath-Schweers, S. : Der Pouch (2) - die kontinente Alternative zur Brickerblase (Urostoma). URL: http://cgi.hsc-online.de/cgi-bin/hsc_main/index.php3?page = wendepunkt (Zugriff 16.06.2004)

Reimann, F.: Grundformen der Angst. Eine tiefenpsychologische Studie. 35. Aufl., Reinhardt, München 2003

Renneke, S. : Information, Schulung und Beratung von Patienten und Angehörigen. Eine kommentierte Bibliographie deutschsprachiger Literatur für Pflegende. KDA, Köln 2000

Sachsenmaier, B. u. R. Greitschus: Inkontinenz. Hilfen, Versorgung und Pflege. Schlüttersche, Hannover 1991

Sachsenmaier, B.: Berufstätigkeit und Stomaanlage. URL: http://cgi.hsc-online.de/cgi-bin/hsc_main/index.php3?page = wendepunkt (Zugriff 23.06.2004)

Sachsenmaier, B.: Die Pflege der parastomalen Haut. URL: http://cgi.hsc-online.de/cgi-bin/hsc_main/index.php3?page = wendepunkt (Zugriff 23.06.2004)

Sachsenmaier, B.: Die Reinigung der parastomalen Haut. URL: http://cgi.hsc-online.de/cgi-bin/hsc_main/index.php3?page = wendepunkt (Zugriff 23.06.2004)

Sachsenmaier, B.: Die Stomaoperation - ein Angriff auf die Lebensqualität? URL: http://cgi.hsc-online.de/cgi-bin/hsc_main/index.php3?page = wendepunkt (Zugriff 23.06.2004)

Sachsenmaier, B.: Hautpflege. URL: http://cgi.hsc-online.de/cgi-bin/hsc_main/index.php3?page = wendepunkt (Zugriff 23.06.2004)

Sandfort, L.: Hautnah. Neue Wege der Sexualität behinderter Menschen. SPAK Bücher 2002

Schürmann, G.: Der künstliche Darmausgang Enterostoma. Wann wird was wie angelegt. Bauchredner 1 (2001) 12 – 18

Schwegler, J.S. : Der Mensch. Anatomie und Physiologie. Schritt für Schritt Zusammenhänge verstehen. 3. Aufl., Thieme, Stuttgart 2002

Silverstein, F.E. u. G.N.: Praxis der gastroenterologischen Endoskopie. Atlas und Lehrbuch. 2. Aufl., Thieme, Stuttgart 1999

Sökeland, J.:Urologie für Pflegeberufe. 7. Aufl. Thieme, Stuttgart 2000

Steder-Neukamm, U.: Stoma im Alltag. Bauchredner 1 (2002) 118 – 120

Stricker, E.: Das Urostoma - eine besondere Herausforderung? URL: http://cgi.hsc-online.de/cgi-bin/hsc_main/index.php3?page = wendepunkt (Zugriff 16.06.2004)

Tanzberger, R. u. A. Orthofer-Tihanyi: Wochenbett- und Rückbildungsgymnastik. Faltblätter 2002

Vasel-Biergans, A.: Wundauflagen für die Kitteltasche. Wissenschaftliche Verlagsgesellschaft, Stuttgart 2003

Zegelin-Abt, A., Michael J. Huneke: Grundzüge einer systematischen Patientenberatung. PR-Internet 1 (1999) 11 – 18

Internetadressen

Selbsthilfegruppen:

http://www.ilco.at
http://www.ilco.ch
http://www.ilco.de
http://www.stomawelt.de

Verband der österreichischen Stomafachschwestern/ -pfleger:

http://www.stoma-wund-kontinenz.com/colostoma.htm
http://wcetn.org

Industrie:

Convatec: http://www.convatec.com
Dansac: http://www.dansac.com
Novartis: http://www.novartis.com
Coloplast: http://www.coloplast.at
3M: http://www.mmm.com
Hollister: http://www.hollister.com
Allomed: http://www.allomed.at

Sonstiges:

http://beginn.at/pflegeserver/kinder/stoma/in-halt.htm#pflege (Zugriff 17. Mai 2004)

http://cgi.hsc-online.de/cgi-bin/hsc_main/in-dex.php3?page = wendepunkt (Zugriff 23.06.2004)

http://klinik.qualimedic.de/Stuhlinkontinenz_the-rapie_operativ.html (Zugriff 25. Mai 2004)

http://members.aon.at/alois.krenn/peg.htm

http://www.aerzteblatt.de/v4/archiv/arti-kel.asp?id = 22 955 (Zugriff 25. Mai 2004)

http://www.azw.ac.at

http://www.dr-bull.comdiseases/symptome/stuhlin-kontinenz.htm#Therapie (Zugriff 25. Mai 2004)

http://www.inkoshop.com/ratgeber_stoma.html (Zu-griff 02. Juni 2004)

http://www.kgu.de/zim/medklinik2/cf/Patient/peg1.htm (Zugriff 07. Juni 2004)

http://www.kh-neuperlach.de/html/content/01_Pa-tienteninformation/01_k_Fachinfo/Download/Sto-ma_Folder.pdf (Zugriff 02. Juni 2004)

http://www.modernealtenpflege.de/Recht/Hilfsmit-telverzeichis/Hilfsmittelverzeichnis/body_hilfs-mittelverzeichnis2.html (Zugriff 02. Juni 2004)

http://www.oegkv.at/3/stmk/ws02/boczkor/123.htm#2(Zugriff 13. Mai 2004)

http://www.ostomyinternational.org

http://www.pflege.zkv.med.uni-erlangen.de/pflegefo-rum/stoma/artikel.htm (Zugriff 13. Mai 2004)

http://www.sbh-ch.ch/darm1.pdf (Zugriff 26. Mai 2004)

http://www.vis.unispital.ch/german/PatientenUnd-Besucher/MedAngebot/Stuhlinkontinenz/de-fault.htm (Zugriff 25. Mai 2004)

Referentenliste

Weiterbildung Fachschwester / -pfleger für Kontinenz und Stomaberatung

DGKS Elisabeth Stoll-Salzer
Universitätsklinik Innsbruck

Unterrichtsschwerpunkte:
- Stuhlinkontinenz,
- Irrigation,
- Rehabilitation von Patienten mit einer Stomanlage,
- Präventionsmaßnahmen – Hautprobleme – Stoma-pflege,
- Theorie und Praxis Unterricht,

DGKS Barbara Nussbaumer-Grillitsch
Krankenhaus der Barmherzigen Brüder Graz

Unterrichtsschwerpunkte:
- Pflege bei Patienten mit einer Ileostomie,
- ÖVET–Vereinstätigkeit (Pflege),
- Aufgabentätigkeit einer Fachschwester / -pfleger für Stoma- und Kontinenzberatung,
- Theorie und Praxis Unterricht.

DGKS Berta Müllner-Bauer
SMZ–Ost, Kinderabteilung Wien

Unterrichtsschwerpunkte:
- Pflege bei Kindern mit einer Stomaanlage.

DKGS Gerlinde Wiesinger
Landeskliniken Salzburg / Privat Universität Salzburg

Unterrichtsschwerpunkte:
- Pflege bei einer Urostomie,
- Pflege bei einer Kolostomie,
- Stomaprobleme / Stomakomplikationen,
- Pflege bei Kolon- und Ileum-Pouch,
- Stuhlinkontinenz-Beratung,
- Perkutane Endoskopische Gastrostomie,
- Tracheostomiepflege,
- Fistelversorgung,
- Theorie und Praxis Unterricht.

DGKS Martina Steinbeiß
Krankenhaus der Barmherzigen Schwestern Linz

Unterrichtsschwerpunkte:
- Pflege bei einer Kolostomie,
- Pflege bei Harninkontinenz,
- Beratungsgespräch und Information,
- Theorie und Praxis Unterricht.

DGKS Dora Maier
Universitätsklinik Innsbruck

Unterrichtsschwerpunkte:
- Pflege bei Harninkontinenz,
- Theorie und Praxis Unterricht.

Kopiervorlagen

Merkblatt für Patienten nach Verschluss der Ileostomie

Perianaler Hautschutz:

Auftretende Hautprobleme können sehr individuell und unterschiedlich sein.

1. Grundversorgung

- Waschen Sie sich nach jedem Stuhlgang mit warmem Wasser
- Vermeiden Sie die Verwendung von Seifen oder seifenähnlichen Lösungen
- Trocknen Sie die Haut gut ab, dabei sollten Sie tupfen und nicht reiben
- Vermeiden Sie hartes Toilettenpapier
- Verwenden Sie zumindest an den ersten postoperativen Tagen einen Hautschutz, später dann je nach Bedarf

2. Versorgung bei häufigem Stuhlgang

- Zur Hautreinigung sollten Sie Wattebäusche verwenden, auf die das Hautreinigungsmittel gegeben wird
- Die Reinigung erfolgt mit warmem Wasser
- Führen Sie häufig Sitzbäder durch
- Verwenden Sie bei Bedarf reichlich Hautschutz
- Sie sollten dünne unparfümierte Slipeinlagen oder Babywindeleinlagen (nachts) tragen
- Bei häufigen Stuhlabgängen über einen längeren Zeitraum sollten Sie den Stomatherapeuten oder Arzt aufsuchen

> Bei einer langanhaltenden Hautrötung trotz Durchführung der genannten Pflegemaßnahmen sollte ebenfalls der Stomatherapeut bzw. zuständige Arzt aufgesucht werden, um eine Pilzinfektion auszuschließen

Ernährungsrichtlinien:

- Folgen Sie Ihrem gewohnten Ileostomiediätplan für ca. einen Monat, die Nahrungspalette wird langsam Schritt für Schritt erweitert
- Vermeiden Sie scharf angebratene oder frittierte Speisen. Das Auslassen von Mahlzeiten kann bewirken, dass der Stuhl flüssig wird
- Feste Nahrungsmittel erhöhen die Konsistenz des Stuhles, Flüssigkeiten, vor allem zwischen den Mahlzeiten eingenommen, führen eher zur Diarrhö
- Kohlesäurehaltige Getränke vermehren die Gasbildung
- Vermeiden Sie späte Abendmahlzeiten, diese führen zu vermehrten Stuhlabgängen während der Nacht
- Wenn Sie ein neues Nahrungsmittel ausprobieren und das zu erhöhter Stuhlfrequenz führt, sollte es gänzlich vom Speiseplan gestrichen werden

Conseal Wochenplan

	MO	DI	MI	DO	FR	SA	SO	MO	DI	MI	DO	FR	SA	SO
06:00														
07:00														
08:00														
09:00														
10:00														
11:00														
12:00														
13:00														
14:00														
15:00														
16:00														
17:00														
18:00														
19:00														
20:00														
21:00														
22:00														
23:00														
24:00														
01:00														

PFLEGEDIREKTION

Patientenaufkleber

Landeskliniken Salzburg

St.-Johanns-Spital

Landeskrankenhaus

Zahl   Datum

DGKS Gerlinde Wiesinger
Kontinenz- und Stomaberatung
Tel. 0043 662 4482-54084

E-Mail: g.wiesinger@lks.at

Betreff
Vorbereitung und Durchführung
der Stomaversorgung

Vorbereitung:

- Müllbeutel im Waschbecken offen ablegen oder im Bund der Unterhose einklemmen
- Feuchtwarme und trockene Tupfer bzw. Kompressen (Küchenrolle) zurechtlegen
- Bei Männern Einmalrasierer (ca. zweimal pro Woche muss der Stomabereich rasiert werden)
- Zum Ablösen der Platte oder Entfernen von Kleberückständen bei Bedarf (ölige) Convacare Reinigungstücher verwenden, danach gut abwaschen und trocknen
- Die vorgeschnittene Basisplatte (evtl. Paste) und den dazu passenden Beutel bzw. den einteiligen Stomabeutel vorbereiten

Durchführung:

- Stomaversorgung von oben nach unten hin ablösen
- Stomaumgebung reinigen und abtrocknen
- Für die Reinigung und das Anbringen des Beutels, den Griff mit der flachen Hand oberhalb des Stomas beachten
- Basisplatte oder einteiligen Beutel vom Unterrand des Stomas her anlegen und auf die Haut drücken
- Den Beutel auf der Basisplatte anbringen
- Pasten und Hautschutz werden nur auf Anordnung verwendet

Kontrollen sollten regelmäßig, mindestens jedoch 1x jährlich nach Terminvereinbarung durchgeführt werden

Wenn Sie Fragen haben, dann rufen Sie an bei Sr. Gerlinde unter 0043 662 4482 54084

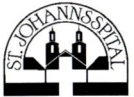

ST. JOHANNS-SPITAL A-5020 SALZBURG MÜLLNER HAUPTSTRASSE 48
TELEFON (0662) 4482-2009 Fax (0662) 4482-2023 DVR 0512915

Sachverzeichnis

4 eindeutige Lernelemente unterstützen Sie beim Lernen

 Definition

 Merke

 Praxistipp

 Film

 Als Stoma oder Stomie (griech.: Mund, Öffnung) werden operativ angelegte offene Verbindungen zwischen einem inneren Hohlorgan und der äußeren Haut bezeichnet. Sie dienen dazu, Stuhl oder Harn abzuleiten oder auch, um Nahrung zuzuführen (Gastrostomie, Jejunostomie).

Bei der Pflege von Neugeborenen und Säuglingen dürfen Benzin, Alkohol, Äther, Wasserstoff, Schwamm, Öl und fettende Pflegemittel nicht verwendet werden.

Wurden beim Patienten eine Urostomie und eine Kolostomie angelegt, muss aus hygienischen Gründen die Urostomie immer zuerst versorgt werden.

Um die Inhalte zu vertiefen, können Sie sich das Video „Irrigation" ansehen.